JN065532

看護学専門分野教科書シリーズ

成人がん看護学

安藤詳子 編著

理工図書

編集者

安藤　詳子　　一宮研伸大学 看護学部　教授

執筆者 (五十音順)

安藤　詳子　　一宮研伸大学 看護学部　教授
　　　　　　　（第 3 章、第 4 章、第 7 章）

石田　京子　　名古屋市立大学病院　がん看護専門看護師（第 5 章 11 節）

岩井美世子　　名古屋大学大学院医学系研究科 総合保健学専攻博士後期課程
　　　　　　　がん看護専門看護師（第 5 章 1 節）

岡嶋　彩乃　　名古屋大学医学部附属病院　がん看護専門看護師（第 2 章 3 節）

佐藤　一樹　　名古屋大学大学院医学系研究科 総合保健学専攻　准教授
　　　　　　　（第 1 章、第 4 章）

澤井　美穂　　公立学校共済組合 東海中央病院　副看護部長
　　　　　　　がん看護専門看護師（第 6 章）

塩見　美幸　　愛媛大学医学部附属病院 がん看護専門看護師（第 5 章 3 節）

杉村　鮎美　　名古屋大学大学院医学系研究科 総合保健学専攻　助教
　　　　　　　（第 5 章 4、5、6、7、8 節）

住田　俊彦　　公立学校共済組合 東海中央病院　がん看護専門看護師
　　　　　　　（第 5 章 12 節）

田中奈生子　　名古屋大学大学院医学系研究科 総合保健学専攻博士前期課程
　　　　　　　（第 5 章 9 節）

林　さえ子　　愛知医科大学　看護学部　講師（第 5 章 10 節）

原　万里子　　名古屋大学医学部附属病院　がん看護専門看護師（第 2 章 2 節）

平澤　宏卓　　公立学校共済組合 東海中央病院　がん看護専門看護師
　　　　　　　（第 5 章 2 節）

宮崎　雅之　　名古屋大学医学部附属病院　薬剤部（第 4 章）

山本　陽子　　名古屋大学医学部附属病院　がん看護専門看護師（第 2 章 1 節）

はじめに

　1981 年以来、がんは日本人の死因において第一位であり、その傾向は現在も継続しています。この現状を改善するため、2000 年代に入り「がん対策基本法」に基づき 5 年を 1 期とする「がん対策推進基本計画」が策定され、がん対策の総合的かつ計画的な推進が図られています。また、がん医療の進歩は目覚ましく、そのなかで看護職が担う役割はさらに重要性を増し、医療の現場において医療従事者、患者の方々から多くの期待が寄せられています。

　さて、成人期にある人々は、各々の人生の目標をもちその目標に向かって日々精進し、さまざまな出会いや多くの経験を積みながら自分の人生を歩いて行きます。しかし、そのなかで健康診断や、あるいは自分の心身に不調を感じ、不安な気持ちを抱えながら受診します。診断の結果、がんを告知されると、そこからがんとの闘病が始まります。看護師は診断早期から患者・家族の支援を行い、そして、がん闘病のあらゆる時期において患者・家族の心に寄り添うことで心の負担を軽減することができます。

　本書は、おもに看護基礎教育を受けている学生の皆さんのために編集しました。がんの発生と疫学に始まり、がん治療、診断期における意思決定、がん性疼痛と緩和ケア、臓器別がん、地域在宅ケア、家族支援という章立てで、がん看護のエッセンスを凝集しました。執筆は、看護基礎教育において成人看護学を担当している教員、臨床に精通し正にがん看護領域で活躍しているがん看護専門看護師の方々に依頼しました。特に、第 4 章では、国家試験問題に多く出題されているがん性疼痛緩和に関する内容について、WHO「がん疼痛治療ガイドライン」改訂（2018）、日本緩和医療学会編「がん疼痛の薬物療法に関するガイドライン 2020 年版」を踏まえて記述しています。また、各章の終わりに実力の養成ができるように、過去の国家試験問題を掲載しています。成人領域のがん看護について基本を学び、すぐに国家試験対策に繋げて理解できるようにしました。学生の皆さんが確実に看護師資格を取得し、がん患者と家族のために皆さんの持ち得る技と心を尽くしてくださいますように願っています。

　そして、本書を手にしてくださった学生の皆さんや教員の方々には、是非、本書

の多々ある不足な点について忌憚のないご指摘、ご意見をお寄せいただきたくお願い申し上げます。本書をさらにより良く改訂していく所存です。

　最後に、ご執筆くださいました皆様に心より感謝します。また、企画から刊行までご支援いただきました理工図書の皆様に深謝いたします。

2022 年 2 月

編著者　安藤　詳子

目　　次

第6章　がん医療政策と地域在宅医療／267

第7章　終末期がん患者の家族に対する支援／287

がんの発生と疫学

1　がんの発生

1.1　がんの分子生物学

(1)　遺伝子と遺伝子発現

　がんは遺伝子の変化が原因で生じる疾患である。

　遺伝子は人間の体をつくる設計図に相当し、細胞の核の中に存在する。ヒトの細胞の核には 23 対 46 本の染色体があり、染色体は 2 本のひも状の DNA の二重らせん構造が折り畳まれて形成されたものである。2 本の DNA は A（アデニン）、T（チミン）、C（シトシン）、G（グアニン）の 4 種の塩基がペアになって並び、約 30 億対の塩基対をもつ。その塩基対のうちの約 1～2 ％がタンパク質のアミノ酸配列を指定している領域（エクソン）であり、タンパク質の設計図となる遺伝情報として働く。ヒトには約 2 万のタンパク質をコードする遺伝子が存在する（図 1.1）。

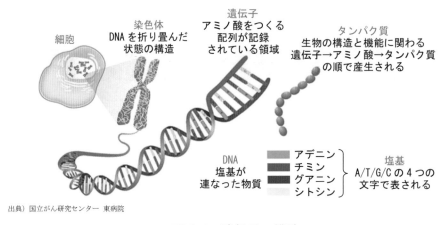

出典）国立がん研究センター　東病院

図 1.1　遺伝子の構造

　遺伝子の遺伝情報に基づいてタンパク質が合成される一連の過程を遺伝子発現という。遺伝子発現は、DNA の中の遺伝情報が RNA にコピーされ（転写）、RNA が核外に出て RNA の情報からタンパク質が合成され（翻訳）行われる。DNA の塩基対のほとんどは遺伝情報をもたない部分である。DNA の中のプロモーター領域とよばれる RNA を合成する際の転写の開始点から下流の DNA の塩基配列を相補的に写し取り RNA の前駆体が合成される。RNA 前駆体には遺伝情報をもつエクソン部分と遺伝情報をもたないイントロン部分がある。不要なイントロン部分は除去され（スプライシング）、エクソン部分が RNA となる（図 1.2）。RNA の塩基配列は 3 個の塩基でひとつのアミノ酸を指定する。リボソームで RNA の遺伝情報が読み取られ、対応するアミノ酸が結合

核
DNA
エクソン
イントロン
プロモーター
転写
mRNA 前駆体
Cap
(A)n
mRNA
Cap
(A)n
翻訳
リボソーム
Cap
(A)n
ポリペプチド
(タンパク質)

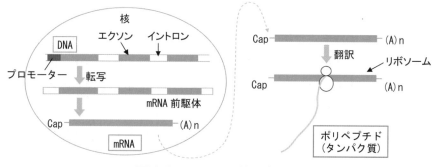

図 1.2 タンパク質の合成

して立体構造をとり、タンパク質が合成される。もしエクソンの遺伝子配列に何らかの理由により変異が導入され配列が変化すると翻訳されるタンパク質の機能が変化する場合がある。がん細胞は正常な細胞の遺伝子に変異が蓄積することで発生する。

(2) 多段階発がんとがん遺伝子

がんの発生（発がん）には遺伝子変異が関わるが、ひとつの遺伝子変異で誘発されるわけではなく長期間に遺伝子変異が積み重なって生じることで誘発される。正常細胞からがん細胞に向かって段階的に進むことから「多段階発がん」といわれる（図 1.3）。遺伝子変異のなかでも特に、がん遺伝子やがん抑制遺伝子の変異はがんの発生の要因となる。がん遺伝子はがん細胞の増殖のアクセル、がん抑制遺伝子はブレーキとして働き、がん遺伝子やがん抑制遺伝子の変異が蓄積することで悪性度を増していく。例えば、遺伝子に傷が増えていくことで正常細胞から前がん病変（腺腫や異形成など）、上皮内がん、浸潤がんと悪性度を増して進展し、さらに遠隔臓器に転移して増殖するように進行する（図 1.4）。

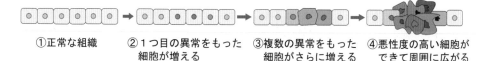

①正常な組織
②１つ目の異常をもった細胞が増える
③複数の異常をもった細胞がさらに増える
④悪性度の高い細胞ができて周囲に広がる

図 1.3 多段階発がん

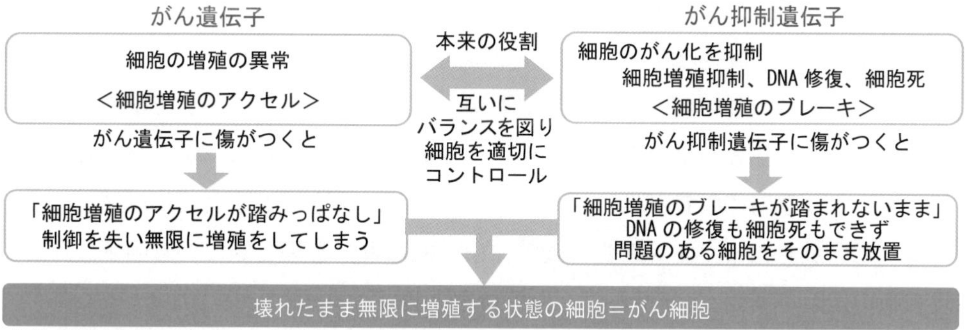

がん遺伝子
細胞の増殖の異常
＜細胞増殖のアクセル＞
がん遺伝子に傷がつくと
「細胞増殖のアクセルが踏みっぱなし」
制御を失い無限に増殖をしてしまう
本来の役割
互いに
バランスを図り
細胞を適切に
コントロール
がん抑制遺伝子
細胞のがん化を抑制
細胞増殖抑制、DNA 修復、細胞死
＜細胞増殖のブレーキ＞
がん抑制遺伝子に傷がつくと
「細胞増殖のブレーキが踏まれないまま」
DNA の修復も細胞死もできず
問題のある細胞をそのまま放置
壊れたまま無限に増殖する状態の細胞＝がん細胞

出典）医療法人社団わかと会 リバーシティクリニック東京

図 1.4 がん遺伝子とがん抑制遺伝子の働き

　がん遺伝子は、遺伝子の変異によりその遺伝子産物（タンパク質）の機能が異常に活性化し、その結果正常細胞のがん化の促進に寄与する遺伝子群である。がん遺伝子産物の機能活性化はその下流の細胞内シグナル伝達経路を活性化することで細胞増殖のアクセルとして働き、がん細胞は無制限に増殖し生存を維持することができる。このシグナル伝達経路を遮断することでがん細胞の増殖を抑制することが分子標的治療薬の作用機序である。例えば、乳がんでHER2/ERBB2遺伝子の増幅による異常活性化が認められる場合は、HER2阻害薬が有効である。

　がん抑制遺伝子は、遺伝子の変異により変異前の遺伝子産物の機能が失活することで発がんに寄与する遺伝子群である。がん遺伝子はDNAの対となる塩基対の片方のみの遺伝子変異で細胞増殖のアクセルとして働くが、がん抑制遺伝子の場合は対となる相同遺伝子の双方の変異・欠失により細胞分裂のブレーキとして働く。がん抑制遺伝子としてp53遺伝子やBRCA1遺伝子などが知られている。がん抑制遺伝子産物には、細胞増殖の抑制、傷ついたDNAの修復、細胞死（アポトーシス）の誘導といった働きがあり、その働きが失われることでがん化のブレーキが利かなくなる。特に、がん抑制遺伝子は遺伝性腫瘍の原因遺伝子となる（図1.4）。

(3) 恒常性とがん

　ヒトは約60兆個の多細胞からなり、さまざまな機能をもつ細胞の集まりである。毎日その2％（約1兆個）の細胞が死滅・再生し、入れ替わっている。そのなかで生体の状態が一定に保たれることを恒常性の維持（ホメオスタシス）という。がん細胞はこの恒常性からはずれ、細胞を無制限に増殖し細胞死（アポトーシス）に抵抗することで増殖していく。

　がん細胞の無制限な増殖は、さまざまな因子により促進される。例えば、細胞増殖因子は特定の細胞の増殖や分化を促進するタンパク質である。通常は必要時に必要量が分泌されることで細胞分裂の周期は適切に保たれ、組織恒常性は維持される。がん細胞では通常では産生されない量の増殖因子が産生され、無制限ながん細胞増殖が誘導される。がんの増殖に関係する増殖因子として、上皮成長因子EGF、トランスフォーミング成長因子TGF-βなどがある。

　また、がん細胞の周囲の正常細胞にも働きかけ、血管新生などがん細胞周囲をがん細胞にとって都合のよい環境に変化（リモデリング）させる。がん細胞周囲に血管が新生され酸素や栄養が供給されることで、がん細胞は加速度的に増殖スピードを増すことができる。血管新生の調整に中心的な役割を果たしている因子に血管内皮細胞増殖因子VEGFなどがあり、血管新生阻害薬のターゲットとなる。

　さらに、がん細胞は細胞死への抵抗能を有する。細胞死には感染や損傷などの理由

による偶発的・事故的な細胞死（ネクローシス）と制御された細胞死（アポトーシス）がある。アポトーシスは個体をよりよい状態に保つために積極的に引き起こされる制御された細胞の「自死」である。遺伝子変異が生じた細胞はアポトーシスによって日々取り除かれ、がんの発症・増殖は防がれている。がんの 50 ％以上に遺伝子異常のみられるがん抑制遺伝子 p53 は、DNA に傷の修復やアポトーシス誘導の働きを有しており、この機能が失われることでがん細胞は細胞死に抵抗し増殖していく（図 1.5）。

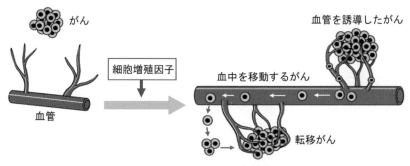

図 1.5　がんによる血管新生

（4）がんと免疫

　免疫系はウイルスや細菌といった非自己が生体に侵入することを防ぎ、排除する機構である。がん化のもととなる遺伝子変異の蓄積は日々生じているが、発生したがん細胞はアポトーシスの他に免疫応答によっても排除される。初期には免疫系の働きによりがん細胞は排除されるが（排除相）、やがて免疫系が存在しても生存可能な免疫原性の低い（攻撃されにくい）がん細胞が生き残り、がんが一定に保たれる状態となる（平衡相）。次第に免疫系に対抗できるがん細胞が選択され、免疫系の攻撃から逃避することで増殖を続ける（逃避相）。これをがん免疫編集（図 1.6）という。

　免疫系には体内に侵入した異物を非自己と認識して直ちに排除する自然免疫と、侵入した異物の情報（抗原）を記憶しその抗原に特異的に反応して排除する獲得免疫に大別される。自然免疫を担う細胞には顆粒球（好中球など）、マクロファージ、NK 細胞、樹状細胞などがあり、特に NK 細胞ががん細胞を攻撃し排除する。獲得免疫は T 細胞や B 細胞が担い、マクロファージや樹状細胞から抗原の提示を受けたヘルパー T 細胞はサイトカインを分泌しキラー T 細胞や B 細胞を活性化させる。キラー T 細胞は抗原を有する異物を特異的に攻撃し、B 細胞は抗原に特異的な抗体を産生し異物を攻撃する。獲得免疫ではキラー T 細胞ががん細胞を攻撃し排除する。

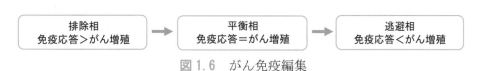

図 1.6　がん免疫編集

　T細胞やB細胞には自分由来の細胞やタンパク質（自己抗原）を攻撃しないよう免疫応答を抑制する免疫寛容というメカニズムがある。がん細胞への攻撃を担うT細胞上には自己抗原に対する免疫寛容を維持し、免疫活性状態を調整する免疫チェックポイント分子が発現する。免疫チェックポイント分子は自己の細胞や組織への不適切な免疫応答や過剰な免疫応答を抑制するブレーキの働きを有する。がん細胞はこの免疫応答のブレーキである免疫チェックポイント分子に特異的に結合する分子（リガンド）を発現させ、がん細胞を特異的に攻撃するT細胞の働きを抑制することができる。免疫チェックポイント阻害薬はこの免疫チェックポイントをターゲットにしている。

(5) がんの転移

　転移は、がん細胞が最初に発生した場所（原発巣）から別の臓器や器官に移動し、そこで増殖することである。がん細胞が原発巣に限局している場合は手術療法による切除が可能であるが、転移巣は多発的に発生するため全身性の強力な治療が必要となる。そのため、がんの転移は予後に大きく関わる因子である。

　がん細胞が転移するには、原発巣からの離脱、転移先への移動、転移先での増殖、といったステップを経なければならない。浸潤は原発巣のがん細胞が直接に周囲の組織や臓器に広がっていくことである。増殖したがん細胞が原発巣から離脱して周囲の脈管（血管やリンパ管）へ浸潤し、原発巣以外へと移動可能となる。がん転移の経路には、リンパ行性転移、血行性転移、播種性転移が典型的である。リンパ行性転移は、原発巣のがん細胞が周辺のリンパ管の流れによりリンパ節に移動して増殖することによって生じる転移である。リンパ液の流れに沿って近くから遠くのリンパ節に広がっていく。血行性転移は、原発巣のがん細胞が血液の流れにより全身の他の部分に移動して増殖することによって生じる転移である（図1.7）。一般的に静脈に入って遠隔臓器へと転移するため、大腸がんでは肝転移が多く、胃がんでは肺転移が多い。播種性転移は、体腔（腹腔や胸腔など）にがん細胞がこぼれ、種をまいたように広がる転移である。胃がんによる腹膜播種、肺がんによる胸膜播種などがある。転移先に移動したがん細胞は、血管内皮に接着してそこから転移臓器へと浸潤し、転移巣で増殖する。がん細胞

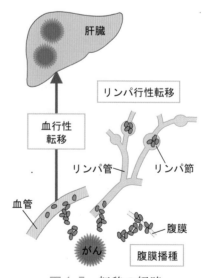

図1.7　転移の経路

は免疫系による攻撃を受けながらこのようなステップを潜り抜ける必要があり、それだけがん細胞の悪性度が段階的に増した結果であるといえる。

1.2 がんの病期

がんの進行の程度の指標が病期（ステージ）である。がんの場所や大きさ、広がり、がん細胞組織の性質などの客観的な指標を組み合わせることでがんの病期は決められる。

TNM 分類は種々のがんの進行度に応じた治療指針を検討するための世界共通の分類法として普及している。T はがんの大きさ、N は周辺リンパ節転移、M は別の臓器への転移を示し、0〜IV期の 5 段階に分類する。上皮内がんは病期 0、原発臓器に限局するがんは I 〜 II 期、局所進展するがん、所属リンパ節転移のあるがんはIII期、遠隔転移のあるがんはIV期として分類され、IV期に近いほどがんの進行を表す。

胃がんと乳がんの病期分類の例を表 1.1、表 1.2 に示す。この表からがんの種類によってがんの病期の決め方のルールが異なることが分かるだろう。また、この病期によって推奨される治療法が変わってくる。例えば胃がんでは、 I 期であれば内視鏡的切除または外科手術、 II ・III期であれば外科手術と術後補助がん薬物療法、IV期であればがん薬物療法や放射線療法ががん治療として推奨される。

表 1.1　胃がんの病期分類の例

リンパ節 深さ・転移	転移 リンパ節 なし (N0)	転移 リンパ節 1〜2 個 (N1)	転移 リンパ節 3〜6 個 (N2)	転移 リンパ節 7 個以上 (N3)	遠隔への 転移 (M1)
胃の粘膜/粘膜下層に留まっている (T1)	I A	I B	II A	II B	IV
胃の筋層までに留まっている (T2)	I B	II A	II B	III A	IV
漿膜下組織までに留まっている (T3)	II A	II B	III A	III B	IV
漿膜を越えて胃の表面に出ている (T4a)	II B	III A	III B	III C	IV
胃の表面に出た上に他の臓器にもがんが広がっている(T4b)	III B	III B	III C	III C	IV
肝、肺、腹膜などに転移している	IV	IV	IV	IV	IV

表1.2　乳がんの病期分類の例

他の臓器への転移	転移なし(M0)				転移あり(M1)
リンパ節への転移(N) / しこりの大きさ(T)	なし (N0)	わきの下 (しこりは動く) (N1)	わきの下 (しこりは固定 されている) or 胸骨の横 (N2)	わきの下と 胸骨の横 or 鎖骨の上下 (N3)	
しこりを認めない (T0)	—	ⅡA	ⅢA	ⅢC	ⅣV
最大径が 2cm 以下 (T1)	Ⅰ	ⅡA	ⅢA	ⅢC	
最大径が 2cm〜5cm (T2)	ⅡA	ⅡB	ⅢA	ⅢC	
最大径が 5cm 超 (T3)	ⅡB	ⅢA	ⅢA	ⅢC	
大きさを問わない (T4)	ⅢB	ⅢB	ⅢB	ⅢC	

1.3 がんの発生要因と予防

　がんは遺伝子の変異が原因で生じる疾患であるが、がんの発症にはさまざまな要因が関連していることが科学的に示されている。日本人では、男性のがんの53％、女性のがんの28％が生活習慣や感染が要因と考えられている。特に、男性では喫煙（30％）、感染（23％）、女性では感染（18％）が大きな要因となっている。これらによるがんリスクは健康習慣の実践により軽減することができる。日本人に推奨できる科学的根拠に基づいたがん予防法として、喫煙、飲酒、食事、身体活動、体型、感染に関する行動が有効である（表1.3）。

　喫煙では、能動喫煙の禁煙と受動喫煙の回避ががんリスクを軽減できる。たばこの煙に含まれる発がん物質が肺から血液内に移動し、全身の臓器に運ばれてがんを引き起こす。非喫煙者に対する喫煙者のがんリスクは1.5倍（男性1.6倍、女性1.3倍）と推計され、受動喫煙は特に肺がんリスクや乳がんリスクを高めることが科学的に示されている。

　飲酒では、適量な飲酒に留めることでがんリスクを軽減できる。目安として、アルコール量に換算して1日23g程度までであり、日本酒なら1合、ビールなら大瓶1本、焼酎や泡盛なら2/3合、ウイスキーやブランデーならダブル1杯、ワインならボトル1/3本に相当する量である。アルコール摂取量が過剰となることで大腸がんリスクや肝細胞がんリスクを高めることが科学的に示されている。

　食事では、減塩、野菜や果実の摂取、熱い飲食物を控えることでがんリスクを軽減できる。減塩の具体的な目標は、食塩の1日当たりの摂取量を男性8g未満、女性7g未満とし、高塩分食品の摂取を週に1回以内に控えることである。塩分摂取は胃がんリスクを高めることが科学的に示されている。また、野菜や果実の摂取の

表 1.3　日本人のためのがん予防法

喫煙	たばこを吸わない。他人のたばこの煙を避ける
飲酒	飲むなら、節度のある飲酒をする
食事	偏らずバランスよくとる ❖塩蔵食品、食塩の摂取は最小限にする ❖野菜や果物不足にならない ❖飲食物を熱い状態でとらない
身体活動	日常生活を活動的に
体形	適正な範囲内に
感染	肝炎ウイルス感染検査と適切な措置を 機会があればピロリ菌検査を

出典）国立がん研究センター「がん予防法の提示 2017 年 8 月 1 日改訂版」

　具体的な目標は 1 日 400 g 以上であり、野菜・果実の摂取で食道がんリスクをほぼ確実に軽減し、胃がんリスクを軽減できる可能性がある。熱い飲食物の摂取は食道がんリスクとなる。加工肉（ハムなど）や赤肉（牛や豚など、鶏肉や魚は含まない）が大腸がん、胃がんのリスクとなることが海外の研究では示されており、1 週間に赤肉 500 g までの摂取が推奨されている。ただし、日本人を対象とした研究ではリスク因子の可能性があるに留められている。

　身体活動では、運動や活動的に日常生活を送ることががんリスクを軽減できる。身体活動の具体的な目標は、歩行程度の強度の身体活動を毎日合計 60 分行い、加えて息がはずみ汗をかく程度の運動を週 1 回程度行うことである。身体活動量が多くなるほどがんリスクが軽減することが科学的に示されている。特に、男性では大腸がん、肝細胞がん、膵臓がん、女性では胃がんのリスクと身体活動量の関連が認められている。

　体型では、適正体重の維持でがんリスクを軽減できる。具体的な目標は、男性で BMI 21〜27 kg/m^2、女性で BMI 19〜25 kg/m^2 であり、太り過ぎでも痩せ過ぎでもがんリスクとなることが海外での研究を中心に示されている。日本人を対象とした研究では未成年男性のやせと壮年期（40〜64 歳）女性の BMI 27.5 以上の肥満でのみがんリスクの上昇が認められ、日本人対象の研究では海外での研究ほど肥満とがんリスクの関連を認めなかった。

　感染では、ウイルス感染の検査と感染時の適切な措置でがんリスクが軽減でき、肝炎ウイルス感染による肝細胞がんリスク、ヒトパピローマウイルス（HPV）感染による子宮頸がんリスク、ピロリ菌感染による胃がんリスクについて特に注意が必要である。B 型肝炎ウイルス（HBV）や C 型肝炎ウイルス（HCV）感染は肝細胞がんの発症リスクとなる。HBV の感染経路は輸血や性行為を介した血液感染や母子感染で

あり、感染者の約 10 ％が慢性肝炎を発症し、その一部が肝硬変や肝細胞がんに進行する。HCV の感染経路は輸血などの血液感染であり、ほとんどが慢性肝炎を経て肝細胞がんへと進行し、HBV よりがんリスクが高い。肝炎ウイルス検査を受け、感染が確認されればインターフェロン治療などにより病気の進行を遅らせることができる。HPV 感染は子宮頸がんや中咽頭がんの発症リスクとなる。HPV は手足、皮膚、性器などにできるいぼの原因ウイルスとして知られており、主な感染経路は性行為である。HPV はがん遺伝子をもち、細胞死の阻害や細胞の不死化などの作用を促進する。HPV はワクチン接種による感染予防が有効であるが、国内では全身疼痛などの副反応が報告されたため 2013 年より積極的なワクチン接種推奨の差し控え措置が続いている。ヘリコバクター・ピロリ菌感染は胃がんリスクとなり、壮年期以上での感染率は高い。感染がある場合は定期的に胃の検診を受け、胃がんの早期発見に努める。ピロリ菌の除菌により胃がんリスクを軽減できるが、除菌による食道がんリスクの可能性について検証データが不足している。

　生活習慣や感染以外にもがんの要因はさまざまある。職業的に多く曝露する化学物質が原因で発症する職業がんで数が多いものは、ベンジンなどにさらされる業務による膀胱がん、石綿（アスベスト）にさらされる業務による肺がん・中皮腫、クロム酸塩などにさらされる業務による肺がん、タール類などにさらされる業務による肺がん・皮膚がんがあげられる。

2　がんの疫学

2.1　がんの統計

　疫学とは「明確に規定された人間集団の中で出現する健康関連のいろいろな事象の頻度と分布およびそれらに影響を与える要因を明らかにする」ことである。この節では主ながんの統計指標として、罹患数、死亡数、生存率を示す。罹患数は新たに診断された人数であり、医療機関が登録する全国がん登録のデータから算出される。死亡数はがんが原因で死亡した人数であり、死亡診断書に基づく人口動態調査から算出される。（粗）死亡率は死亡数を人口で割り算した値である。年次推移を検討する際には、高齢化の進展の影響を除外するため年齢調整死亡率も用いられる。例えば、肺がんの死亡率の推移では、高齢化による人口構成の変化のため年間の死亡数が増加する「多死社会」を反映して粗死亡率では肺がん死亡率は増加傾向となるが、人口での年齢構成を固定した年齢調整死亡率では減少傾向になるという逆転現象が生じる。生存率は一定期間経過後のがん生存数を観察開始時のがん罹患数で

割り算した値であり、5年生存率が用いられることが多い。

　なお、この節は「国立がん研究センター　がん情報サービス」のウェブサイトで公開されている「最新がん統計 3)」に基づき執筆している。各統計指標は最新のデータが重要となるので、情報源となったウェブサイトも参照して欲しい。

2.2 がん罹患の疫学

　がん罹患は女性より男性が多く、そのがん部位は性別や年齢により特徴がある。

　2017年に新たに診断されたがんは977,393例（男性558,869例、女性418,510例）である。がんの部位別では、大腸がん153,193例、胃がん129,476例、肺がん124,510例、乳がん92,253例、前立腺がん91,215例の順である。男女別のがん罹患部位の内訳を図1.8に示す。男性では、前立腺がん、胃がん、大腸がん、肺がん、肝臓がんの順に多く、女性では乳がん、大腸がん、肺がん、胃がん、子宮がんの順に多い。

　世代別のがん罹患数は、小児期（0〜14歳）2,223例、思春期・若年成人期（15〜39歳）21,110例、壮年期（40〜64歳）225,662例、前期高齢期（65〜74歳）333,696例、後期高齢期（75歳以上）459,368例である。全年齢に対する世代別のがん罹患数の割合で示すと、男性では小児期0.2％、思春期・若年成人期1.2％、壮年期18.9％、前期高齢期35.2％、後期高齢期44.5％に対して、女性では小児期0.2％、思春期・若年成人期3.5％、壮年期28.7％、前期高齢期25.2％、後期高齢期42.5％であり、男性より女性の方が若年でのがん罹患の割合が相対的に高い。

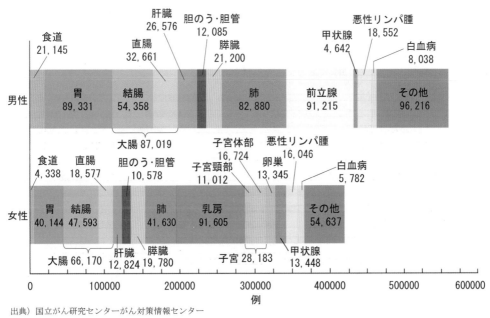

出典）国立がん研究センターがん対策情報センター

図1.8　男女別のがん罹患部位の内訳（2017年）

　　男女の年齢階級別のがん罹患部位の内訳を図1.9に示す。世代別のがん罹患部位
の推移では、男性では、小児期は白血病や悪性リンパ腫といった血液腫瘍や脳腫瘍
が多いのに対して、思春期・若年成人期は血液腫瘍に次いで大腸がんや甲状腺がん
が多く、壮年期以降では大腸がん、胃がん、肺がん、前立腺がんが多い。壮年期で
は大腸がんが最も多いのに対して、前期高齢期では前立腺がん、胃がん、大腸がん、
肺がんの順に多く、後期高齢期では大腸がんと胃がんの順位が入れ替わる。大腸が
んは固形がんのなかで比較的若年での罹患が多いがん部位といえる。女性では、小
児期では男性と同様に血液腫瘍や脳腫瘍が多いのに対して、思春期・若年成人期か
ら前期高齢期までは乳がんが最も罹患数が多い。思春期・若年成人期では甲状腺が

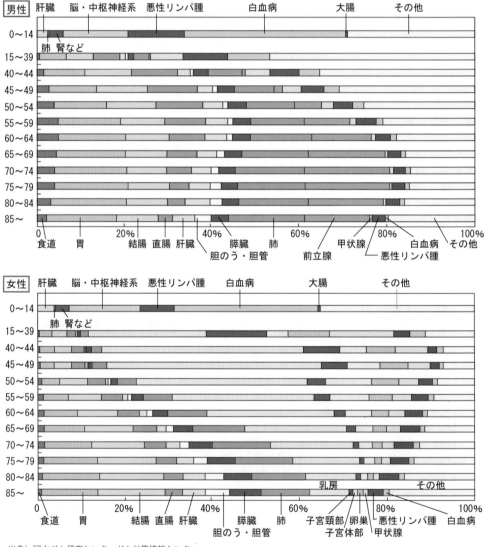

出典）国立がん研究センターがん対策情報センター

図1.9　男女の年齢階級別のがん罹患部位の内訳（2017年）

んが乳がんに次いで多いが、壮年期以降では大腸がん、肺がん、胃がんが乳がんに次いで多くなる。後期高齢期では順位が入れ替わり、大腸がんが最も多く、胃がん、肺がん、乳がんがほぼ同程度の罹患数で次ぐ。乳がんは固形がんのなかで比較的若年での罹患が多いがん部位といえる。

2.3 がん死亡の疫学

　がんは 1981 年より死因の第 1 位であり、2019 年にがんで死亡した人は 376,425 人（男性 220,339 人、女性 156,086 人）である。年齢階級別のがん死亡率を図 1.10 に示す。年齢階級ごとの人口 10 万人当たりのがん死亡率は男女とも 60 歳代から増加し高齢になるほど急激に増加する。また、女性より男性の方ががん死亡のリスクが高いことが分かる。

　男女別のがん死亡数の内訳を図 1.11 に示す。死亡数が多いがん部位は、男性では肺がん 53,338 例、胃がん 28,043 例、大腸がん 27,416 例、膵臓がん 18,124 例、肝臓がん 16,750 例の順であった。女性では、大腸がん 24,004 例、肺がん 22,056 例、膵臓がん 18,232 例、胃がん 14,888 例、乳がん 14,888 例の順であった。がん罹患数の順位と比較し、男性での前立腺がんや女性での乳がんは罹患数に対して死亡数は相対的に少ない一方で、男女ともに膵臓がんや肝臓がんは罹患数に対して死亡数が多いがん部位といえる。

　がん死亡の過去 50 年間の推移について、がんによる死亡数は一貫して増加傾向である。しかし、これは人口構造の高齢化による死亡者数増加の影響が大きいため、年齢調整がん死亡率の推移をみる必要がある。年齢調整がん死亡率の過去 50 年間の

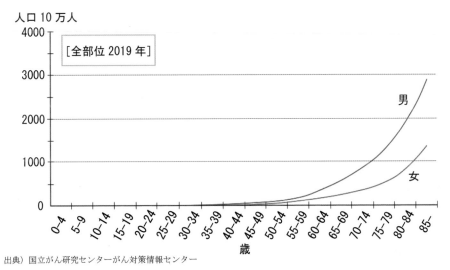

出典）国立がん研究センターがん対策情報センター

図 1.10　年齢階級別のがん死亡率（人口 10 万人当たり）

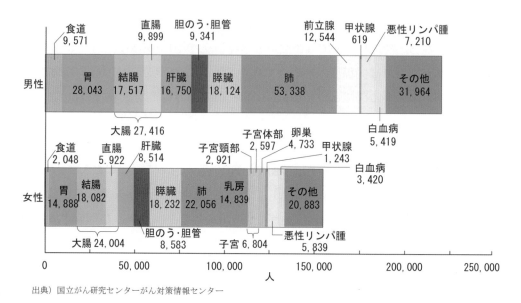

出典）国立がん研究センターがん対策情報センター

図1.11　男女別のがん死亡数の内訳（2019年）

推移（1965〜2015年）を図1.12に示す。全がん部位での年齢調整がん死亡率は、男性では1990年代後半から、女性では一貫して減少傾向である。これらは、がん治療の向上だけでなく、禁煙などのがん予防策やがん検診による早期発見といった一次予防、二次予防の効果も大きいと考えられる。がん部位別の年齢調整がん死亡率の過去50年間の推移を図1.13に示す。一貫して減少傾向ながん部位は胃がん、子宮がんである。その他のほとんどのがん部位は1990年頃まで増加傾向を示した後は減少傾向または横ばいである。一方、年齢調整死亡率が一貫して増加傾向なのは膵臓がんである。

　世代別のがん死亡数は、小児期（0〜14歳）257例、思春期・若年成人期（15〜39歳）2,133例、壮年期（40〜64歳）45,257例、前期高齢期（65〜74歳）90,107例、後期高齢期（75歳以上）238,671例である。全年齢に対する世代別のがん罹患数の割合で示すと、男性では小児期0.1%、思春期・若年成人期0.4%、壮年期11.2%、前期高齢期27.2%、後期高齢期61.1%に対して、女性では小児期0.1%、思春期・若年成人期0.8%、壮年期13.2%、前期高齢期19.3%、後期高齢期66.7%であり、男女ともにがん罹患と比較して後期高齢期の割合が高い。

　男女の年齢階級別のがん死亡の内訳を図1.14に示す。世代別のがん罹患部位の推移では、男性では、壮年期以降では一貫して肺がんでの死亡が最も多く、大腸がんや胃がんが続く。後期高齢期では順位が逆転し、肺がん、胃がん、大腸がん、肝臓がん、前立腺がん、膵臓がんの順位となる。がん罹患と比較して肺がんや肝臓がん、

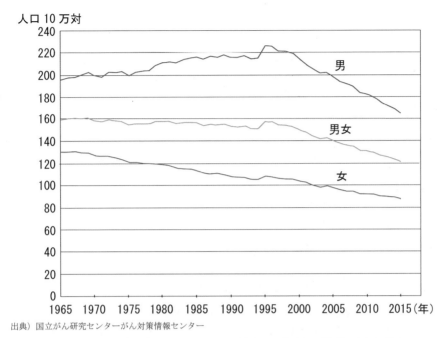

出典）国立がん研究センターがん対策情報センター

図 1.12　年齢調整がん死亡率の過去 50 年間の推移（全部位）

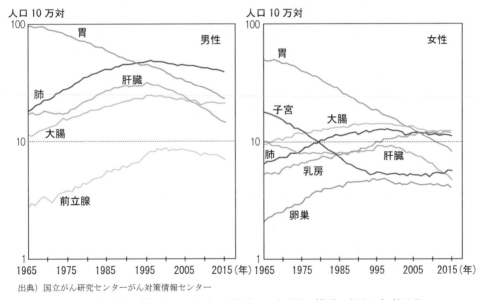

出典）国立がん研究センターがん対策情報センター

図 1.13　年齢調整がん死亡率の過去 50 年間の推移（がん部位別）

膵臓がんでの死亡が多く、前立腺がんでの死亡が相対的に少ない。女性では、壮年期では乳がんでの死亡が最も多く、次いで大腸がんであったが、前期高齢期では肺がんと大腸がんが死亡の 1 位、2 位であり、次いで膵臓がん、乳がんとなり、後期高齢期では大腸がん、肺がん、膵臓がん、胃がんの順となる。がん罹患と比較して肺がんや膵臓がんでの死亡が多く、乳がんでの死亡が相対的に少ない。

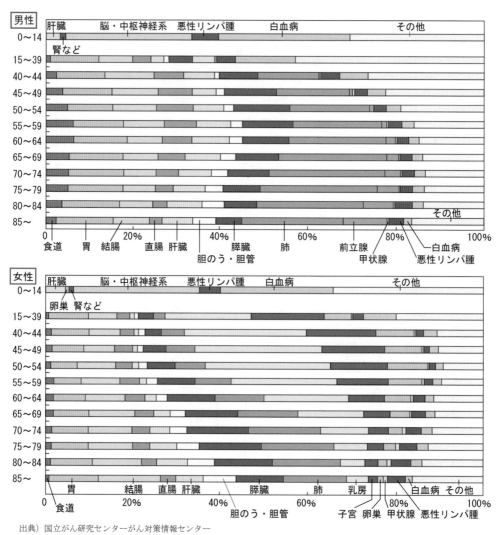

出典）国立がん研究センターがん対策情報センター

図1.14　男女の年齢階級別がん死亡の部位内訳（2019年）

2.4 がん生存率の疫学

　生存率はがん診断後にがん治療によりどの程度生命が救えるかを示す指標である。図1.15に男女別のがん5年生存率を示す。2009〜2011年にがんと診断された人の5年生存率は64.1%（男性62.0%、女性66.9%）であるが、がん部位やがんの病期（ステージ）分類、がんのサブタイプ（例えば、乳がんでホルモン受容体陽性か、など）によって大きく異なる。また、免疫チェックポイント阻害薬の登場など近年のがん治療の発展の速度は急速であり、利用できる統計データは最新の治療を反映していない点に注意が必要である。がん部位別では、前立腺がん、甲状腺がん、皮膚がん、乳がん、喉頭がん、子宮がんで5年生存率は相対的に高く、膵臓がん、胆のう・胆管がん、肺がん、脳・中枢神経がん、肝臓がん、白血病で相対的に低い。

部位別5年相対生存率
[男性 2009年〜2011年診断例]

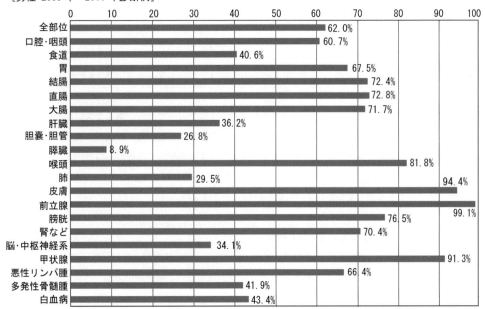

部位別5年相対生存率
[女性 2009年〜2011年診断例]

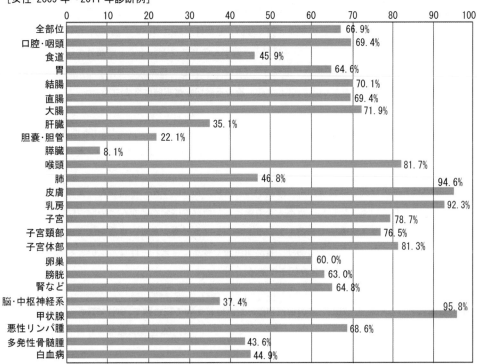

出典）国立がん研究センターがん対策情報センター

図1.15 男女別のがん5年生存率

実力養成問題

1 　発がん因子でないのはどれか。　　　　　　　　　　　　　　　　　　　　　　（第99回国家試験）

1. たばこ　　　2. エックス線　　　3. アスベスト　　　4. コールタール　　　5. A型肝炎ウイルス

解説　たばこは肺がんをはじめとしたさまざまながんのリスク因子である。エックス線などの放射線被曝はその線量が高いと白血病、乳がん、甲状腺がんなどのリスクを高める。アスベスト（石綿）は肺がんや悪性中皮腫の原因となる。コールタールなどのタール類は肺がんや皮膚がんの原因となる。肝炎ウイルスは、B型・C型肝炎ウイルスは慢性肝炎から肝臓がんを引き起こす。しかし、A型肝炎ウイルスは急性肝炎の原因となるが、慢性化しないため発がん因子ではない。　　　　　　　　　　　　　　　　**解答 5**

2 　がんの危険因子で誤っているのはどれか。　　　　　　　　　　　　　　　　（第90回国家試験）

1. 緑黄色野菜の摂取でがんのリスクが低下する。　　　　2. 喫煙は胃がんの危険因子である。
3. 肥満は肝細胞がんの危険因子である。　　　　4. 動物性脂肪の過剰摂取は大腸がんの危険因子である。

解説　野菜・果実の摂取で食道がんや胃がんのリスクを軽減でき、1日400g以上の摂取が推奨されている。喫煙は胃がんをはじめさまざまながんのリスク因子である。肥満は海外の研究では食道がん、膵臓がん、大腸がん、乳がん、子宮がん、腎臓がんのリスクとなることが示されている。ただし、日本人を対象とした研究では肥満とがんとの関連は強くない。動物性脂肪について、加工肉（ハムなど）や赤肉（牛や豚など、鶏肉や魚は含まない）が大腸がん、胃がんのリスクとなることが海外の研究では示されており、1週間に赤肉500gまでの摂取が推奨されている。ただし、日本人を対象とした研究ではリスク因子の可能性があるに留められている。以上から、最も不適切な選択肢は3となる。　　　　**解答 3**

3 　大腸がんの危険因子はどれか。　　　　　　　　　　　　　　　　　（第105回保健師国家試験）

1. 肥満　　　2. 熱い飲食物　　　3. アフラトキシン　　　4. ヘリコバクター・ピロリ

解説　肥満は海外の研究では食道がん、膵臓がん、大腸がん、乳がん、子宮がん、腎臓がんのリスクとなることが示されている。ただし、日本人を対象とした研究では肥満とがんとの関連は強くない。熱い飲食物は食道がんのリスク因子である。アフラトキシンはカビ毒であり、食品中に含まれ得る発がん物質である。肝臓がんのリスク因子であり、食品衛生法で食品に含まれてはならないとされている。ヘリコバクター・ピロリは胃がんのリスク因子である。　　　　　　　　　　　　　　　　　　　**解答 1**

4 　日本における令和元（2019）年の部位別にみた悪性新生物の死亡数で、男性で最も多い部位はどれか。

1. 胃　　　　　　　　　　　　　　　　　　　　　　　　（第108回国家試験、統計を最新年に改変）
2. 肝および肝内胆管
3. 気管、気管支および肺
4. 結腸と直腸S状結腸移行部および直腸

5　日本の主要死因別にみた死亡率の推移を図に示す。悪性新生物の推移はどれか。

1. A　　　2. B　　　3. C　　　4. D　　　5. E　　　　（第 101 回国家試験、統計を最新年に改変）

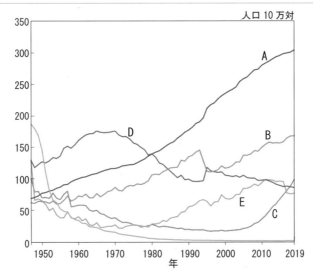

6　日本の令和元年（2019 年）の人口動態統計における悪性新生物に関する記述で正しいのはどれか。

1. 死因別順位は第 2 位である。　　　　　　　　　　　　　　（第 102 回国家試験、統計を最新年に改変）
2. 年間死亡者数は約 80 万人である。
3. 部位別にみた年齢調整死亡率は、男性では胃が最も高い。
4. 部位別にみた死亡者数は、気管、気管支および肺が最も多い。

引用文献

1) 新臨床腫瘍学　改訂第 5 版.　I. がんの分子生物学　1. がんの発生と進展機構
https://www.nankodo.co.jp/g/g9784524237883/
2) 国立がん研究センター　がん情報サービス　科学的根拠に基づくがん予防
https://ganjoho.jp/public/pre_scr/cause_prevention/evidence_based.html
3) 「最新がん統計」https://ganjoho.jp/reg_stat/statistics/stat/summary.html

がん治療と看護

第2章

1　手術療法

　わが国では、1804年に世界初の全身麻酔による乳がん手術が行われた。それ以降、国内外でさまざまな臓器の腫瘍に対する手術療法が行われ、現在の手術療法につながる術式が確立した。その後、他の内科的治療も研究が進み、20世紀には、手術療法、放射線療法、薬物療法が3大治療として確立した。21世紀に入り、免疫療法や緩和療法も重要な治療となり、これらの治療を組み合わせた集学的治療がさかんに行われている。

1.1　手術療法の特徴と目的

　手術療法は、他のがん治療と比べて圧倒的に短い時間で病巣を取り除くことができる治療法である。しかし、がんに対する手術療法の基本原則は、根治性、安全性、機能性の追求であり、病巣を取り除くことのみを追求し患者への侵襲が過大とならないように個々の患者にあわせて検討することが重要である。手術療法は治療の目的に応じて5つに分類される。

(1)　治癒を目指す手術療法：根治手術

　根治手術はがんの治癒を目指す。そのため、臓器や組織で塊をつくる固形がんにおいては、病巣の完全切除が可能と判断される場合に原則として適応となる。根治手術では、腫瘍のみではなくその周囲の正常組織や、がん細胞が流れ込むと予測されるリンパ節を含めて広範囲に切除する。このようにリンパ節を切除することをリンパ節郭清といい、「悪いものをすっかり取り除く」という意味をもつ郭清という言葉を用いている。その理由は、病巣のすぐそばにあるリンパ節で既に転移が疑われる場合は、がん細胞が関所を通り越していると考え、次に離れたリンパ節も含めて系統的に切除するためである。

(2)　機能を取り戻すための手術療法：再建術

　がんの手術によって切り取った臓器や器官を新たにつくり直すことを再建術という。再建術には、生きるための機能を維持する目的と、外見上の変形を補う目的の2つがある。前者は、食道を切除した後に胃を用いて食道の代わりをつくる食道再建術などが代表例であり、代わりにつくられた臓器は「代用食道」のように「代用」をつけてよばれる。後者は、乳房を切除した後に腹部の組織や人工物を用いて行う乳房再建術が代表例である。

(3) 症状緩和のための手術療法：姑息的手術、減量手術

　姑息的手術は、腫瘍による通過障害の改善や、腫瘍による出血の予防といった、症状緩和や生活の質（QOL）の改善を目的とした手術療法である。手術療法そのものが生活の質を損なうことにもつながる可能性があるため、実施に際しては十分に患者と話し合う必要がある。減量手術は、腫瘍のすべてを切除できなくても腫瘍の量を減らすことであり、一部のがん種については診療ガイドラインに明記されており、患者に利益がある場合に行われる。

(4) 検査のための手術療法

　がんの診断は、がんであるかどうかだけでなく、進行の度合いやがん細胞の種類を明らかにすることが重要であり、その結果は治療法の選択につながる。進行の度合いの評価は、病期診断（ステージング）といい、がんの広がりや深さによって示される。また、がん細胞の種類を明らかにすることは、病理診断といい、腫瘍の一部や腫瘍に由来する細胞を得ることで、検査が可能となる。病理診断は、腫瘍の特徴に応じた治療の選択につながる。近年では、腹腔鏡や胸腔鏡を用いて、身体侵襲や体の傷が小さくて済むような方法で行われるようになってきている。

(5) 予防を目的とした手術療法

　遺伝性乳がん卵巣がん症候群（HBOC）のように、ある遺伝子が生まれつき変異している場合、特定の臓器にがんを発症しやすいことが明らかになっている。2020年度にHBOCの患者については、がんの発症を予防するために乳房や卵巣をあらかじめ切除する手術療法が、保険適応となった。

1.2　手術療法における動向

　がんの広がりの境界を見極めることは困難なため、根治手術では、がんの取りこぼしがないように多臓器を同時に切除する方向へ発展した。このように広範囲に切除する拡大手術により、取り残しによる再発や転移を予防し、長期生存を可能としてきた。その一方で、拡大手術は患者の生活の質（QOL）を低下させるだけでなく、過大な身体への負担（侵襲）を与えるだけで予後の改善につながらないことも臨床研究で明らかになっている。近年では、蓄積されたデータに基づいて、個々の患者の疾患の特性を踏まえて過不足のない範囲を手術する方向にあり、これを拡大手術に対して縮小手術とよんでいる。臓器や身体機能の維持を目指した手術療法は温存手術と言い、代表例として、乳がんの乳房温存手術や胃がんの幽門保存胃切除術などがある。さらに体への負担がより少ない低侵襲手術が可能となり、このように手術療法が変化したことは、医療技術の開発によってもたらされた。がんの手術療法

に関する医療技術の開発には、次の3つが代表的なものである。

(1) 内視鏡下手術

　内視鏡下手術は、体に小さな穴を数カ所あけ、そこから内視鏡や鉗子という細長い手術器具を挿入して行う手術である。胃や肺などさまざまな臓器に実施され、対象とする臓器の位置に応じて呼び方が異なる。例えば、肺の内視鏡下手術では胸腔に内視鏡を挿入するため胸腔鏡下手術という。内視鏡下手術を行う医師は、内視鏡によってモニターに映し出された手術を行う部位を確認し、モニターを見ながら鉗子を操作して目的とする病巣を摘出する。そのため、患者の体に器具を通す大きさの穴をあける必要はあるが、開腹手術や開胸手術のように大きな傷をつくらないこと、身体侵襲が少ないことが特徴である。この特徴から、内視鏡下手術のメリットは、出血量が少ない、術後の傷の痛みが少ない、術後の早期離床ができる、入院期間が短い、傷が小さくボディイメージの変化が少ない、などがあげられる。一方で、内視鏡下手術は直線的な鉗子を用いるため、回り込むような細かな操作は困難であり、また術者の手振れによる意図しない損傷を来す可能性がある。

　なお類似した言葉として内視鏡治療があるが、これは胃カメラや大腸カメラともいわれ、口などから内視鏡を挿入し消化管の粘膜病変を切除する治療であり手術とは異なる。

(2) 医療用ロボット

　医療用ロボットは、内視鏡下手術において術者の修練では解決困難な課題の解決につながる方法のひとつとして、現在普及が進んでいる。代表的な医療用ロボットは、ダ・ヴィンチ（da Vinci Surgical System）であり、2018年3月末までに全世界で約4,500台が販売され、うちアジアでは579台であるがその50%以上を日本が占めている[1]。その特徴は、多関節による人間の手以上の自由な動き、繊細な動作の実現、手振れの防止、などがあり内視鏡下手術では課題となる点をカバーしている。そのため、正確で安全な手術の実現につながるが、医療用ロボットは高価であり、術者や施設の基準も厳しいため、限られた医療施設で実施されている。

(3) 術前がん薬物療法

　わが国で最も多い大腸がん患者が、がん診療連携拠点病院で診断後に受けた最も多い初回治療は、ステージ別に0期が内視鏡治療のみ、Ⅰ期とⅡ期が手術（内視鏡下手術含む）のみ、Ⅲ期とⅣ期が手術または内視鏡治療と薬物療法を組み合わせた治療であった[2]。がんが広がったⅢ期やⅣ期では病巣をすべて取り除くことは難しく、薬物療法を併用した集学的治療が行われる。薬物療法のなかでも、手術前に病巣の縮小化を目指して抗がん剤を用いる方法を術前がん薬物療法という。術前がん

薬物療法で病巣が小さくなると手術を受けられる可能性が増えたり、手術の範囲を狭くすることが可能となる。一方、術前がん薬物療法による吐き気で栄養状態が低下するなど手術前の体調管理が難しくなり、術後合併症のリスクが高まる可能性も生じる。

1.3 手術療法における有害事象と看護の実際

　手術療法ががん患者の心身に及ぼす影響は多岐にわたる。手術療法に伴う合併症の予防に向けて手術前から取り組むことが重要である。そのため、手術前は身体の予備力をアセスメントし、予備力を維持または高めることを意図して援助する。手術中は、体温管理、体位固定による皮膚障害の予防と神経障害の予防、感染予防などの合併症の予防を図る。手術後は、回復を促すために安楽の促進、合併症の早期発見と対処、筋力や機能の回復が重要となる。

(1) 手術前の看護

1) 身体の予備力のアセスメント

(ⅰ) 呼吸状態のアセスメント

　手術では、全身麻酔の影響により呼吸筋の麻痺や気道分泌物の増加が生じ、気道分泌物の貯留は末梢気管支閉塞を引き起こし無気肺につながる。無気肺は、術後における肺合併症の根本的な原因となりやすく、その予防が術後の回復に大きく影響する[3]。そのため、気道分泌物の貯留を引き起こす要因を患者がどの程度もっているのかを手術前にアセスメントする。要因には、加齢、換気機能の低下、喫煙、肥満、がんの部位や手術の部位、手術の体位などがある（表2.1）。

　また、口腔内の清潔保持が不十分な場合、唾液とともに垂れ込んだ口腔内の細菌が無気肺を起こした部位で増殖し、肺炎となるため、口腔内の清潔が保持されているか、あわせてアセスメントする。

表2.1　呼吸器合併症と関連する要因

要因項目	呼吸器合併症との関連
加齢	肺活量の低下のため、せき込みが弱く効果的に痰を出せない。 咳嗽反射の低下のため、誤嚥しても気づきにくい。
呼吸器疾患の既往	肺活量の低下（拘束性障害）や1秒率の低下（閉塞性障害）のため、せき込みが弱く効果的に痰を出せない。
喫煙	気道粘膜の繊毛運動の減弱化のため、気道分泌物を運び出す力が弱い（自浄作用の低下）。 気道分泌物の増加のため、運び出す力以上の気道分泌物が分泌される。
肥満	横隔膜の挙上による肺活量の低下のため、せき込みが弱く効果的に痰を出せない。
がんの部位	開腹や開胸は手術時間が長く侵襲も高いので呼吸筋の麻酔が長時間となり、肺活量の低下のため、せき込みが弱く効果的に痰を出せない。
手術の体位	仰臥位や砕石位では、腹腔内臓器が横隔膜を押し上げるため、換気量が減少する。

出典) がん看護コアカリキュラム日本版2017　p14-17より改変[4]

（ⅱ）循環状態のアセスメント

　手術では、麻酔薬の影響により血液循環が抑制され、末梢血管の拡張が生じるが、代償機構が十分に働かないため血圧は低下することが多い[3]。さらに、手術中の出血による血圧低下や疼痛による血圧上昇など、循環動態の変動が生じやすい。そのため、循環動態の変動を引き起こす要因を患者がどの程度もっているのか、手術前にアセスメントする。要因には、加齢、循環器疾患の既往、腎機能、止血機能、慢性貧血、術前治療などがある（表2.2）。

表2.2　循環器合併症と関連する要因

要因項目	循環器合併症との関連
加齢	心拍出量の低下。動脈硬化による末梢血管抵抗のため、血液を送り出すときの抵抗が強くなり心臓に負担をかける。
循環器疾患や血管障害の既往	動脈硬化、虚血性心疾患、高血圧、不整脈などがある場合、手術中に循環動態の変調を来しやすい。
腎機能	腎機能の低下は、循環血液量の増加につながる。
止血機能	止血機能が障害されると、手術中の出血のリスクが高まる。一方で、不整脈などで抗凝固剤を使用している場合は、決められた日数の休薬が必要となる。
慢性貧血	貧血があると手術中の出血に対する予備能力が低下する。
術前治療	心毒性を有するがん薬物療法の影響による心機能の低下。

出典）がん看護コアカリキュラム日本版2017　p14-17より改変[4]

（ⅲ）栄養状態と血糖のアセスメント

　手術では、創部の傷を治すためにタンパク質が必要となるため、低栄養状態は創傷治癒遅延を引き起こす。また、手術では、外科的侵襲により血糖値を上昇させるホルモンが分泌され高血糖となる。低栄養や高血糖は、白血球や免疫に関わる細胞の機能を低下させ手術部位感染症を引き起こす。そのため、栄養状態の低下と血糖値の上昇を引き起こす要因について、身体計測や採血データ、嚥下機能の評価などにより手術前にアセスメントする。また、術前治療による食欲不振やがんによる消化管の通過障害の有無もアセスメントする。

2）身体の予備力の維持・向上のための看護

　手術の前日または数日前に入院となるため術前不安に注意し、アセスメント結果に応じて身体の予備能力の維持・向上に向けたセルフケアが重要となる。そのため、患者が納得して生活のなかで実践できるように働きかけることが重要である。術前の患者指導は多岐にわたるため、手術前の専門外来を開設している医療機関も多い。

（ⅰ）呼吸状態の維持・向上に向けた看護

　喫煙者には、日本麻酔科学会による周術期禁煙ガイドライン[5]に従い、期間は短くてもよいので禁煙を始める。がん患者の場合、診断から手術まで準備の期間が設

けられないこともあるが、喫煙している患者には禁煙の指導を行う。換気機能の低下が生じている患者や、侵襲度の高い手術の場合は、術前から呼吸機能訓練を指導する。口腔内の清潔は、全身麻酔を行う予定の患者では十分に指導する。

（ⅱ）循環状態の維持・向上に向けた看護

　循環器疾患を有する患者では、減塩や運動、確実な内服といったこれまでの生活における注意点を確実に実施できるように支援する。特に、手術に関連して内服の中止が指示されたときは、患者が確実に実施できるように指導し、休薬期間が不十分なために手術が延期になることのないようにする。

（ⅲ）栄養状態と血糖の維持・向上に向けた看護

　術前にすでに栄養状態が不良な患者や、術後長期間にわたり経口摂取が不十分となることが予測される場合は、術前から栄養状態を整えるための指導を行う。また、周術期の高血糖により、手術部位の感染の発生頻度が高くなると報告されているため[1]、特に糖尿病のある患者では血糖コントロールのために食事指導や確実な薬物療法の実施に向けた指導を行う。

(2) 手術中の看護

1）体温管理

　手術中の低体温は、まず初めに全身麻酔で末梢の血管が拡がることにより、体の中心部の熱が血液を介して末梢に移動するために生じる。そのため手術室では室温の調整だけでなく、加温装置を用いて熱の放散を防いでいる。シバリング（身震い）を発症した場合は、体温セットポイントと体温に大きな差があることを示し、十分な加温および保温を行う。

　また、手術中の全身麻酔により悪性高熱症を発症することもある。悪性高熱症は遺伝素因や誘発作用のある薬剤使用によって発症する。咬筋硬直や徐脈などの症状とともに急激に悪化し、治療開始が遅いと死に至るため、早期発見が重要である。

2）皮膚障害の予防

　体位の固定による皮膚障害は、同一体位の保持や固定器具による圧迫やずれによって生じる。特に、長時間に及ぶ手術や患者に骨突出がある、栄養不良である、といった場合はリスクが高い。皮膚障害の予防は、リスクに応じて固定具を選択し、緩衝材を用い、スキンケアを組み合わせながら実施する。体位変換時や手術終了時に皮膚の観察を必ず行う。

3）神経障害の予防

　体位固定に伴う神経障害は、神経の物理的な圧迫や牽引に伴う関節近傍の神経の伸展によって生じる。特に、やせた体形や関節可動域障害、術中の低体温や長時間

の手術の場合はリスクが高い。末梢神経障害の予防は、術前の既往を考慮し、上下肢のポジショニング方略を決め、防護パッドと器具を選択し術後も神経機能のアセスメントを行う。術中の体位と障害されやすい神経と、障害されたときの症状をよく理解し、早期発見できるように観察する。

4）感染予防

手術中の感染は、手術部位感染と呼吸器感染、尿路感染、カテーテル感染などの術野外感染があり、いずれも多くは常在菌による感染症である。手術部位感染は、全米医療安全ネットワーク（National Healthcare Safety Network：NHSN）では、手術後30日以内に手術操作の直接及ぶ部位に発生する感染、と定義されている。その予防は、日本手術医学会がガイドラインを提唱している。また、がん患者のなかには術後補助療法としてがん薬物療法を予定していることがあるため、計画どおりにがん治療が進むように徹底した術中感染予防が大切である。

(3) 手術後の看護

1）安楽の促進

手術後に最も安楽を阻害する症状は疼痛である。疼痛は、手術後36時間までが最も強くその後数日で軽減する。この間の鎮痛を十分に行うことは安楽をもたらすだけでなく、リハビリの意欲が継続し離床の促進につながる。患者に創部の疼痛を我慢させず、患者の主観的な疼痛の評価に基づいて速やかに鎮痛薬を使用する。

2）合併症の早期発見と対処

手術後の合併症は多岐にわたるが、創部離開、呼吸器合併症（無気肺、肺炎、肺水腫、肺塞栓）、消化器合併症（イレウス、術後悪心・嘔吐）が代表的である。創部離開の早期発見のためには、発熱の有無と創部の炎症所見に関する観察、浸出液の量や性状の観察を行う。対処方法は、感染の兆候が見られれば感染症の治療を確実に行い、浸出液が多ければドレナージと周囲の皮膚の保護を行う。呼吸器合併症の早期発見のためには、バイタルサイン、喀痰の量と性状の観察、呼吸回数やパターンといった呼吸状態の観察、SpO2値の観察を行う。対処方法は、無気肺は離床や積極的な排痰を行い、肺炎は感染症の治療を確実に行うことである。肺水腫や肺塞栓は、人工呼吸管理を行うこともあり、特に肺塞栓は急速に呼吸不全が生じるため、速やかな酸素投与を行う。消化器合併症の早期発見のためには、腸蠕動音の聴取、排ガスの有無、嘔気・嘔吐の有無の観察を行う。対処方法は、イレウスに対し腸蠕動を促進させる薬物療法や絶飲食、イレウス管の留置による減圧などがある。経口摂取が制限され、イレウス管を挿入した場合は拘束感も生じるため、心理的な苦痛の緩和も必要となる。

3）筋力や機能の回復

　安静臥床は、1日に3％の筋力低下をもたらすといわれ、術後のバイタルサインの変動を観察しながら、離床を進めることが重要となる。機能の回復に向けた看護は、手術の部位が胃であれば食事の分割や工夫といった食事指導やそれにあわせた生活指導となる。

2　がん薬物療法

2.1　がん薬物療法の特徴と目的

（1）がん薬物療法の特徴と動向

　がん薬物療法とは、細胞障害性抗がん薬や分子標的薬、ホルモン薬などを用いた治療であり、がん細胞の浸潤・増殖・転移などに関わる分子に作用することにより抗腫瘍効果を示す。近年では、免疫チェックポイントを標的とした免疫療法薬の開発も進み、さまざまながん種に対して適用される。また、複数の薬剤を併用する治療も臨床応用され、がん薬物療法は飛躍的に発展し、従来の「抗がん薬＝化学物質（細胞障害性抗がん薬）」ではなく、「化学療法」から「がん薬物療法」と表現が変わってきた。がん薬物療法は経静脈あるいは経口で投与される全身療法であるが、がん種によっては腫瘍部位に直接注入したり、髄腔・腹腔・胸腔などに投与する局所療法もある。細胞障害性抗がん薬の特徴として、一般薬と比べて治療域（効果と有害反応の曲線の幅）が非常に狭く、副作用が不可避となる（図2.1）。そのため、がん薬物療法を行う場合は、知識と経験を備えた医師、看護師、薬剤師の管理下で慎重に行われる必要がある。

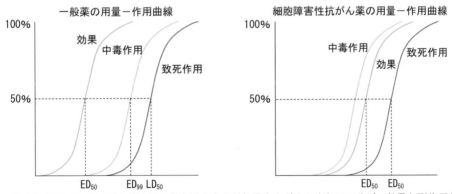

・一般的に細胞障害性抗がん薬は投与量を増やすほど効果も上がるとされているが、効果と副作用が隣接し、安全域が狭い。
・一般薬は効果と副作用が離れており、細胞障害性抗がん薬に比べ安全域が広い。

出典）国立がん研究センター内科レジデント編「がん診療レジデントマニュアル第8版」p.18　医学書院　2019

図2.1　一般薬と抗悪性腫瘍薬の作用曲線

　がん薬物療法は、在院日数の短縮化、支持療法（副作用に対する治療）の進歩、エビデンスに基づいたプロトコールによる治療の徹底、通院治療を希望する患者の増加などによって、2000年頃より治療の場が入院から外来へと移行し、各医療機関において外来化学療法室の整備が進んだ。そのため、患者は仕事を継続し通常の日常生活を送りながら治療を継続できるようになったが、これまでよりも患者や家族が治療を理解し、有害事象をセルフモニタリングしながら予防、早期発見・対処できるようにする必要があり、個別的・全人的・継続的な患者支援、患者教育を行う看護師の役割がより重要になっている。

(2) がん薬物療法の目的

　がん薬物療法を行う原則は、① 当該がん種に対して標準治療、もしくはそれに準じる治療として確立されていること、②performance status（PS）が良好であること、③ 適切な臓器機能（骨髄、腎、肝、心、肺機能など）を有すること、④ インフォームド・コンセントが得られていることである。抗がん薬による治療の効果がきわめて高い一部のがんを除いて、PS 3・PS 4の全身状態不良の患者には、原則、抗がん薬治療の適応はない。また、高齢者は加齢に伴い生理機能の低下や潜在的な合併症により副作用が重症化しやすい。

　しかし、PSや年齢だけで治療の可否を判断するのではなく、全身状態や各種臓器機能、本人や家族の治療意欲、期待される効果や余命、治療に伴うリスク・不利益などを考慮して治療方針を決定する。がん薬物療法の目的は、がん種や病期により治療効果が治癒か延命・症状緩和のいずれか、また、患者の考え方や生き方によっても異なる。

1) 薬物療法により治癒が期待できる場合

　抗がん薬に対して感受性の高いがんでは、すべてのがん細胞を消滅させること（total cell kill）を意図し、治療強度を保つことに重点が置かれる。急性骨髄性白血病、ホジキンリンパ腫などの造血器腫瘍、胚細胞腫瘍、絨毛がんなどが対象となる。

2) 薬物療法により延命や症状緩和が十分に期待できる場合

　抗がん薬が一旦は高感受性を示しても、がん細胞多様性による抗がん薬耐性細胞の存在や、抗がん薬に対する獲得耐性などによりに再発するがんがある。薬物療法によって治癒することは難しいが、予後の延長や腫瘍の縮小が期待できるがん種では、患者のQOLを保つことに重点を置き、延命効果や症状緩和をねらう。乳がん、卵巣がん、小細胞肺がん、非小細胞肺がん、大腸がん、多発性骨髄腫、慢性骨髄性白血病、慢性リンパ性白血病、胃がん、膀胱がん、悪性黒色腫などが対象となる。

3）薬物療法により苦痛症状の緩和を期待する場合

　延命効果は小さいが症状改善できる場合は、主に QOL 向上が目的となり、効果（苦痛緩和）と副作用を評価しながら治療の継続を判断する。骨肉腫、軟部組織腫瘍、頭頸部がん、食道がん、子宮がん、腎がん、肝がん、胆道がん、膵がん、脳腫瘍、甲状腺がん、前立腺がんなどが対象となる。

(3) 集学的治療におけるがん薬物療法の役割

　がん種や病期により治癒・生存期間延長・苦痛緩和を目的として、薬物療法を手術療法や放射線療法などと併用する集学的治療が行われる。

1）薬物療法と手術療法（術後補助薬物療法・術前薬物療法）

　薬物療法と手術を組み合わせ、局所のがん組織摘除と全身に微小に転移するがん細胞を根絶することで治癒率を向上させることを意図した治療である。多くの固形がんでは病巣を手術で摘出しても、臨床的に確認できない微小転移が存在し再発を来す。そのため再発するリスクが高い病期では、微小転移に対して術後補助薬物療法（adjuvant chemotherapy）として治療回数を規定し薬物の全身投与を行う。有用性が示されているがん種は乳がん、胃がん、食道がん、大腸がん、膵がん、骨肉腫、子宮体がん、非小細胞肺がん、GIST（消化管間質腫瘍）などがある。近年は術前に薬物療法を行い（neoadjuvant chemotherapy）がん病巣を縮小したうえで手術することにより、治療率の向上、あるいは臓器・機能温存を期待する場合もある。有用性が示されているがん種は、食道がん、膀胱がん、乳がん、喉頭がん、大腸がん、骨肉腫、胚細胞腫瘍などがある。

2）薬物療法と放射線療法（化学放射線療法）

　薬物療法と放射線療法の併用療法には、①薬物療法で全身に転移するがん細胞を根絶し、放射線療法で局所がん病巣のコントロールをする、②ある種の抗がん薬は放射線感受性を増強する、③放射線療法でがん細胞数の減少と同時に薬物療法耐性細胞のコントロールをはかり、薬物療法効果を増強する、④薬物療法の効果を十分に発揮しにくい大きな腫瘍塊を放射線療法でコントロールするなどの意図がある。この化学放射線療法（chemoradiationtherapy）のタイミングは、薬物療法後に放射線療法、薬物療法と同時に放射線療法、放射線療法後に薬物療法などで、がん種や病態により異なり、放射線の照射方法や線量もさまざまである。対象は局所進行がんの場合が多く、小細胞肺がん、非小細胞肺がん、頭頸部がん、非ホジキンリンパ腫、食道がん、肛門管がん、子宮頸がんなどがある。乳がんでは薬物療法後に手術を行い、続いて照射を行う場合もある。

3）薬物療法と免疫療法

　免疫療法は古くから研究開発が行われてきており、免疫細胞が正常細胞に影響なくがん細胞に特化して免疫力を高めて、がん細胞を攻撃するメカニズムが明らかになった。免疫チェックポイントを標的とした新しい薬剤の開発に伴い、今や“第4のがん治療”として重要な役割を担っている。免疫とは、体の中に侵入した異物を排除するために誰もが生まれながらに備えている能力であるが、がん免疫療法はこの免疫を利用して抗腫瘍効果を狙うものである。当初は免疫チェックポイント阻害薬の単剤療法が主体であったが、近年では細胞障害性抗がん薬や分子標的薬との併用療法、放射線療法との併用療法、免疫療法薬を複数併用する複合免疫療法の開発が急速に進んでいる。併用療法では副作用によってはどの治療が原因なのか判断しにくいこともあるため、注意を要する。また併用療法の増加、がん種や病期（局所進行期の維持療法、術後補助療法）の適応拡大に伴い、免疫療法薬を使用する診療科も広がっているため、免疫関連有害事象に慣れていないことがある。したがって、診療科・職種横断的なチームでの取り組みや長期的な管理が重要である。

(4) がん薬物療法の効果判定基準[3]

　RECIST（Response Evaluation Criteria in Solid Tumors）は、がん薬物療法の臨床試験において効果判定に使用される世界共通基準（2009年更新）である（表2.3）。また免疫チェックポイント阻害薬による治療では従来の抗がん薬とは異なる経過での効果を示すことがあり、その反応を正しく評価するために基準iRECISTが提唱されている。いずれの評価基準も標的・非標的病変の変化および新病変の有無によって総合的に判定され、CR：完全奏効、PR：部分奏効、SD：安定、PD：進行、NE：評価不能に分類される。日常診療において「PD＝治療中止」と短絡的に考えるのではなく、PDはあくまでも目安とし、治療継続の是非は臨床的に総合的に判断する。

表2.3　効果判定基準

標的病変	完全奏効（CR：Complete Response）	すべての標的病変の消失 病的リンパ節腫大は短径が10mm未満に縮小
	部分奏効（PR：Partial Response）	治療前の径和を基準として、標的病変の径和が30%以上縮小
	安定（SD：Sable Disease）	PRには縮小が不十分で、PDには増大が不十分
	進行（PD：Progressive Disease）	治療中の最小径和を基準として標的病変の径和が20%以上増加、かつ絶対値として5mm以上増加
	評価不能（NE：Not Evaluable）	何らかの理由で検査が行えない またはCR、PR、SD、PDいずれとも判断できない

出典）下山　達、三浦里織編著「がん薬物療法看護ベスト・プラクティス　第3版」照林社

2.2 抗がん薬の種類と作用機序

(1) 細胞障害性抗がん薬

　がん細胞は、正常細胞と同様に細胞周期に則って分裂・増殖するが、より分裂・増殖能が高いものが多い。細胞障害性抗がん薬は、主に細胞の核内にある DNA・RNA の合成や細胞分裂を阻害することにより、抗腫瘍効果を発揮する薬剤として創薬されてきた(図2.2)。しかし正常細胞にも増殖能が高い細胞は多くあるため、がん細胞だけではなく正常細胞も殺傷され副作用が生じ、なかには重篤になることがある(表2.4 参照)。

(2) 分子標的薬

　分子標的薬は、がん細胞の増殖や生存に関与する分子を阻害することで抗腫瘍効果を示す薬剤である。がん細胞に存在する標的に作用する薬剤と、腫瘍の微小環境に存在する標的に作用する薬剤がある。標的ががん細胞だけでなく正常細胞にも存在したり、標的以外にも作用すること（オフターゲット効果）により、従来の細胞障害性抗がん薬とは異なる多彩な副作用が発現することがある。構造の違いによって、小分子化合物（分子量500程度）と抗体薬（分子量15万程度）に大別される。

(3) ホルモン療法薬

　ホルモン療法薬は、性ホルモンに依存して増殖するがん細胞に対し、ホルモンの産生を抑制する、またはホルモン受容体の機能を阻害することでがんの増殖を抑制する薬剤である。対象となるがん種は、ホルモン依存性腫瘍の前立腺がん、乳がん、子宮体がんなどである。抗エストロゲン薬のタモキシフェン、アンドロゲンからエストロゲンへの変換を阻害するアロマターゼ阻害薬、LH-RH アゴニストのリュープロレリン、ゴセレリンなどがある。

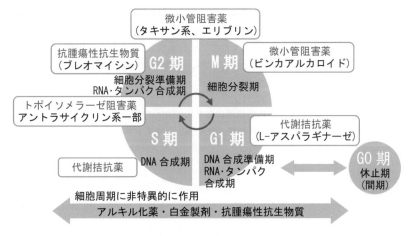

出典) 佐々木常雄監修「がん薬物療法　ベストプラクティス」p.58　照林社　2020

図2.2　細胞周期と細胞障害性抗がん薬の作用別分類

表2.4　細胞障害性抗がん薬の種類

(1) アルキル化薬

　元々は世界大戦時の毒ガスの研究から開発された、最も早くからがん治療に用いられた薬剤である。DNAの塩基やタンパク質にアルキル基を共有結合させ、そこでDNAがちぎれて遺伝情報を障害したりDNA複製を阻害することで殺細胞効果を発揮する。細胞周期に関係なく作用し、主な副作用は血液毒性である。シクロフォスファミド、イホスファミドなどがある。

(2) 代謝拮抗薬

　DNAやRNAの合成過程や代謝反応において必要な物質（プリン塩基や葉酸など）と類似した構造をもち、正常物質とともに取り込まれ、細胞内での生理的代謝を拮抗阻害することで殺細胞効果を示す。細胞分裂のS期に特異的に作用する。5-FU、メトトレキサートなどがある。主な副作用は骨髄抑制や消化器症状、カペシタビンの手足症候群などである。

(3) 白金製剤

　白金を含む化合物であり、白金錯体が主にDNAの二重鎖間で架橋形成することによりDNA合成を阻害し、抗腫瘍作用を発揮する。副作用として、血液毒性や腎障害、末梢神経障害などが知られている。シスプラチン、カルボプラチン、オキサリプラチンなどがある。特にオキサリプラチンによる末梢神経障害（しびれに似た痛みや感覚異常）は、低温によって四肢や口周囲などに出現する。繰り返し投与する際には、薬剤過敏症にも注意する。

(4) トポイソメラーゼ阻害薬

　DNAトポイソメラーゼは、DNA合成の際に生じるDNA鎖の"もつれ"を認識し、DNA鎖の切断と再結合によってその"もつれ"を修復する酵素である。トポイソメラーゼ阻害薬は、トポイソメラーゼを阻害することによって殺細胞効果を示す。細胞周期の主にS期〜G2期に作用する。I型阻害薬はDNA2本鎖の一方だけを切断し、Ⅱ型は2本とも切断する。I型阻害薬にはイリノテカン、ノギテカンがあり、Ⅱ型阻害薬にはエトポシド、アントラサイクリン系抗がん薬がある。

(5) 微小管阻害薬（抗がん性植物アルカロイド）

　微小管（チュブリン）は細胞骨格の一部をなすタンパク質であり、細胞周期のM期の染色体移動や神経細胞内での軸索輸送を担っている。微小管阻害薬は、微小管の重合または脱重合に作用して細胞の分裂に重要な微小管の働きを止めることで細胞周期を停止させ、アポトーシスを誘導する。ビンカアルカロイド系、エリブリンは重合阻害し、タキサン系はG2〜M期に脱重合阻害・安定化によって抗腫瘍効果を発揮する。主な副作用は骨髄抑制、便秘、末梢神経障害、脱毛などがある。

(6)抗腫瘍性抗生物質

　土壌に含まれる微生物から産生される物質のなかで抗がん作用をもつもので、各薬剤によってさまざまな機序で働く。ブレオマイシン、アクチノマイシン、マイトマイシンCがある。

(4) 免疫チェックポイント阻害薬

　免疫反応は、がん細胞を異物（非自己）と認識して攻撃・排除しようと働くが、一部のがん細胞は免疫チェックポイント分子を利用してこの攻撃を回避する。免疫チェックポイント分子にはPD-1、CTLA-4などが存在するが、これらに結合するこ

とで免疫活性化が抑制されている状態を解除すべく、免疫チェックポイント阻害薬が開発された。抗 PD-1 抗体薬のニボルマブやペムブロリズマブなどが、多くのがん種に対して承認されており、一部の患者には比較的長期間にわたり効果が持続したり、きわめてまれながら効果が遅れて生じたりする。さまざまな臓器に対して免疫関連有害事象（irAE）を生じ、細胞障害性抗がん薬や分子標的薬とは異なる多彩な副作用を生じることがあるので注意を要する。

2.3 がんゲノム医療

　多くのがん種における発がんには、染色体異常や遺伝子変異などの遺伝子（ゲノム）異常が関与し、がん種に特異的な遺伝子異常があることが明らかになってきた。次世代シーケンス法の登場により、がん組織から一度に数百個のがん関連遺伝子を高速かつ網羅的に調べることができコストも低下したことから、がん遺伝子パネル検査が令和元年（2019 年 6 月）に保険承認された。このように標準治療に効果を示さなくなった患者の遺伝子異常を解析して候補となる治療薬を探したり、希少がんに対する薬剤の開発につなげるなど、ゲノム異常に基づいた"がんゲノム医療"の時代が始まっている。

(1) バイオマーカー

　バイオマーカーは、「客観的に測定、評価可能な指標で、正常な生物学的過程、発病過程、治療介入による薬理学的反応を評価できるもの」と定義される。有力なバイオマーカーには、非小細胞肺がんにおける EGFR 遺伝子変異などの薬剤の有効性・治療抵抗性を予測する効果予測マーカー、イリノテカンの副作用を予測する UGT1A1 遺伝子多型などの薬剤の毒性を予測する安全性マーカーなどが臨床応用されている。

(2) がん遺伝子パネル検査

　日本ではがんゲノム医療を段階的に全国に広げるために、「がんゲノム医療中核拠点病院」とともに「がんゲノム医療連携病院」も指定され、その後「がんゲノム医療拠点病院」が指定されて体制が強化されている。連携病院は中核拠点病院と連携しエキスパートパネル（パネル検査結果の医学的解釈が可能な専門家による会議）を行い、治療方針や二次的所見が検討される。遺伝子パネル検査を実施することにより、候補となる治療薬（治験など）が見つかる可能性がある一方で、次世代に受け継がれる可能性がある生殖細胞の遺伝子変異が発見されることもある。したがって遺伝カウンセリングなどの体制を整備し、検査によって想定される患者の利益・不利益や検査の精度を含めた正確な情報を説明したうえで、不安軽減を図り意思決定を支援する必要がある。

2.4 がん薬物療法における有害事象と看護の実際

(1) 抗がん薬の主な有害事象とその援助

　がん薬物療法の支持療法が進歩し、外来でも安全に治療できるようになった一方で、有害事象に対しては患者自身で症状マネジメントする必要がある（表2.5）。がん薬物療法を継続できるように患者のセルフケア能力を引き出すには、看護師の一方的な指示・指導よりも、患者と家族の生活の状況や問題と感じていることに焦点をあてながら効果的な動機づけや方向づけを伝え、患者と家族が主体的に取り組もうとする姿勢を重視する。ポイントは、① 看護師のアセスメントと患者が感じる問題を話し合い、セルフケアの優先順位を決める、② セルフケアの目標を患者と話し合い、患者の言葉で表現する、③ セルフケアの知識と技術を適切なタイミングと方法で提供する、④ 患者の症状体験を知り、それをセルフケア支援に活かすことである[1]。

表2.5　抗がん薬の主な有害事象とその援助

(1) 血液毒性：骨髄細胞は分裂・増殖が盛んなため、細胞障害性抗がん薬の影響を受けやすく、正常な造血機能が抑制されることで、白血球、赤血球、血小板などの産生が低下して血球減少が起こる。この状態を骨髄抑制といい、患者の全身状態、腫瘍のステージ、骨髄転移の有無、過去の治療歴などに影響を受け、単剤での治療よりも多剤併用療法の方が早期に出現し遷延する。

ⅰ）白血球減少	易感染状態に対する援助
❖白血球は顆粒球・リンパ球・単球に分類され、顆粒球に含まれる好中球は白血球の50〜60%を占める。寿命は2〜3日で、体内に侵入した細菌や異物を貪食して排除する役割を担っている。 ❖好中球減少はほとんどの抗がん薬にみられ、投与後7〜14日で最低値となり、21日後頃に回復する。 ＊発熱性好中球減少症（FN：febrile neutropenia）は好中球数が500/μL未満、または現在1,000/μL未満で48時間以内に500/μLに減少すると予測される状態で、腋窩温37.5℃（口腔内温38.0℃以上）の発熱を生じた場合と定義され、敗血症を合併することもある。感染症が急速に進行し生命予後を左右する事態となり得るため、抗菌薬による治療を迅速に開始する必要がある。	❖手洗い・うがいの励行、身体の清潔など感染経路対策。 ❖好中球減少の程度・出現時期・回復時期など、レジメンに応じた情報提供、好中球減少期における発熱・倦怠感の増強・口腔粘膜炎など身体的苦痛への対処、行動範囲や食事制限など精神的負担への配慮、外来治療患者に対する緊急連絡方法などの確認。 ＊顆粒球コロニー刺激因子（G-CSF：（Granulocyte Colony Stimulating Factor）製剤は、顆粒球系の分化・増殖を促し成熟好中球の寿命を延長し機能を促進させて、治療スケジュール延長なしに計画的治療を可能にし、FNのリスク低下をもたらした。G-CSF製剤の副作用としては、骨痛や投与開始後3〜4日から一週間の間に38℃前後の発熱を認めることがある。
ⅱ）赤血球減少	貧血状態に対する援助
❖赤血球の寿命は約120日と長く、貧血は数週〜数カ月経て緩徐に発現し、治療コースを重ねるごとに	❖貧血症状は、治療が終了してから緩徐に発現することもあり、貧血による身体症状を自覚し

重症度が増すことが多い。通常、赤血球輸血の適応はヘモグロビン（Hb）値 7 g/dL 以下とされる。

❖がん患者における貧血は、抗がん薬治療による赤血球産生低下によるものだけでなく、出血・鉄欠乏・ビタミン欠乏・放射線治療の影響・がんの骨髄浸潤などさまざまな要因があげられる。

にくいことがあるため、めまい・ふらつき、頭痛や倦怠感などの具体的な自覚症状や転倒予防について教育的支援を行う。

❖十分な睡眠と休息がとれるように家族や周囲環境などへの介入も必要になる。

iii）血小板減少

❖血小板の寿命は約 7 日であり、血小板減少は抗がん薬投与後、約 1 週間目から出現し、2〜3 週間目に最低値となる。

❖がん薬物療法後の血小板減少は血小板数 15 万/μL 以下と定義され、好中球減少に比して低頻度で軽度であるが、脳や重要臓器で出血を起こすと生命を脅かすことがあるため、可能な限り予防に努める。予防的血小板輸血のタイミングとして、日本輸血学会の目安は 2 万/μL 以下であるが、基礎疾患・年齢・合併症など患者の臨床状況を考慮し、血小板減少期を予測して計画的に輸血する。

出血傾向に対する援助

❖血小板減少により止血機構が障害されるため、通常なら出血しない小さな外力でも出血する。また一度出血すると止血が困難で、出血部位によっては致死的状況になり得る。転倒や打撲などの外傷を予防し、スポーツなど出血リスクを高める行動を控えるか中止するように伝える。

❖抗凝固剤や NSAIDs は血小板機能に影響し、易出血状態となるため、他の薬剤使用も検討する。観血的処置をやむを得ない場合や、採血・輸液の穿刺部位を抜針する際、確実に圧迫止血する。

(2) 消化管毒性

i）悪心・嘔吐

❖悪心は胃のむかつき・吐き気の不快症状で、嘔吐は腹壁筋と横隔膜の反射的収縮により胃内容物が口から吐き出されることである。

❖抗がん薬による悪心・嘔吐は、延髄外側網様体にある嘔吐中枢（VC：vomiting center）が刺激されて出現し、3 つの刺激伝導経路が考えられる。

①化学受容器引き金帯（CTZ：chemoreceptor trigger zone）を介する経路：CTZ は第 4 脳室最後野にあり、ドパミン、セロトニンなどの神経伝達物質の受容体が存在する。血液脳関門で防御されないため、抗がん薬や代謝産物による影響を受けやすく CTZ は VC へ刺激を伝達し遠心性に悪心・嘔吐を誘発する。

②消化管の迷走・交感神経を介する経路：抗がん薬によって消化管粘膜が刺激され、分泌されたセロトニンが上部消化管のセロトニン受容体と結合して、迷走神経あるいは交感神経求心路から延髄を経て CTZ や VC を刺激する。

③大脳皮質を介する経路：過去のがん薬物療法で経験した悪心・嘔吐のつらさや、治療への恐怖・不安な

悪心・嘔吐に対する援助

❖悪心・嘔吐の基本的治療方針は、制吐剤を予防投与し症状コントロールすることで、抗がん薬やレジメンの催吐性リスクレベルにより制吐剤を選択する（表 2.6）。

❖治療前に、薬剤・投与スケジュールから予測される悪心・嘔吐の出現時期・程度、持続期間、使用する制吐剤の効果治療期間などをアセスメントする。

❖前回治療後の悪心・嘔吐の発現時期や程度、使用した制吐剤の効果について、患者やカルテから情報を得てアセスメントする。

❖患者の体質や気質（乗り物酔いしやすい人、妊娠中のつわりがひどかった人、神経質な人など）により悪心・嘔吐が強く出る傾向があるため、患者に経験を聞く。

❖脳転移や消化管通過障害などの原疾患、オピオイドや抗精神病薬などからの悪心・嘔吐の誘発にも注意する。

❖治療後、制吐剤の効果や使用のタイミング、

どの精神的要因により予期的に誘発され、大脳皮質からの刺激がVCに作用する。

食事内容の工夫、生活環境（におい、服装、ゆったり過ごすなど）の調整についてセルフケア支援を行う。嘔吐が続く場合や、嘔吐後も水分も摂れないほどの悪心がある場合は、早期受診を勧める。

ii）便秘	便秘に対する援助
❖便秘は、大腸の蠕動運動低下により数日間以上排便がない、または不定期で回数が減ることであるが、排便回数や間隔にかかわらず、排便時に努力と苦痛を伴い、腹部膨満感や腹痛など不快感を伴う状態も含まれる。 ❖抗がん薬では、腸管内容の肛門側への通過障害による麻痺性イレウスが多く、重篤化すると腸管の穿孔出血を来し、生命予後に関わるため緊急治療の対象となる。 ❖ビンカアルカロイド系やタキサン系の抗がん薬は、末梢神経の微小管を阻害するため、自律神経機能異常によって腸管の運動抑制を引き起こす（特にビンクリスチンは、重度の便秘や麻痺性イレウスを起こしやすく、投与後3〜10日がピークになる）。 ❖タキサン系抗がん薬やイリノテカンでは、重症の傷害性下痢の後に、投与総量がある程度蓄積してから便秘や麻痺性イレウスを発症することがあり、投与を中止しても5〜12日ほど続く。 ❖抗がん薬投与によって食欲不振・嘔吐・脱水などが生じると、食物水分量が低下して便秘が起こりやすくなる。 ❖制吐薬やオピオイド鎮痛薬の副作用によっても便秘が生じる。	❖便秘かどうかはその人の認識によるため、健康時や現在の排便状況、排便の間隔・回数・量・硬さ・排便時に有効だった対策・痔核など、治療開始前から患者や家族と話し合う必要がある。 ❖便が硬化すると努責してもなかなか排泄できず、大変な苦痛を生じることがあるため、予防対策が重要である。 ❖薬物治療中には整腸剤や緩下剤を積極的に使用できるように提案し、食事（水分・食物繊維・乳酸菌などの摂取）や腹部マッサージや温罨法、運動など日常生活のなかでも工夫できる方法を患者とともに考え、患者自身が便秘に対処していけるように支援する。 ❖麻痺性イレウスでは、悪心・嘔吐、便秘、腹部膨満感が出現するが、便秘との鑑別は困難である。緊急治療が必要であり、特に外来治療の患者には、便秘により排便や腹痛に難渋する場合には、がまんせず医療機関に連絡するよう指導する。 ＊関連する主な抗がん薬：アルカロイド系（ビンクリスチン、ビンデシン、ビンブラスチン、ビノレルビン）、タキサン系（パクリタキセル、ドセタキセル）、イリノテカン、ボルテゾミブ、サリドマイド
iii）下痢	下痢に対する援助
❖下痢は糞便が液状・水様・泥状となり、1日3回以上（1回でも性状で定義することもある）の症状である。 ❖重篤な下痢は、脱水・電解質異常・腎機能障害・腸粘膜の防御機能低下を生じ、感染リスクを高めて生命を脅かすこともある。 ❖原因①：抗がん薬のコリン作動性により副交感神経が刺激され、腸蠕動運動が亢進し水分吸収が阻害され下痢となる。抗がん薬投与開始後24時間以内に出現し、持続時間は比較的短く一過性である。	❖下痢に対する認識や健康時の排便状況（下剤・止痢薬の使用）、日常の水分・食事摂取習慣、個人のリスク要因（高齢者・女性・PS・既往歴（腸疾患）・多剤併用療法・UGT1A1遺伝子多型・治療レジメン・腹部の放射線療法との併用など）を確認する。 ❖治療中、過敏症発生時に下痢を認めることがあり、早発性下痢との鑑別が重要である。 ❖治療後、一般的なセルフケア（例：積極的に水分摂取を促す・熱過ぎる/冷た過ぎる飲み物

❖原因②：抗がん薬や代謝物により腸管粘膜を直接障害し、水分吸収阻害や腸液分泌過多、体液の漏出が起こり下痢となる。多くの抗がん薬で生じ、遅発性で抗がん薬を中止しても回復せず、電解質異常や脱水などを引き起こすことがある。

❖原因③：好中球減少などの骨髄抑制に起因した感染による下痢。

❖イリノテカンでは、コリン作動性作用による副交感神経刺激と、イリノテカンの活性代謝物であるSN-38による腸管粘膜の直接障害によるものの両者から下痢が発現する。治療前にUGT1A1の遺伝子多型の遺伝子診断（保険適応）し、下痢の程度を予測して重篤化を予防することができる。

❖免疫チェックポイント阻害薬によって起こる自己免疫性腸炎の下痢症状は、特に抗CTLA-4抗体では免疫関連有害事象（irAE）のなかでも頻度が高い。投与開始後6〜8週間前後で多いが、時期を問わず出現する可能性がある。

や香辛料、アルコールの刺激物は避ける・肛門部の清潔保持・温罨法や不安の回避）について説明する。

❖外来がん薬物療法では、事前に排便の性状や回数を患者自身で観察できるように指導し、遅発性下痢のリスクが高い薬の場合、ロペラミドなど止痢剤を処方し服用方法を説明しておく。

❖イリノテカンのコリン作動性による早発性下痢では、抗コリン薬を予防的に使用できるが、肝排泄のため排便が完全に止まると薬剤が消化管に停滞して副作用増悪になるため、遅発性の下痢は完全に止めず、ある程度の排便を維持できるように説明する。

❖排便コントロールがうまくつかない場合や、水分などが十分に摂れない場合は、早めに病院への連絡や受診をするよう伝える。

＊関連する主な抗がん薬：イリノテカン、フルオロウラシルとその誘導体、シスプラチン、エトポシド、パクリタキセル、シクロフォスファミドなどや、分子標的薬（ゲフィチニブ、エルロチニブ）

(3) 口腔粘膜炎	口腔粘膜炎に対する支援
❖口腔粘膜障害とは、口腔内に出現する粘膜の炎症性病変であり、代謝拮抗薬（フルオロウラシル、メトトレキサートなど）、抗がん性抗生物質（アドリアマイシンなど）、タキサン系（パクリタキセルなど）で生じることがある。 ❖口腔粘膜障害は、抗がん薬が直接的に口腔粘膜細胞に作用することで、粘膜細胞内に活性酸素が発生し細胞死を引き起こした結果、粘膜表面の上皮層が破壊されて潰瘍を形成した状態であり、抗がん薬による骨髄抑制の時期（投与後2〜10日）に免疫力が低下した結果、局所の感染症を起こすことで発症する。 ❖口腔粘膜炎は、軽度であっても疼痛と食事摂取困難、コミュニケーション障害を起こし、患者のQOLに影響をもたらす。義歯性口内炎、ウイルス性口内炎、口腔カンジダ症、薬疹、薬物性口内炎、熱傷などとの鑑別が必要となる。	❖口腔粘膜炎の予防やリスク低減のため、治療前から歯周病・齲歯・義歯・舌苔を確認し、必要時、歯科治療を調整する。 ❖患者の口腔ケアの習慣を把握し、実施可能な方法や患者の状態にあったブラッシング方法、やわらかい歯ブラシの選択など、口腔内の観察と口腔ケア方法の習得を支援する。 ❖疼痛が増強しないような食事の工夫（固いもの・極端に熱いもの・刺激物を避け薄味で常温に調整）し含嗽で保湿をすすめる。 ❖抗がん薬によってはクライオセラピーで口腔内を冷却し局所的に血管収縮と血流低下により、口腔粘膜への抗がん薬到達量を減少させ、口内炎発症の予防を目的として実施する。 ❖疼痛が強い場合、局所麻酔薬（キシロカインハチアズレ）や消炎鎮痛剤（NSAIDsやデキサメタゾンエルロチニブなどのステロイド軟膏剤）などを使用する。

(4) 皮膚毒性	皮膚毒性に対する援助
❖手足症候群は、フルオロウラシルの持続投与やカペシタビン・ドセタキセルなどで生じる。手や足の皮膚、爪の四肢末端部で圧迫負荷がよくかかる部位に好発し、皮膚に炎症、角質化や亀裂を起こすことにより痛みが生じ、歩行困難などの機能障害を伴う。 ❖EGFR抗体による皮膚障害は、表皮角化細胞や脂腺細胞に分布し、皮膚、毛髪や爪の正常な増殖や分化に作用するEGFR（上皮増殖因子受容体）が分子標的治療薬（セツキシマブやパニツムマブ、エルロチニブ、ソラフェニブなど）によって阻害されることで、高頻度に生じる。皮膚障害はざ瘡様皮疹、爪囲炎、皮膚乾燥、掻痒感などがあり、顔面、胸部、背部、頭部など広範囲に認める。これらの特徴的な皮膚障害は、治療中にはほぼ必発であり、出現時期や発症パターン（最初はざ瘡様皮疹から始まり、2～3週間後より皮膚乾燥、掻痒感、爪囲炎と順に起こることが多い）も分かっているため、その時期に応じた外用薬の使用、セルフケア指導が必要である。 ❖色素沈着は、抗がん薬により表皮基底層にあるメラノサイトが刺激されメラニン色素産生が亢進し、肌が黒ずんだりシミができる。 ❖爪の変化は、パクリタキセル・ドセタキセル・シクロフォスファミドなどによって生じ、悪化すると爪甲剥離を起こし、家事や手先を使う作業ができないなど日常生活に支障を来す。	❖皮膚障害が悪化し生活に支障が出ると、治療延期や薬剤投与量の調整が必要となるため患者へのセルフケア支援が重要となる。しかし、分子標的治療薬の場合は皮膚障害の程度が大きいほど治療効果も高いという報告があり、皮膚障害のケアをしながら治療を継続することが求められる。 ❖皮膚対策は生活の工夫やこまめなケアが必要となるため、患者のセルフケア能力をアセスメントし、発症前から抗がん薬による皮膚への影響を伝え、予防的にスキンケアを始める。 ❖患者に、皮膚や爪を観察し、痛みや感覚障害・皮膚の症状（赤み・腫れ・光沢など）の変化や異常に気づく必要性を伝える。 ❖皮膚障害を予防し、重症化せずに治療を完遂するように、皮膚を清潔に保ち、保湿剤で常に保湿を心掛け、過度な日焼けを避け、重い荷物を持たない、手先の作業を工夫する、歩き過ぎないなど、皮膚への刺激を避けるための工夫について説明する。 ❖皮膚障害が悪化した場合は、流水で洗浄するなど清潔保ち、適宜ステロイド軟膏を塗布して対応する。 ❖爪の変化に対しては、ひっかけないようにカットしたり、先端を滑らかにして外傷を防ぐ。またマニキュアや保湿をすることで、爪が保護される。

(5) 脱毛	脱毛に対する援助
❖抗がん薬の影響による脱毛は、治療開始後2～3週間後から生じ、抗がん薬の種類によっては一度に大量に脱毛することもある。 ❖抗がん薬による脱毛は、一過性かつ可逆性であり、治療終了後、約1～3カ月で毛母細胞の再生が始まり、約半年～1年で回復する。 ❖再生後の毛髪は、髪質が脱毛前と異なり縮れたり、産毛状になったりすることが多いが、2年ほどで元の髪質に戻る。 ❖脱毛を起こしやすい抗がん薬は、パクリタキセル、ドセタキセル、イリノテカン塩酸塩、ドキソルビシ	❖患者に治療前から脱毛の可能性・発生時期・ケア方法の情報を提供し、患者のつらい思いを聴くなど精神的ケアが中心となる。 ❖脱毛がもたらすボディイメージの変化による心理的影響の有無や、脱毛に関する理解の程度や準備状況をアセスメントし、洗髪の工夫やウィッグの活用などセルフケア支援を行う。 ❖あらかじめ髪を短髪にしておくことで、抜けたときのショックが軽減されるともいわれている。 ❖重要なことは、脱毛は一時的なものであり、

ン塩酸塩などがある。

❖脱毛は抗がん薬治療で高頻度に出現するが生命予後には影響しないため、医療者から軽視されがちである。しかし、患者からすると頭髪・睫毛・眉毛・体毛に外見的変化が著明であり、治療拒否の要因となるほどである。また、脱毛は予測できても予防は難しいため、患者は再生を待つしかなく、心理的な苦痛は強い。

必ずまた生えてくることなどを説明し、患者が脱毛後の生活をイメージしながら脱毛に対する準備ができ、抗がん薬治療により生じる脱毛を受け止め、容姿を自分にあった方法で整えながら社会生活を営み、治療を継続できることである。昨今ではその人らしく生きるための外見ケアとして「アピアランスケア」なども周知されている。

(6) 肺毒性	肺障害の患者への支援
❖抗がん薬の肺毒性による呼吸障害は、薬剤性間質性肺炎が最も多く、間質（肺胞隔壁・気管支血管周囲・小葉間隔壁および胸膜直下など）に炎症・線維化病変が起こる疾患の総称である。 ❖発熱、呼吸困難、息切れ、咳嗽など、ブレオマイシン、ゲムシタビンなど多くの細胞障害性抗がん薬やEGFRチロシンキナーゼ阻害剤（ゲフィチニブ、エルロチニブなど）、mTOR阻害薬（エベロリムスなど）などの分子標的薬で発症率が高い。 ❖免疫チェックポイント阻害薬による免疫介在性肺臓炎は、ステロイドに対する反応は良好と報告されている。 ❖新型コロナ感染症（COVID-19）との鑑別も重要である。	❖患者のリスク要因：年齢60歳以上・喫煙歴・既存の肺病変（特に間質性肺炎）・手術後・呼吸機能低下・酸素投与・肺への放射線照射・薬剤の総投与量・多剤併用療法・腎障害をアセスメントする。 ❖間質性肺炎は投与終了後、数週間以上、時に数年を経て炎症所見が現れる場合があるため、息切れ・呼吸困難・咳・発熱などの症状が生じる可能性を説明し、速やかな連絡・受診を勧める。 ❖薬剤性間質性肺炎が生じた場合、速やかな抗がん薬投与の中止が重要である。中止しても症状が改善しない場合は、副腎皮質ステロイドが投与される。呼吸困難感は患者に不安や恐怖感をもたらすため、精神面も含めてサポートする。

(7) 腎毒性	腎障害に対する支援
❖腎障害は、抗がん薬により腎臓の濾過作用を司る糸球体や再吸収・分泌作用を司る尿細管が障害され、血液の浄化機能が低下して尿量減少・体重増加・浮腫・喘鳴・電解質異常などが発症する。 ❖シスプラチンやメトトレキサートは腎障害のリスクが高いため、腎機能チェック・抗がん薬の投与量調整・治療前後に生理食塩水の大量補液（3,000 mL程度）で強制的に利尿などの対処を要する。 ❖腫瘍崩壊症候群（TLS）は、治療によって急速に腫瘍細胞が死滅した結果、血中に腫瘍細胞内のカリウムやリン酸、核酸が急速（化療24〜48時間後）・大量に放出されることで、高カリウム血症、高リン酸血症・低カルシウム血症、高尿酸血症など代謝異常を起こすことで生じる。不整脈や神経筋症状などを	❖腎機能低下に伴う身体所見（脱水・出血・低栄養など）や腎障害リスクのある薬剤（NSAIDs・抗生剤・オピオイドなど）併用を確認 ❖腎障害は予防が重要であり、大量輸液・利尿薬を使用するため、患者にその必要性を説明し、少量で頻回な水分摂取を促し（目標1.5 L以上/日）、カフェインは脱水を起こすので避けること、浮腫や体重増加などに注意するように伝える。 ❖抗がん薬治療後は、倦怠感・悪心・嘔吐など体動に伴う苦痛も強くなるためトイレ移送介助やポータブルトイレ使用を工夫する。 ❑出血性膀胱炎に対する支援 ❖自覚症状がなく血尿が出る場合があるため、排尿を我慢せず膀胱に尿を溜めないことが大切

誘発し生命を脅かす可能性があり、特に増殖力が高く抗がん薬への感受性が高い白血病や悪性リンパ腫を治療するレジメンでは注意が必要である。

❑膀胱障害：出血性膀胱炎

❖アルキル化薬（シクロフォスファミド、イホスファミドなど）もしくは放射線による高度な膀胱出血のため、膀胱刺激症状（頻尿や排尿痛）、膀胱内の凝血塊による尿閉（膀胱血液タンポナーデ）による強い身体苦痛もしくは、出血による貧血症状を呈する状態をいう。薬剤投与後、数日で排尿障害、頻尿、排尿時の灼熱感、夜尿症または乏尿、顕微鏡的血尿または顕性血尿を認める。

である。

❖強制的な利尿（大量輸液によるハイドレーション）や膀胱保護剤（メスナ）を用い、排尿のアセスメントとモニタリングが重要。

❖肉眼的血尿または膀胱炎症状の徴候が確認された場合は、シクロホスファミドやイホスファミドの投与を中止する。

❖凝血塊による排尿障害を来した場合は、生理食塩液が灌流可能な大口径の尿道留置カテーテル（3孔式先穴カテーテル）を留置し、膀胱内に貯留した血尿を排出するなどの処置が必要になるため、腎泌尿器科へコンサルトすることが望ましい。

❖膀胱洗浄により凝血塊を除去する。

(8) 肝毒性	肝障害のある患者への支援
❖抗がん薬による肝障害のほとんどは中毒性肝障害で、投与後数日～4週間以内に生じることが多い。 ❖HBV感染患者では、抗がん薬・抗体療法薬ステロイドなどによって免疫が抑制されている時期にHBVが再活性化（肝炎ウイルスが再増殖）することがある。その後、免疫回復に伴ってウイルス感染肝細胞が一気に排除されると、肝機能障害や肝炎の悪化（劇症肝炎の発症）などが起こる。HBV再活性化の高リスク患者には、治療中・治療終了後少なくとも12カ月間、HBV-DNA量を月1回モニタリングする。 ❖造血幹細胞移植および前処置としての超大量がん薬物療法や、ステロイドを含むがん薬物療法、ステロイドとリツキシマブ併用療法などは高リスクである。	❖抗がん薬の総投与量・薬物相互作用、飲酒状況を確認し、肝障害を早期に発見し、投与量を調整する。合併症（糖尿病・肥満・肝炎・長期の経静脈栄養の既往・手術による肝臓/胆のう/胆管の障害など）を把握し、肝機能低下の有無をチェックする。薬剤性の肝機能障害が疑われた場合、原因と考えられる抗がん薬を中止し休薬することで肝機能は回復する。 ❖通常のがん薬物療法の場合、HBV-DNA量のモニタリングは1～3カ月ごとに行う。 ❖抗がん薬以外のサプリメントや漢方薬などの使用、アルコール飲酒歴などを把握しておき、食欲不振・発熱・発疹・黄疸・掻痒感・褐色尿などの自覚症状を説明しておく。

(9) 神経毒性	神経障害に対する支援
❖抗がん薬による神経障害は、末梢神経系障害に加え、味覚・嗅覚・視覚などの感覚器障害や、便秘・起立性低血圧などの自律神経系障害、ふらつき、精神症状など中枢神経系障害も含まれる。一旦発現すると有効な治療法が確立されていないため、長期的・不可逆的な症状を呈しQOLも低下する。ボタンがかけにくい、箸を落とす、瓶のふたが開けられない、パソコンの操作や字が書きにくいなど、日常生活に	❖神経障害の予防法や根治を望める治療法はないため、日常生活ができないほどの神経障害が生じた場合、抗がん薬治療の中止や減量、レジメン変更などが必要となる。 ❖患者の自覚症状を早期に把握して対応し、患者に症状について説明して日常生活動作の工夫を一緒に考える。 ❖転倒に注意し、安全な履物を選ぶ。

支障を来す。

❖神経障害を起こしやすい抗がん薬は、オキサリプラチンやパクリタキセルなどがあり、薬剤によって症状が異なる。投与量との関係性が強く、累積投与量が多くなるほど発現しやすくなる。

❖発生機序は、①神経軸索の微小管の障害（ビンカアルカロイド系、タキサン系）、②神経軸索の変性・脱髄、③神経細胞への直接障害（白金製剤）、④葉酸代謝拮抗作用が考えられている。

❖末梢神経障害の要因として、神経障害が抗がん薬による有害反応なのか、腫瘍自体の進展に伴う症状であるのか、脳や中枢神経系への転移、骨転移に伴う神経症状なのかを鑑別する必要がある。

❖段差や危険物、身の回りの整頓や生活環境を見直す。

❖末梢の感覚が鈍くなるため、やけどや低温熱傷などに注意する。

❖手足を締め付けない衣服などを工夫する。

❖血行の改善で症状が和らぐことがあるため、入浴時のマッサージや温罨法、手足を動かす運動などを勧める。

❖痛みを伴う場合は非ステロイド抗炎症薬（NSAIDs）や副腎皮質ステロイド、麻薬性鎮痛薬、三環系抗鬱薬を用いることがある。

❖パクリタキセルによる末梢神経障害の対処法として、ビタミン剤以外に漢方薬（牛車腎気丸）を使用することもある。

❖神経性の疼痛に対して三環系抗鬱薬や抗痙攣薬が使用される。

(10) 免疫チェックポイント阻害薬に伴う有害事象	免疫チェックポイント阻害薬治療を受けた患者支援
❖免疫チェックポイント分子は、免疫反応の恒常性維持に関与し自己免疫疾患の発症に深く関わっているため、免疫チェックポイント阻害薬を使用することで免疫の調整が正常に機能しなくなり免疫関連有害事象（irAE）を発症することがある。 ❖irAE の機序のひとつとして、自己抗原を誤認識したリンパ球によって自己の組織・細胞が傷害されることが考えられている。 ❖irAE は、皮膚、消化管、肝臓、肺、内分泌臓器に比較的多く生じることが知られているが、全身のどこにでも生じ得る。 ❖薬剤投与後の発現時期は、治療中だけでなく、治療終了後、随分経過してから生じることもある。 ❖特に発熱（38℃以上）は irAE に伴って生じることが多い。	❖従来の細胞障害性のがん薬物療法に対する対処とは異なり、irAE には先ずステロイドで対処する（血糖上昇に留意）。重症度に応じ速やかに適切に対処すれば irAE の多くはコントロールできるが、重篤化や死亡も報告されているため、定期的に必要な検査を行い注意深いモニタリングが必要である。 ❖患者に起こり得る副作用症状と薬剤投与後の発現時期を伝え、患者自身が日頃から体調の変化をモニタリングできるようパンフレットを用いて指導する。 ❖毎日の体温測定が重要であることを説明し、これまでにないひどい倦怠感、下痢、呼吸困難感など「普段と違う」という症状があった場合、速やかに受診するように勧める[2]。

(11) 血管外漏出	血管外漏出予防・発生時の患者の支援
❖抗がん薬が血管外へ漏出すると、周囲の軟部組織に障害し、発赤・腫脹・疼痛・硬結・びらん・水疱・潰瘍・壊死を引き起こす。抗がん薬の種類により漏出時の細胞障害の程度は 3 種類に分類される。 ①壊死性抗がん薬 vesicant drug：少量の漏出でも、	❖治療前に、薬剤の細胞障害性の程度、血管外漏出のリスク因子、穿刺血管部位の状態、患者の現病歴・既往歴をアセスメントする。 ❖治療前に患者に血管外漏出のリスクを説明し、穿刺部位の異常を伝え協力を得る。

紅斑・発赤・腫脹・水疱性皮膚壊死や難治性の潰瘍形成を生じる。

②炎症性抗がん薬 irritant drug：局所の発赤・腫脹など炎症性変化を起こすが、潰瘍形成に至ることはほとんどない。

③非壊死性抗がん薬 nonvesicant drug：血管外漏出が起こっても炎症や壊死を起こしにくい。

❖抗がん薬により、血管外漏出直後に発症する場合、数日後に発症する場合がある。類似症状として静脈炎やフレア反応があり、血管外漏出と鑑別する必要がある。

❖血管外漏出の原因として、血管の脆弱性、投与量が多い、速度が速い、薬物の刺激性、頻繁な静脈穿刺、過去に漏出した血管での投与などがある。

十分太さや弾力のある血管を選び、一回の穿刺で静脈確保する。温めて血管拡張するのもよい。

❖抗がん薬投与中、刺入部の発赤・疼痛・腫脹、滴下速度の変化の有無を観察し、患者にも自覚症状を聞く。必要時逆血を確認し、逆血がない場合は漏出の可能性を考えて対処する。

❖血管外漏出時：直ちに抗がん薬の投与を止め、可能な限り漏出部の薬液と血液を吸引してから抜針し、組織障害性の程度に応じて、ステロイドの皮下注射および軟膏塗布する。（アンスラサイクリン系薬漏出時はデキスラゾキサン投与を検討するが、漏出前に投与できた抗がん薬の抗腫瘍効果を低下させる可能性があり、高価であることも含め、投与は慎重に決定する。）

　がんの診断、再発・転移を告げられた患者・家族にとって、がん薬物療法は自分たちの命や人生、未来をつなぐ大切な手段となる。医学が進歩して治療が多様化し、患者は自律的に情報を入手し納得した治療方法を選択するようになってきた。がん薬物療法が治療目的に沿って「確実に」「安全に」行われ、有害事象による苦痛を軽減しQOLを維持しながら治療を完遂できるように、看護師には患者を支える役割がある。がん治療を受けながら生活する患者は、病気だけではなく仕事や家族のことでも悩み迷う場面が多々ある。看護師は患者が抱える不安に心を寄せ、さまざまな選択を患者自身が意思決定できたという実感をもてるように、長期的、継続的に支えることで、患者の苦痛を和らげることができる。

(2) 有害事象の評価

　有害事象とは、治療や処置に際して観察される「あらゆる好ましくない意図しない徴候・症状・疾患」である。有害事象の重症度を評価し、支持療法や治療薬を適切に減量・休薬することは、がん薬物療法の安全性やQOLを保つだけでなく、治療継続のためにも重要である。有害事象共通用語規準（CTCAE）は、重症度をスケール（Grade）にて一定の基準で評価し、客観的・標準的に用いることができる記述的用語集である（表2.7）。

表2.6　催吐性のある抗がん薬と使用される制吐剤

リスク分類	注射薬剤・レジメン（一部抜粋）	経口抗がん薬	制吐薬
高度嘔吐リスク（90%以上）グループ	AC療法：ドキソルビシン＋シクロホスファミド EC療法：エピルビシン＋シクロホスファミド イホスファミド（≧2 g/m2/回） エピルビシン（≧90 mg/m2） シクロホスファミド（≧1,500 mg/m2） シスプラチン	プロカルバジン	アプレピタント 5-HT₃受容体拮抗薬 デキサメタゾン
中等度（催吐性）リスク（催吐頻度30〜90%）	カルボプラチン アクチノマイシンD アザシチジン イダルビシン イホスファミド（<2 g/m2/回） イリノテカン	イマチニブ エストラムスチン クリゾチニブ シクロホスファミド セリチニブ テモゾロミド	カルボプラチン・イホスファミド等を投与時 アプレピタント 5-HT3受容体拮抗約 デキサメタゾン それ以外 5-HT3受容体拮抗約 デキサメタゾン
軽度（催吐性）リスク（催吐頻度10〜30%）	アテゾリズマブ インターフェロン-α（5〜10million IU/m2） インターロイキン-2（≦12million IU/m2） エトポシド ゲムシタビン エロツズマブ	アファチニブ アキシチニブ イキサゾミブ イブルチニブ エトポシド エベロリムス	デキサメタゾン
最小度（催吐性）リスク（催吐頻度<10%）	L-アスパラギナーゼ アベルマブ アフリベルセプトベータ アレムツズマブ イピリムマブ インターフェロン-α（≦5million IU/m2）	エルロチニブ オシメルシニブ ゲフィチニブ ソラフェニブ ダサチニブ トラメチニブ	基本的に不要

出典）日本癌治療学会「制吐薬適正使用ガイドライン　第2版」　ver.2.2　一部改訂　金原出版　2018

表2.7　有害事象共通用語基準 (CTCAE：Common Terminology Criteria for Adverse Events)

Grade1	軽症；症状がない、または軽度の症状がある；臨床所見または検査所見のみ；治療を要さない
Grade2	中等症：最小限/局所的/非侵襲的治療を要する；年齢相応の身の回り以外の日常生活動作の制限*
Grade3	重症または医学的に重大であるが、直ちに生命を脅かすものではない；入院または入院期間の延長を要する；身の回りの日常生活動作の制限**
Grade4	生命を脅かす；緊急処置を要する
Grade5	AE（Adverse Events：有害事象）による死亡

Grade説明文中のセミコロン（；）は「または」を意味する。
＊身の回り以外の日常生活動作とは、食事の準備、日用品や衣服の買い物、電話の使用、金銭の管理などをさす。
＊＊身の回りの日常生活動作とは、入浴、着衣、脱衣、食事の摂取、トイレの使用、薬の内服が可能で、寝たきりではない状態をさす。

(3) 安全管理：Hazardous drug（HD）による曝露

　抗がん薬は健康被害を起こす危険薬剤（HD）でもあり、発がん性、催奇性、生殖毒性、低用量での臓器障害、危険薬剤に類似した構造または毒性、遺伝毒性のうち1つ以上を満たす薬剤をさす。曝露経路は、①接触（皮膚や目）、②吸入（エアゾル化した薬剤の吸い込み）、③摂取、④針刺しであり、調剤・薬物の運搬と保管、投与準備・投与中のスピル（薬液のこぼれ）とその処理、薬物が付着した物の廃棄、排泄物の取り扱い、リネンの取り扱いなどのタイミングで発生する。

　標準的な対応は、ディスポーザブルの個人防護用具（PPE）の装着、生物学的安全キャビネットの設置、ロック式シリンジや閉鎖式薬物混合システムなどの使用である。抗がん薬投与後48時間以内の患者の血液・吐物・尿・便などを扱う場合には、PPEを着用する。またスピル発生時にすぐに利用できるスピルキットを準備しておき、できるだけ汚染を拡散させない。患者・家族に対しても、曝露予防の必要性を説明し、対処方法（手袋、手洗い、マスク着用、排泄物やリネンの取り扱いなど）について指導する。経口抗がん薬の場合は、保管場所、内服介助の際の手袋着用、手洗い、ごみ処理方法、残薬の処理方法などの指導が必要となる。

3　放射線療法

　放射線療法は、手術療法、がん薬物療法と並んで、がん治療の三本柱のひとつである。X線・電子線・γ線・β線などの放射線がもっている強力な細胞の破壊作用を利用して、病巣組織に照射し、がん細胞の破壊・縮小を狙った治療法である。細胞は一定量以上の放射線を受けると、その増殖力を失い細胞死に至る、という原理を応用したものである。

3.1　放射線療法の特徴と目的

(1) 放射線治療の特徴

　放射線治療の特徴は、臓器の形態・機能の保持が可能であるというQOLの面で大きなメリットがあることである。また、局所治療であることから、全身的な影響・副作用が少なく、薬物治療・手術治療との併用や全身状態が悪いために薬物療法・手術療法が適応とならなかった高齢者や合併症のある患者に適応できることも特徴である。また、腫瘍進展に伴う諸症状にも有用で、がん治療に幅広く利用される。

(2) 放射線治療の目的

　放射線治療の目的は、腫瘍に線量を集中的に照射し、かつ、周囲の正常組織への

線量を極力軽減させて、がんを根治する、あるいは、症状を緩和することである。放射線治療の目的は、腫瘍の部位や進行度および患者の全身状態により異なる。「根治目的」「緩和目的」「予防目的」の大きく3つに分けられる（表2.8）。

1) 根治目的

根治目的の放射線治療は、小さな腫瘍や放射線感受性の高い腫瘍や機能と形態の温存が優先される部位も根治照射の対象となる。放射線治療単独も行われるが、手術やがん薬物療法と組み合わせた集学的治療として行われることが多く、患者は次々と続くさまざまな治療とそれぞれの有害事象に向き合う必要がある。治療の結果は、画像診断などで目に見える形で治療効果が得られたかを判断する。

化学放射線療法は、頭頸部がん、食道がん、肺がん、子宮頸がんなどでは標準的な治療となっている。

2) 緩和目的

緩和目的の照射は患者の苦痛除去と延命を目的としており、一般に緩和照射では有害事象による苦痛を軽減するため、根治照射の総線量よりも少ない量で治療される場合が多い。緩和目的の照射は、出現している症状の改善に重点が置かれる。また、必ず手術やがん薬物療法と併用するというわけではなく、放射線治療単独で行われる場合がある。

緩和照射の代表的なものとして、骨転移、脳転移、上大静脈症候群、気道圧迫、止血などがあげられる。

3) 予防目的

予防目的の放射線治療は、手術やがん薬物療法などの治療により制御された腫瘍の再発、転移を抑止する照射である。乳がん術後のリンパ節転移を予防する領域のリンパ節照射や、小細胞肺がんの原発制御が得られた後の予防的全脳照射など、そこに目に見えるがん組織がないところに照射する。結果的に再発・転移しなかったという未来に初めて治療効果が分かる。

表2.8　放射線治療の目的

根治目的→腫瘍の根治を目指す、放射線単独もしくは手術・がん薬物療法との組み合わせ（集学的治療）
緩和目的→疼痛緩和（骨転移など）、苦痛緩和（上大静脈症候群、脳転移など）
予防目的→見た目にはない腫瘍の再発・転移を抑止する（乳がん術後のリンパ節転移を予防する領域のリンパ節照射、小細胞肺がんの予防的全脳照射など）

3.2　放射線療法における動向

　放射線治療は、国内外のがん治療ガイドラインにて標準治療のひとつとして推奨
されている。コンピュータテクノロジーの発展とともに、腫瘍への線量集中性を高
めることが可能となり、有害事象が低減されるようになってきている。

　また、近年は保険診療での強度変調放射線治療（Intensity Modulated Radi-
ation Therapy：IMRT）や定位放射線治療の大幅な適応拡大が図られ、より副作用が
少なく身体に優しい、かつ効果的な治療が受けられる時代になってきた。2003 年以
降、手術非適応かつ X 線治療抵抗性の頭頸部腫瘍に対して先進医療として粒子線治
療が行われてきたが、2016 年 4 月以降一部のがん重粒子線治療の保険適応がなされ
た。2020 年診療報酬改定において、重粒子治療線と粒子線療法では、「頭頸部悪性
腫瘍（口腔・咽喉頭の扁平上皮がんを除く。）または限局性および局所進行性前立腺
がん（転移を有するものを除く。）」が適応追加となった。定位放射線治療について
は、2020 年 4 月から定位放射線治療の適応疾患が大きく拡張され、① 原発病巣が直
径 5 cm 以下で転移病巣のない原発性肺がん、原発性肝がんまたは原発性腎がん、② 3
個以内で他病巣のない転移性肺がんまたは転移性肝がん、③ 転移病巣のない限局性
の前立腺がんまたは膵がん、④ 直径 5 cm 以下の転移性脊椎腫瘍、⑤ 5 個以内のオリ
ゴ転移、⑥ 脊髄動静脈奇形（頸部脊髄動静脈奇形を含む）となった。定位放射線治
療の保険適応疾患が大きく拡張されたことで、短期でしかも局所効果の高い治療を
受けることができるようになった。

3.3　放射線療法の種類

　放射線治療の照射方法は、大きく「外部照射法」「密封小線源治療」「（RI）内容療
法（非密封小線源治療）」の 3 種類に分けることができる。

(1)　外部照射法

　外部照射とは放射線発生装置を用いて体の外部から放射線治療を行う総称である。
制御された放射線をがん組織に集中し、がん組織周囲の正常組織への照射を少なく
することが基本である。

　照射範囲と照射線量を決めるときは、それぞれのがんの性質、がん発生の臓器と
周囲の臓器の位置関係など腫瘍側の因子と、それぞれの施設が備える装置・機器の
能力など照射側の因子によって制約される。

1)　外部照射で用いる放射線の種類と装置

　外部照射で用いる放射線は、X 線、γ（ガンマ）線、電子線、アルファ線、ベータ
線、中性子線、陽子線、重粒子線（炭素線）がある。外部照射は、"リニアック"と

いう名前で総称される直線加速器により高エネルギー X 線または電子線を照射する方法が一般的である。深部病巣と体表面病巣に対して効果的に照射可能である。また、CT 技術を応用し全身を三次元で捉えつつ照射できるトモセラピーや、ピンポイントで体幹部に照射できるサイバーナイフも X 線を使用する。脳専用のガンマナイフはコバルト 60 から発生する γ 線を使用する。粒子線治療は、X 線と異なり、身体を通り抜けず奥止まりする特性から、体表面に近い病巣に対し高線量を照射可能である。粒子線治療は、従来の放射線治療に抵抗を示す骨軟部肉腫や悪性黒色腫への効果が期待できる。陽子線や重粒子線（炭素線）を放射線治療に使用するには、巨大な発生装置が必要であるため、限られた施設にしか設置されていない。

2）外部照射で用いる照射方法

装置の高精度化によりさまざまな照射方法が可能となっている。リニアック（写真 2.1）の照射装置では、患者さんが台に臥床している周りを"ガントリー"とよばれる照射線を照射する装置を回転させることで、前後左右のあらゆる角度から照射可能である。代表的な照射方法は、前後対向 2 門および複数の角度から照射することで、正常組織への影響を緩和する方法がとられている。

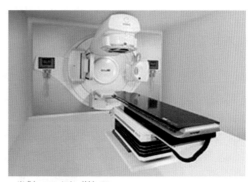

出典）エレクタ（株）HP

写真 2.1　リニアック

外照射における特殊治療として、IMRT（強度変調放射線治療）や定位放射線療法などがある。これらを安全に実施するためには高精度な放射線治療技術が必要であり、放射線腫瘍医や診療放射線技師に加えて品質管理や治療計画に関わる医学物理士の役割が重要である。

IMRT では、より高線量を絞って照射できるため、治療効果を高め有害事象を減らすことができる。IMRT は、前立腺がんや頭頸部がんに対して多く用いられている照射方法である。定位放射線治療は 1〜2 ミリ以内の誤差で病巣に集中的に照射を行う方法である。ガンマナイフ、サイバーナイフ、リニアックなど、転移性脳腫瘍や肺がん、肝臓がんに対して用いられる。小さい標的体積へ多門で照射するため 1 回から数回の照射で治療を終了するのが一般的である。

(2)　密封小線源治療法

密封小線源治療とは、「密閉された小さな線源を使ったがん治療」である。腫瘍に至近距離から照射することができる治療法である。ラジウム・セシウム・イリジウ

ムなどの放射性同位元素である小線源を針状もしくは管状の小容器に密封したもの（密封線源）を用いる。患者の体内の腫瘍組織付近に密封線源を留置し、腫瘍組織にのみ高線量を照射することで、周囲の正常組織に対する放射線の影響を軽減することができる。

　遠隔操作し RALS（ラルス）（Remote After Loading System ; 遠隔操作システム）（図 2.4）とよばれる前後充填照射装置を用いた治療は、子宮頸がんに対する腟内照射が多い。子宮頸がんでは、腟内照射と外照射の併用した根治治療が一般的に行われている。子宮頸がんの治療では、イリジウム 192（^{192}Ir）を線源とし、アプリケーターをあらかじめ腟から子宮内に挿入し、高線量率の治療を行う。その他に頭頸部がん、食道がん、肺がん、前立腺がんなどでも使用されることがある。また、I-125 シード線源による密封小線源永久挿入法は、限局性の前立腺がん（特に低リスク群）に対して行われる治療である。

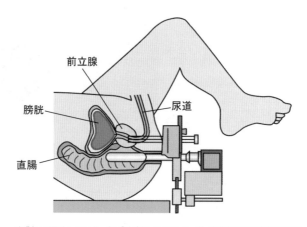

出典）四国がんセンター編「治療について」3. 3) 高線量率組織内照射より

図 2.4　RALS のイメージ

(3)（RI）内用療法（非密封小線源治療）

　透過力の低い β 線を放出する放射性同位元素を経口または経静脈的に人体に投与し、照射したい部位に放射性同位元素が選択的に取り込まれることを利用して照射する方法である。RI 内用療法の特徴は、対象とする病巣が薬物療法と同様に全身的であり、限局性治療である外照射や密封小線源療法とは大きく異なる。甲状腺がんに対するヨウ素内用療法や、骨転移のある去勢抵抗性前立腺がんに対する塩化ラジウム‑233（ゾーフィゴ）による治療などがある。

（4）放射線療法における基礎知識

1）線量の単位

　放射線治療時に患者の臓器に吸収される線量の単位をグレイ（gray：Gy）と表す。1回2Gy程度を照射する場合が多い。総線量50Gyを1日2Gyずつ照射する場合は、50Gy/25frと記載する。

　分割照射治療の例・・1日2Gyずつ月曜日から金曜日まで5週間、計25回50Gy

2）治療計画

　放射線治療の基本は、腫瘍の範囲にはしっかり照射して、それ以外の正常細胞へのダメージを極力少なくすることである。毎回同じ部位への照射が必要であり（治療への再現性保持）、そのため治療時は毎回同一体位を保持することが必要である。毎回の同一体位保持のためには、体にマーキングをしたり固定具を使用したりすることが必要となる。頭頸部への照射を行う患者が、照射中に頭部が移動しないよう固定するための固定具の作成と装着法がある（写真2.2）。

　治療計画CT時の体位が毎回の放射線治療時の体位となるため、治療計画CTの際は、患者にとって苦痛の少ない体位、かつ放射線治療に影響のない体位となるよう看護師は患者と診療放射線技師の間の仲介者となり、調整に努める。

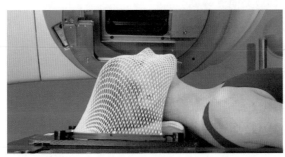

出典）東洋メディック（株）HP

写真2.2　放射線治療用頭頸部患者固定具

（5）マーキング

　治療計画CT時の体位が毎回の放射線治療時の体位と同じとなるように、レーザーポインターを用いて体に油性マジックでマーキングを行う。マーキングに沿って毎回の放射線治療時の体位を整えるため、マーキングが消えてしまうと治療計画CTからやり直す可能性がある。そのため、患者にはマーキングが消えないよう放射線治療中は入浴時に石鹸を用いてマーキング部位を洗浄することや発汗を伴う運動などを避けてもらうよう指導する。長期間の治療もしくは発汗しやすいなどの理由でマーキングが取れやすい場合には、転写シール型のフィールドマーカー（長期間の耐

久性が特徴）を使用することもある（**写真2.3**）。

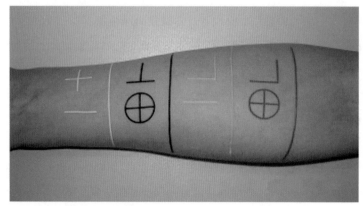

出典）（株）中部メディカルHP

写真2.3　放射線療法のフィールドマーカー

3.4 放射線療法における有害事象と看護の実際

　放射線による有害事象は、急性期有害事象と晩期有害事象に大別される。放射線治療の有害事象は、照射されている部分にのみ有害事象が出現する。しかし、照射部位に関わらず比較的出現しやすい全身性の有害事象として放射線宿酔がある。

（1）放射線治療における有害事象

1）急性期有害事象と晩期有害事象

　急性期有害事象は、ほとんどが放射線治療開始から約2カ月以内に出現する。正常細胞は放射線によるダメージからの回復力があるが、正常組織全体でみると細胞数が減った状態になり、このことが急性期有害事象の症状として現れる。正常細胞は、放射線治療が終了すると徐々に元の数に戻って組織を形成するため、急性期有害事象の多くは、基本的には回復する。

　晩期有害事象は、細胞間の組織や、微小血管などがダメージを受けることにより、放射線治療から2カ月以上過ぎてから出現する症状で、必ず起こるわけではないが、発症すると難治性である。

2）主な有害事象とケア

（i）局所性有害事象

[1]放射線皮膚炎

①リスク因子

　放射線皮膚炎はどの部位への治療でも出現し得る。ただ、放射線皮膚炎は、治療の方法がそれぞれ異なるため、照射部位により発生しやすさや重症化しやすさが異なる。皮膚炎は、主に腫瘍が皮膚表面に近い部位（皮膚がんや頭頸部がんなど）や

皮膚が重なり合う部位（腋窩や会陰部など）では発生しやすい。併用している治療（がん薬物療法や分子標的薬の種類）や既往疾患（血糖コントロールの悪い糖尿病）などのリスク因子によって早期に発生し、重症化しやすくなる。患者自身が治療部位を搔いたり、強くこすって洗ったりするなどの行動も皮膚炎増悪のリスク因子となる。

② 症状

　急性期有害事象としての放射線性皮膚炎は、放射線被曝に対する皮膚の表皮と真皮の反応で、まず発赤、熱感がみられ始め、2～3週間を過ぎたあたりから紅斑となり、乾性落屑や乾燥が現れる。さらに進行すると、皮膚の欠損から真皮が露出する湿性落屑や出血を伴うことがある。

③ 看護ケア

❖ 洗浄

　弱酸性の石鹸など皮膚への刺激が少ない洗浄剤を用いる、こすらない、熱いお湯での洗浄は避ける。

❖ 保湿

　皮膚の症状にあわせた保湿薬や軟膏処置（Gradeにあわせたステロイド軟膏の選択）が開始できるように医師、看護師、放射線技師と連携を図ることが必要である。特に、頭頸部の放射線皮膚炎に対しては、ワセリン軟膏の使用と被覆材での保護による皮膚炎の手当てを行う。

❖ 保護（物理的刺激と化学的刺激を避ける）

　物理的刺激を避ける→照射部位をこすったり、搔いたりしない。照射部位のテープや湿布の貼付は避ける。照射部位が頸部の場合には、糊の効いたワイシャツなどは避ける。

　化学的刺激を避ける→照射部位への化粧は避ける。日光（紫外線）が照射部位にあたらないようにする。照射部位への制汗剤の使用は避ける。温泉やプールは、成分により照射部位への刺激になるため、治療期間中は避ける。

❖ セルフケア支援

　急性期有害事象である放射線皮膚炎は、治療開始時からの丁寧なセルフケアの継続により、症状の悪化を最低限にすることが可能である。看護師は、症状の回復の見通しを伝えながら、生活に即した継続可能なセルフケア支援を行うことが重要である。

[2] 放射性粘膜炎

　放射線性粘膜炎は、頭頸部領域に放射線治療を行った場合にみられ照射部位に合

致して生じる。口腔内が照射野に含まれる場合、口腔粘膜炎の発生はほぼ100%である。総線量の増加に伴い、徐々に症状が悪化し苦痛も増す。口腔粘膜炎による苦痛は、食事だけでなく、呼吸や会話といった日常生活にも影響を与え、治療の完遂だけでなく患者のQOLにも大きく影響する。

① リスク因子

　治療側の因子としてフルオロウラシルなどの抗がん薬の併用や、患者側の因子として加齢や義歯の使用、歯周病などの口腔内の状況、血糖コントロール不良な糖尿病患者などがある。

② 症状と経過

　口腔・咽頭粘膜炎は10 Gy程度の放射線量から口腔乾燥が出現し、やがて味覚障害が起こる。20 Gy程度より粘膜炎が出現し始め、口内痛や嚥下時痛がみられ始める。照射終了後1〜2週間は症状の悪化がみられるが、その後改善する。

③ 看護ケア

❖ 口腔ケア（歯科との連携）

　放射線治療中の口腔粘膜炎に対する口腔ケアは、保清と保湿である。保清に対しては可能な限りの歯磨きでのブラッシングを行う。保湿に対しては、症状にあわせて水や食塩水、アズレン含嗽から始める。アズレン含嗽水にグリセリンを加えることもある。

❖ 痛みに対しては鎮痛剤を食前に使用し予防的に内服する（アセトアミノフェンやNSAIDsの使用から始め、症状増強時はオピオイドの使用を検討）。

❖ 含嗽液は、アズレン含嗽水にキシロカインが入った鎮痛効果のあるものに変更する。

❖ 口腔粘膜炎の疼痛コントロールとして局所管理ハイドロゲル創傷被覆・保護剤のエピシル®を使用する場合もある。

❖ 栄養サポート

　頭頸部の照射線治療では口腔粘膜炎による食事摂取不良に備えて、事前に胃瘻を造設する場合もある。院内の栄養サポートチームや栄養士との連携も必要である。

[3] 肺臓炎

　肺や縦郭、乳房、食道に対する照射の場合、照射野に肺を含むことで放射線肺臓炎の多くは照射野に一致して出現する。治療直後〜6カ月の間に出現のリスクがある。薬物療法や肺機能によっては治療中に発症するリスクが高まる。治療はステロイド療法である。感染を併発すると重症化するため、含嗽・手洗い・禁煙を徹底するよう指導する。

（ⅱ）全身性有害事象

［1］放射線宿酔

① 症状と経過

　放射線宿酔とは、放射線療法開始後の数日間に、二日酔いに似た吐き気、食欲不振、悪心・嘔吐などの消化器症状や、眩暈などが出現することがある症状である。宿酔そのもののメカニズムは詳細には明らかにされていない。1週間程度で自然に改善してくるが、長期化する場合もある。

② リスク因子

　宿酔は、全身照射や上腹部の治療および頭頸部の治療で出現しやすく、不安の強い患者にも出現しやすいといわれている。

③ 看護ケア

　宿酔は、必ず出現する症状ではないため、患者には症状があれば我慢せず伝えてもらうように説明する。対処方法があることを伝え、症状緩和に努める。また、同様の症状があったとしても、1週間以上経過してからの症状出現や、治療中盤以降の症状は別の原因のこともあるため、時期を含めたアセスメントが重要である。

④ セルフケア支援

　治療開始1週間以内の症状で、器質的な要因が他にない場合には、宿酔として対応する。吐き気や嘔吐に対しては、さっぱりとした口あたりのよいものを摂取する。脱水予防のため水分補給に努める。制吐剤を効果的に使用する。全身照射や腹部の照射では、消化管症状が強く出る可能性があるため、5-HT₃受容体遮断薬を使用することがある。

［2］骨髄抑制

① 発生機序とリスク因子

　成人の骨髄は椎体や骨盤骨、胸骨など全身に存在している。がん治療により骨髄機能に障害を受けた場合、骨髄の働きが低下し、赤血球、白血球、血小板が減少する。骨髄は細胞分裂が活発で、造血幹細胞は放射線による影響を受けやすい。末梢血液に多く存在する成熟細胞は放射線感受性が低く、局所治療である放射線療法単独では、骨髄抑制を来すことは少ない。しかし、抗がん薬の併用療法では、高い治療効果が得られる反面、骨髄抑制が強く出る可能性があるため、薬剤機序を把握したうえで全身管理を行わなければならない。

② 症状別の看護ケア

❖貧血

　赤血球の寿命は 90～120 日のため、抗がん薬により造血幹細胞が障害を受けても比較的遅れて症状が出現する。貧血症状は赤血球に含まれるヘモグロビン（Hb）量が減ると出現する。症状が治療開始から遅れて出現するため、立位になる際のふらつきや転倒に注意を促す。

❖感染

　白血球、特に好中球が減少すると感染のリスクが高くなる。骨髄抑制の時期であっても白血球数が 2,000/μL 以上であれば照射を継続するが、1,500/μL 以下になると放射線療法の継続は慎重に判断し、治療回数によっては休止や中止をすることもある。併用薬物療法中の患者では、骨髄抑制により放射線療法が休止される場合がある。検査データを注視し、再開について医師と調整を行う。また、休止期間中の心理にも配慮し、不安などに対応しながら、血液データが回復すれば、すみやかに治療を再開できるよう感染予防に努める。

(2) 放射線治療前のオリエンテーション

❖治療の目的や治療計画（照射方法・部位・回数・身体固定や不動）など説明する。
❖治療室の見学・ビデオ・パンフレットにより、イメージできるように支援し、不安を軽減する。特に、放射線療法は、患者にとって未知の体験であり不安や恐怖心を抱く患者も多いため、患者の心理的サポートも重要である。治療の安全性の説明や治療環境などの視覚化した情報を提供することで、不安の軽減に努める。
❖予想される有害事象と対策について説明する。
❖治療と照射部位のマーカーと保護について説明する。

(3) 放射線療法施行中の日常生活支援

❖マーキングは多量の発汗や長時間の入浴、石鹸を用いた洗浄や摩擦で薄くなるため、多量の発汗を伴う運動や長時間の入浴、マーキング部位の洗浄や摩擦は控えるよう指導する。

❖数カ月など長期間にわたる治療も多いため、社会的・心理的な支援も重要となる。仕事や子育てを継続しながらの放射線療法は時間調整や体調管理がより求められるため、放射線技師と可能な範囲で患者の希望に沿った予約時間の調整を行う。また、経済的・心理的な問題や精神疾患を抱える患者には、必要に応じて社会資源の情報提供や院内の MSW ・精神科などとも連携を図る。

❖治療目的と計画（照射部位や治療期間など）を把握し、総線量や時期に応じてリスクが高い有害事象に予測的に関わり、有害事象の出現の有無の観察や対処、セル

フケア支援を行う。

❖骨転移に対する緩和照射目的で疼痛が強い患者は、同一体位が治療時間中に保持できるかをアセスメントし、医師や放射線技師と協働しながら疼痛コントロールを強化することで、治療が完遂できるように支援する。

実力養成問題

1　全身麻酔下で食道再建術を受ける患者への術前オリエンテーションで適切なのはどれか。
1.「口から息を吸って鼻から吐く練習をしてください」　　　　　　　　　　（第107回国家試験）
2.「手術の直前に下剤を飲んでもらいます」
3.「手術中はコンタクトレンズをつけたままでよいです」
4.「麻酔の際は喉に呼吸用の管を入れます」

解説　全身麻酔下の手術後は呼吸筋の麻痺や気道分泌物の増加による無気肺や肺炎を起こしやすいため、腹式呼吸の練習をする。下部消化管手術においては縫合不全や感染を予防するために術前に下剤を使用することがあるが、本事例の食道を対象とした手術では使用しない。手術中は乾燥を防ぐため眼を閉じるようにテープで止めるため、コンタクトレンズを外す。全身麻酔の際は挿管と人工呼吸器による呼吸管理を行う。　　　　　　　　　　　　　　　　　　　　　　　　　　　　　　　　　　解答 4

2　Aさん（48歳、男性）は、直腸がんのため全身麻酔下で手術中、出血量が多く輸血が行われていたところ、41℃に体温が上昇し、頻脈となり、血圧が低下した。麻酔科医は下顎から頸部の筋肉の硬直を確認した。既往歴に特記すべきことはない。この状況の原因として考えられるのはどれか。
1. アナフィラキシー　　2. 悪性高熱症　　3. 菌血症　　4. 貧血　　（第105回国家試験）

解説　全身麻酔下で下顎から頸部の筋硬直とともに発熱が認められたことから、悪性高熱症である可能性が高い。アナフィラキシーでは高熱はみられない。また、菌血症により感染症や敗血症を引き起こすことがあるが、この状況の原因とは考えにくい。大量出血は生じているが、輸血が行われているため貧血状態は補正され、筋硬直などのその他の臨床症状の原因とは考えられない。　　　　　　　　　解答 2

3　食道がん術後合併症のうち早期離床で予防できるのはどれか。　　（第96回国家試験）
1. 肺 炎　　2. 乳び胸　　3. 後出血　　4. 反回神経麻痺

解説　早期離床は、呼吸運動による気道内分泌物の排出促進、立位に伴う横隔膜の下降によるガス交換の促進、運動による血流改善により創治癒促進と起立性低血圧防止、消化管運動の促進、廃用症候群の予防などに効果がある。乳び胸は胸部手術時の術操作によるリンパ管損傷により生じる合併症であり、早期離床によって予防できるものではない。　　　　　　　　　　　　　　　　　　　　　　解答 1

4　肺がんで斜切開による右上葉切除、リンパ節郭清術後 1 日。呼吸数 20/分、経皮的動脈血酸素飽和度（SpO2）90%。主気管支で痰の貯留音を聴取した。患者に促すのはどれか。　　（第 96 回国家試験）

1．胸式の深呼吸をする。　　　　　　2．口すぼめ呼吸をする。

3．創部を押さえて咳嗽する。　　　　4．浅く短い咳嗽を繰り返す。

解説　事例の SpO2 低下と痰の貯留状況から、気道浄化が効果的に行えていない状況が考えられる。肺がんの術後は切開部の創部痛により効果的に咳嗽できず、痰の貯留から無気肺を生じる可能性が高い。そのため、積極的に鎮痛剤の使用や創部を抑えて咳嗽することで疼痛を増強させることなく効果的な気道浄化を行うことができる。　　　　　　　　　　　　　　　　　　　　　　　　　　**解答 3**

5　膵臓がんで膵頭十二指腸切除術後 1 日に挿入されているチューブとその目的の組み合わせで正しいのはどれか。　　（第 97 回国家試験）

1．胃管 ——— 栄養補給　　　　　　　2．硬膜外チューブ ——— 髄圧測定

3．腹腔内ドレーン ——— 腹腔内洗浄　　4．中心静脈カテーテル ——— 中心静脈圧測定

解説　胃管を挿入するのは、栄養補給ではなく、胃からの排液や消化管の減圧が目的である。硬膜外チューブは、術後の疼痛コントロール目的で挿入されている。腹腔内ドレーンは、腹腔内からの排液を目的として挿入されている。中心静脈カテーテルは、栄養目的に加えて、術後の循環動態を把握するために中心静脈圧を測定する目的で挿入されることがある。　　　　　　　　　　　　　　　**解答 4**

6　骨髄抑制が出現するのはどれか。　　　　　　　　　　　　　　　　（第 96 回国家試験）

1．麻　薬　　　2．利尿薬　　　3．抗がん薬　　　4．インスリン製剤

解説　各薬剤使用による代表的な副作用は、麻薬による眠気や悪心・嘔吐、利尿薬による電解質異常や脱水、インスリン製剤による手の震えや発汗などである。一方、抗がん薬による代表的な有害事象は、骨髄抑制、消化管毒性などがある。　　　　　　　　　　　　　　　　　　　　　　　　**解答 3**

7　抗がん薬の副作用（有害事象）である骨髄抑制を示しているのはどれか。　　（第 104 回国家試験）

1．嘔　吐　　　　2．下　痢　　　　3．神経障害　　　　4．白血球減少

解説　骨髄抑制とは、抗がん薬によって骨髄細胞が障害を受け、正常な造血機能が抑制された状態を示す。血小板減少による出血や赤血球・ヘモグロビン減少による貧血、白血球減少による易感染が特徴的な症状である。　　　　　　　　　　　　　　　　　　　　　　　　　　　　　　　　**解答 4**

8　嘔気・嘔吐が強く出現する抗悪性腫瘍薬はどれか。　　　　　　（第 97 回国家試験）

1．シスプラチン　　　2．ブスルファン　　　3．ブレオマイシン　　　4．ビンクリスチン

解説　各薬剤により起こりやすい代表的な有害事象は、シスプラチンで嘔気・嘔吐や骨髄抑制、ブスルファンで骨髄抑制や肺線維症、ブレオマイシンで肺線維症や脱毛、ビンクリスチンで末梢神経障害や胃腸障害などがある。　　　　　　　　　　　　　　　　　　　　　　　　　　　　　　**解答 1**

9 Aさん（48歳、女性）は、子宮頸がんの手術を受けた。その後、リンパ節再発と腰椎への転移が発見され、放射線治療を受けた。現在は外来で薬物療法を受けている。がん性疼痛に対しては、硫酸モルヒネ徐放錠を内服している。Aさんへの外来看護師の対応で適切なのはどれか。

（第100回国家試験一部改変）

1. 「吐き気がしても我慢してください」　　2. 「毎日、1時間のウォーキングをしましょう」
3. 「家族に症状を訴えても心配をかけるだけです」
4. 「便秘で痛みが強くなるようなら、緩下剤で調節してください」

解説　事例は、抗がん薬と医療用麻薬の使用による悪心・嘔吐を引き起こしやすいため、我慢ではなく投薬などの適切な対応が必要である。また、抗がん薬使用に伴う骨髄抑制や倦怠感が起こる可能性があるため、過度な運動は控える、倦怠感が強い時は家族の支援を受けるなどの指導が必要である。抗がん薬と医療用麻薬による便秘傾向に加えて腰椎転移による長時間の排便姿勢保持困難から、緩下剤で調整することが望ましい。　　　　　　　　　　　　　　　　　　　　　　　　　　　　　　　解答 4

10 非小細胞肺がんで化学療法を初めて受けた患者。治療開始10日目の血液データは、赤血球300万/μL、Hb11.8 g/dL、白血球1,000/μL、血小板12万/μL、クレアチニン1.0 mg/dLであった。この時期に最も注意して観察するのはどれか。　　　　　　　　　　　　　（第98回国家試験）

1. 色素沈着　　　　2. 尿量減少　　　　3. 感染徴候　　　　4. 出血傾向

解説　色素沈着とは、抗がん薬の使用によって引き起こされる皮膚障害のひとつであるが、文中に該当する記載はない。クレアチニン値（正常値：0.6～1.1mg/dL）から、尿量減少を引き起こす腎障害は認められない。白血球（正常値：3,500～9,000μL）は大幅な低値であり、易感染状態であるため、感染徴候の観察が必要である。血小板（正常値：12～34万/μL）は正常値であるため出血傾向は認められない。

解答 3

11 抗がん薬治療中の感染予防で重要な検査項目はどれか。　　　　　　　（第95回国家試験）

1. 好塩基球　　　　2. 好中球　　　　3. 赤血球　　　　4. CRP（C反応性たんぱく）

解説　好塩基球は免疫監視や創傷の修復、好酸球はアレルギー性の炎症反応、好中球は細菌の貪食作用にそれぞれ関与している。また、CRPは炎症反応や組織の破壊により示される急性反応たんぱくのひとつである。抗がん薬治療中は、感染に対する免疫機能が維持できているかが重要となるため、好中球の機能を確認する必要がある。　　　　　　　　　　　　　　　　　　　　　　　　　　　　　　　解答 2

12 抗がん薬の静脈内注射を開始した直後に注目すべき観察項目はどれか。2つ選べ。

（第100回国家試験）

1. 頻脈　　2. 脱毛　　3. 血圧の低下　　4. 口腔粘膜炎　　5. 白血球数の減少

解説　静脈内注射を開始した直後に注意すべき症状は過敏症による症状である。そのため、頻脈、血圧低下、呼吸困難などのアナフィラキシー症状を優先して観察する必要がある。脱毛、口腔粘膜炎、白血球数の減少は数日～数週間後に発生する有害事象である。　　　　　　　　　　　　解答 1、3

13　点滴静脈内注射によって抗がん薬を投与している患者の看護で適切なのはどれか。

（第 106 回国家試験）

1. 悪心は薬で緩和する。　　　　2. 留置針は原則として手背に挿入する。

3. 血管痛がある場合は直ちに留置針を差し替える。

4. 2 回目以降の投与では過敏症の症状の確認は必要ない。

解説　抗がん薬の主な有害事象に悪心・嘔吐があるため、制吐薬で積極的に予防・対処する。抗がん薬投与時は血管外漏出の危険因子を避けるために関節付近や細く蛇行した血管は避ける。そのため、手背は不適である。抗がん薬の静脈内注射時は血管痛が生じる可能性があるが、必ずしも血管外漏出によるものではないため、優先される対応は、直ちに投与を中止し、血管痛の原因を確認することである。過敏症は 2 回目以降であっても発生する可能性があるため、投与時は必ず観察する必要がある。　　解答 1

14　64 歳の女性。下咽頭がんと診断され放射線療法を開始した。治療中の生活指導で適切なのはどれか。

（第 99 回国家試験）

1. 脱毛が起こるのであらかじめ髪を短く切る。　　2. 倦怠感が出現したら治療を休んでよい。

3. 痛みを伴う口内炎では含嗽は控える。　　4. 入浴時に照射部位をこすらない。

解説　下咽頭がんへの放射線療法は頭部に照射しないため、脱毛は起こらない。放射線療法は間隔が長くなると腫瘍細胞が再増加するため、治療に支障を来さない程度であれば休まない。放射線療法による免疫力低下のため感染予防対策として含嗽は必要であるため、口内炎があっても継続する。照射部位は日焼けしたような状態であり、こすらないよう指導することが適切である。　　解答 4

15　下咽頭がんで放射線治療を受ける入院患者への説明で正しいのはどれか。　　（第 94 回国家試験）

1.「うがいをして口の中を湿らせましょう。」　　　　2.「照射部位は石けんで洗ってください。」

3.「照射が終わるごとにマーキングを洗い流しましょう。」　4.「食事は普通食のままです。」

解説　下咽頭がんに対する放射線治療は唾液の分泌低下や味覚障害を起こす可能性が高い。そのため、唾液の分泌低下による口腔内の細菌増殖を防止するために湿潤環境を保つ必要がある。また、患者の味覚障害の状況によっては食種変更を検討する必要がある。さらに、照射部位は刺激を少なく愛護的にケアすること、治療終了までマーキングが消えないように毎日観察することが求められる。　　解答 1

16　食道がんに対する放射線治療で正しいのはどれか。　　（第 101 回国家試験）

1. 脊髄の障害は起こらない。　　　　2. 治療期間は 1 週間である。

3. 治療期間中は隔離できる個室で管理する。　　4. 化学療法と併用すると治療の効果が高まる。

解説　食道がんに対する放射線は、その多くの治療期間が 6 週間前後で、胸骨を照射範囲に含むため脊髄障害が生じることがある。永久刺入の場合や易感染性が生じた場合は隔離の必要があるが、そうでなければ個室で管理する必要はない。がん薬物療法と放射線を併用する化学放射線療法の方が、単独で行うよりも治療の効果が高い。　　解答 4

---

17 乳がんに対する乳房温存手術後の放射線治療を受ける患者への説明で正しいのはどれか。

(第 102 回国家試験)

1. 放射線肺炎のリスクがある。　　　　2. 対側の乳がんの予防が目的である。

3. 治療期間中はブラジャーの使用を避ける。　　4. 治療期間中はマーキングした部位を洗わない。

解説　乳がんに対する放射線治療は胸部に照射するため、放射線による肺炎が起こることがある。また、その目的は、乳房または胸壁、リンパ節へ残っているがん細胞を死滅させるために行うため、その照射対象は患側である。放射線治療中は皮膚炎を起こしやすいため愛護的にケアする必要はあるが、下着の着用や保清に制限はない。

解答 1

---

18 肺がんの患者に放射線治療が行われた。遅発性の反応として予測されるのはどれか。

(第 100 回国家試験)

1. 皮膚炎　　2. 肺臓炎　　3. 放射線宿酔　　4. 頭髪の脱毛

解説　皮膚炎、放射線宿酔、頭皮の脱毛は急性期の反応である。一方で肺臓炎は 1〜2 カ月後の遅発性の反応である。

解答 2

---

19 放射線療法について正しいのはどれか。

(第 106 回国家試験)

1. Gy は吸収線量を表す。　　　　2. 主に非電離放射線を用いる。

3. 電子線は生体の深部まで到達する。　　4. 多門照射によって正常組織への線量が増加する。

解説　人など物体に、放射線によって与えられたエネルギーを表すのが Gy（グレイ）で、医療では被治療者の臓器吸収線量の単位などに用いられる。非電離放射線は、音波、可視光線、マイクロ波などのことで、放射線療法では、X 線や γ 線など電離放射線を主に用いる。電子線は、物質に入射した場合、そのエネルギーにより到達距離が決まっている。その距離以上の深部には到達しないので、電子線は表在性の病巣や術中照射に使用される。多門照射とは、深部病巣に対して多方向から放射線を集中させる照射法で、正常組織への線量を減少させ、その影響を最小限に留めることを目的としている。　　解答 1

---

20 放射線治療による放射線宿酔について正しいのはどれか。

(第 104 回国家試験)

1. 晩期合併症である。　　　　2. 食欲不振が出現する。

3. 皮膚の発赤が特徴的である。　　4. 症状は 1 カ月程度持続する。

解説　放射線宿酔症状は急性期の症状である。食欲不振や吐き気、全身倦怠感、めまいなどの症状が出現する。皮膚の発赤は放射線皮膚炎で生じる。

解答 2

---

21 放射線被曝後、新たな発症について長期の観察が必要な障害はどれか。　　(第 102 回国家試験)

1. 胃　炎　　2. 食道炎　　3. 甲状腺がん　　4. 高尿酸血症　　5. 皮膚のびらん

解説　放射線被曝後は、早発性障害として、悪心、嘔吐、全身倦怠、下痢、造血機能障害、皮膚障害などの急性放射線症候群が生じる。晩発性障害としては、がん、白血病、白内障、老化促進などが生じる。解答 3

引用参考文献

第 1 節

1) https://www.innervision.co.jp/sp/report/usual/20180606

2) がん診療連携拠点病院等 院内がん登録 2019 年全国集計報告書. 国立がん研究センター・がん対策情報センター.
https://ganjoho.jp/data/reg_stat/statistics/brochure/2019_report.pdf [2021.5.4]

3) 大藤純：術後肺合併症を予防する周術期呼吸管理. 日本集中治療医学会雑誌. 2018 –jstage.jst.go.jp

4) がん看護コアカリキュラム日本版 2017
https：//www.innervision.co.jp/sp/report/usual/20180606　2019 年 12 月 30 日参照

5) 周術期禁煙ガイドライン：日本麻酔科学会
https://anesth.or.jp/files/pdf/20150409-1guidelin.pdf

6) 小嶋一幸、山口悟、森田信司ら、胃がん、大腸がんの最新の外科治療の現況. Dokkyo Jornal of Medical Sciences 46(3):125～132, 2019

7) 馬場秀夫，赤木由人，猪股雅史編：わかりやすい外科学. 文光堂. 2017.

8) 日本がん治療認定医機構教育委員会編集：がん治療認定医教育セミナーテキスト第 11 版. 2017.

第 2 節

1) ⑦国立がんセンター中央病院看護部編：がん化学療法看護スキルアップテキスト. 南江堂. 2009

2) ⑫日本臨床腫瘍学会編：がん免疫療法ガイドライン第 2 版. 金原出版. 2019

3) 国立がん研究センター　内科レジデント編：がん診療レジデントマニュアル p.27　第 8 版 医学書院、2019

4) 勝俣範之、足利幸乃、菅野かおり編：がん治療薬まるわかり BOOK. 照林社. 2016

5) 大井一弥編著：スタートアップがん薬物治療　抗がん薬の薬理と患者ケア. 講談社. 2013

6) 佐々木常雄監修：がん薬物療法看護ベストプラクティス. 照林社. 2020

7) 佐々木常雄監修：がん薬物療法ベストプラクティス. 照林社. 2020.

8) 濱口恵子.本山清美編：がん化学療法ケアガイド第 3 版. 中山書店. 2020

9) 日本臨床腫瘍学会編：入門　腫瘍内科学　改訂第 3 版. 南江堂. 2020

第 3 節

1) 日本放射線腫瘍学会編. 放射線治療計画ガイドライン 2020 年版(第 5 版). 金原出版：2020

2) 日本放射線腫瘍学会. やさしくわかる放射線治療学. 秀潤社：2018

3) 祖父江由紀子. がん放射線療法ケアガイド　第 3 版. 中山書店：2019

4) 大西和子. がん看護学. ヌーヴェルヒロカワ：2018

がんの診断から
治療プロセスへ

第3章

1 がんの告知とインフォームド・コンセント

　身体症状の異常に気づき外来受診すると、必要な検査を実施した結果について医師から説明される。がんと診断された場合、がんが告知される。今や、最初のがん診断結果は患者本人に知らされるのが一般的になったが、現在に至るまでの経緯と告知の在り方について振り返る。

1.1 告知論争

　1989 年、厚生省の「末期医療に関するケアのあり方検討会」は、「一律に知らせるのは適当ではないが、告知には有益な点も多いので、一層、積極的に取り組むべき」と明記し、告知への姿勢を転換した。それまでは、「患者が不安を強める」「ショックを受ける」という告知に対する危険性を考慮することの方が一般的であった。例えば、術前の説明では、家族に真実を伝える一方、患者本人には「腫瘍が悪性化しないように手術で摘出しましょう。」と説明していた。ただし、早期胃がんや早期乳がんなどにおいては、患者の理解と意欲をもって積極的に治癒を目指すことから告知することが多かった。しかし、告知に対し患者の不安やショックは当然の反応であり、その患者や家族にどのように真実を伝えるか、医療者側の意識や態度が影響し、個別の状況は異なると考えられた。そして、厚生科学研究プライマリ・ケアにおけるがん末期医療のケアのあり方研究班の報告 (1989)[1] により、がんの告知において「1. 患者・家族の受容能力、2. 告知の目的の明確さ、3. 医師およびその他の医療従事者と患者・家族の信頼関係、4. 告知後の患者の精神的な面でのアフターケア体制」が必要とされた。

　1990 年頃のがん告知率は、各々調査方法は異なるが、16%（鈴木，他 1990）、14%（Uchitomi Y, et al, 1995）、28.6%（厚生省，1995）という報告がある。その後、告知率は、65.7%（松島他，2006）、73.5%（松島他，2012）と増えていく。2016 年、国立がんセンターが全国 778 施設を対象に「院内がん登録全国集計」[2] を実施し、初めてがんの告知率が全国的に集計された結果、告知率は 94% に達していることが明らかになった。まさに平成の 30 年間において、がん告知は大きく様変わりし一般的になったといえる。そして、2018 年がん対策推進基本計画（第 3 期）は、全体目標を「がん患者を含めた国民が、がんを知り、がんの克服を目指す」と発表した。

　患者の知る権利、自分のことは自分で決めるという自己決定権[3] は人間の基本的

人権であり、尊厳であるという認識を患者と医療者の双方が共通にもつことが重要であり、そのうえで、患者の理解を助け、自己決定過程を支援する技術や態度が医療者に求められるのである。患者の人生であり、十分な情報を得たうえで患者自身が意思決定することを支えることが大切である。

1.2 インフォームド・コンセント

　がん告知の経緯には、インフォームド・コンセントの国際的なムーブメントがあり、その歴史は「ニュールンベルグ綱領（1947年）」に始まる[4]。第二次世界大戦中のナチスによる人体実験を裁いたニュールンベルグ裁判は、人を対象とする実験的医療における被験者の絶対的な同意を不可欠とした。さらに第18回世界医師会総会の「ヘルシンキ宣言（1964年）」では、人を対象とする臨床試験の倫理基準を確立した。1960年代、消費者運動が活発になっていくアメリカ合衆国において、インフォームド・コンセントの法制化が進み、医療現場にその概念が浸透するようになった。

　わが国においては、1984年、弁護士が中心となって起草された「患者の権利宣言（案）」に端を発し、1989年、「患者サービスのあり方に関する懇談会」報告によりインフォームド・コンセントの考え方が強調された。その後も検討会[5]を重ね、1997年には第3次医療法改正により、医療法第1条の4第2項「医師、歯科医師、薬剤師、看護師その他の医療の担い手は、医療を提供するにあたり適切な説明を行い、医療を受ける者の理解を得るように努めなければならない」[6]と規定されてインフォームド・コンセントは法的義務となった。

1.3 がん告知のあり方

　村上[7]は告知を医療技術として提唱し、患者家族と医療職のためのガイドブックを著している。告知の必要、告知の条件、誰が告知するか、段階的告知、告知の時期や場所、告知後のケアについて、分かり易く丁寧に説明している。当初、告知に関わる医師や看護師の手引きとなって活用された。医師にお任せの医療から患者の自己決定を尊重する医療へと進展するなか、「悪い知らせを伝える10ステップアプローチ（表3.1）」[8]や「SPIKES－6段階のアプローチ（表3.2）」[9]が紹介され、臨床において検証されるようになった。

表3.1　悪いニュースを伝える
　　　　　10ステップ[8]

1. 準備
2. 何を知っているか
3. さらに情報を欲しがっているか
4. 否認することを許す
5. 警告を発する
6. 説明（求められた場合）
7. 心配事を引き出す
8. 感情の表出
9. まとめと計画
10. いつでも相談にのることを伝える

表3.2　SPIKES 6 ステッププロトコール[9]

```
1. S etting up the interview
    面談の設定
2. P assessing the patient's perception
    患者の病気に対する理解をアセスメントする
3. I obtaining the patient's invitation
    患者がどの程度知りたいのかを理解する
4. K giving knowledge and information to the patient
    患者に知識や情報を提供する
5. E addressing the patient's emotion with empathic responses
    緒的反応としての患者の感情に向き合う
6. S strategy and Summary
    計画を立てまとめをする
```

　がんの診断は、がん細胞の増殖・浸潤・転移という病理の特性から放っておけば死に至り、自身の人生設計に大きく影響し将来の見通しにおいて理想や期待と現実とのギャップは大きくなり、その人にとって「悪いニュース」を意味する[10]。その現実に向き合うのはつらいことであるが、避けがたいことでもある。がんが告知されない場合、適切な治療法の選択が困難になり、患者の症状に対する不安を増強して疑心暗鬼となって患者は孤立する。

　しかし、「悪いニュース」を伝えることは難しく、危険な仕事であり、伝え方によっては受け手の心に傷を残す。機械的にストレートに誰にも同じように画一的に話すということがないように、慎重に話を始める。患者や家族の反応を受け止め感情に配慮することで、患者が診断内容を理解し、治療選択や治療時期の調整など患者・家族の都合にあわせて考慮できるように支援することが必要である。欧米の研究では、タイムリーかつ配慮に満ちたマナーで詳しい説明を受けた患者と家族は、① より積極的に意志決定に参加できる、② 医療チームへの信頼が高まる、③ 満足度、コーピングが改善する、④ 診断および治療の詳細について率直に話し合うことが患者にとって望ましい結果となるなど[10]、報告されている。

　わが国では内富ら（2007）[11]による SHARE の方法が提唱されている。コミュニケーションについて患者が望むことは、S：Supportive environment－（支持的な場の設定）、H：How to deliver the bad news－（悪い知らせの伝え方）、A：Additional information－（付加的な情報）、RE：Reassurance and Emotional support－（情緒的サポート）であり、それらの頭文字をとって SHARE と表した。

2 がん告知後の意思決定支援

2.1 がん告知による患者の心理反応

　人は「がん」と告知されたとき、どのように反応するだろうか。多くの人は「死」を意識し、がんの進行度や治療の可能性、自分の生活への影響や人生設計の修正に思いをめぐらせ、家族のこと、仕事のことを考えて不安に襲われるだろう。精神科医のキューブラー・ロス[12]は、1969年、アメリカでも死を語ることがタブーであった頃に、患者との対話により死に逝く心理過程について、否認・怒り・取り引き・抑うつ・受容の5段階を明らかにし「ON DEATH AND DYING」を著した。「そんなはずがない」と否認し、「どうして私が」と怒り、「神や仏に対し行いを改めるから」と取り引きし、「憂うつに虚無」を感じて抑うつになるが、やがて、その事態を受け入れて受容する。その段階を行ったり戻ったりと、必ずしも直ぐには受容に至らないが、「・・・患者は最後の瞬間まで何らかのかたちで希望をもち続けていた・・・」とキューブラー・ロスは述べている。

　内富ら[13]は、がん患者の心理的反応について図3.1のように提示している。がん告知を受けた最初の反応は衝撃、絶望感や怒りが生じ、多くの人が告知を受け入れるまでに睡眠障害や食欲不振、抑うつ、焦燥といった症状が認められ、日常生活に支障を来す場合もある。通常、2週間ほどで改善し、情報を得ながら現実に対処し適応していく。しかし、不安で眠れない状態が長引き、仕事ができずに家に引きこもるなど適応障害（10〜30%）やうつ状態（3〜10%）になる場合もある。

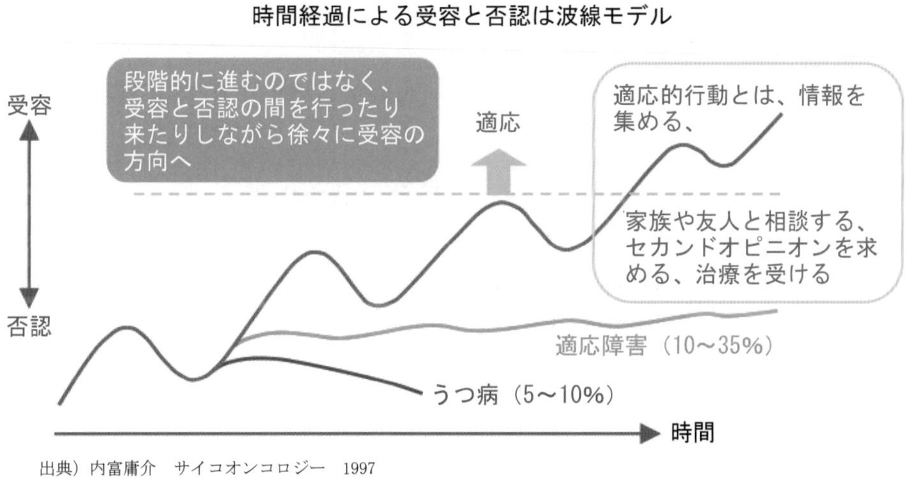

時間経過による受容と否認は波線モデル

出典）内富庸介　サイコオンコロジー　1997

図3.1　がん患者の心理的反応

　また、がん診断と自殺および他の外因死との関連[14]から、がん診断から 1 年以内は自殺リスクが高いことが報告されている（図 3.2）。がんの告知率は高まり一般的になっている現状にあるが、患者と家族の心理的負担はきわめて大きく、十分な配慮を必要とする。特に家族や友人などの人的資源の乏しい患者の場合、相談できず孤立して不適応を起こしやすい。担当医師はがん告知の状況から必要に応じて精神腫瘍医・がん相談などへの依頼も考慮しなくてはならない。

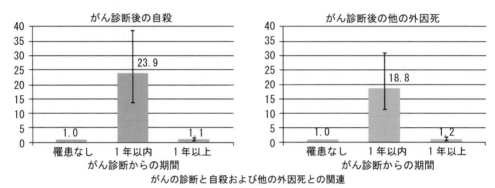

がんの診断と自殺および他の外因死との関連
「多目的コホート研究（JPHC 研究）」からの成果報告—（Psycho-Oncology　2014 年 4 月　WEB 先行公開）

図 3.2　がん診断からの期間別の多変量調整相対リスク

2.2 がん告知後の意思決定支援

　季羽[15]は、国内におけるがん告知率がまだ低かった時期に、「告知とは truth telling であり、継続的なプロセスであって、一度話したらそれで終わりというのではなく、患者と関わり続けることが告知である。」と述べている。そして、アメリカで開発された告知を受けたがん患者への援助プログラム［I Can Cope］を日本に紹介した。［I Can Cope］プログラムは、がんとともに生きていくために必要な知識や技術を学ぶための一連の学習会であり、その実践例がいくつかの病院外来において実現した。がんとの共生を支える活動は、その後、病院外来部門における相談センターなどの取り組みや緩和デイケア・がん患者サロン[16]の開設によって、がん患者や家族、がんサバイバーに広く浸透していく。

2.3 がん告知に関わる看護師の役割

　現在、一般化されているがん告知の多くは、病院の外来における診療場面で医師から実施されていることが多い。入院期間は短縮され、外来部門で対応することが増えている。がんと診断されたとき、患者のニーズは切実であり、この最初の診断からの関わりがきわめて重要である。診断を告知する外来の診療場面に看護師が同席し、医師からの説明を一緒に聞いて、状況を理解している看護師が患者・家族と

対面して話をゆっくり聴くことは、患者・家族にとって大きな安心になり、じかに患者支援につながると考えられる。近年、がん看護専門看護師やがん看護領域の認定看護師などのリーダーシップを生かして外来看護の機能を拡充している[17]。人的資源も揃え外来がん看護面談を開設する病院も徐々に増えている。『外来がん看護面談』[18] については、面談を担当する看護師のために、面談の進行・対応・継続について構造化を進め図 3.3 のように提示した報告がある。面談では、先ず患者・家族の感情を整理しつつ情報を提供する。国立がん研究センターがん対策情報センターが発刊した「がんになったら手にとるガイド」[19] を使用し、がんと折り合うことができるように導く。看護師は患者に真摯に向き合い、患者の意向を汲み取りながら聴き取り、患者の置かれている状況を理解しつつ気持ちを受け止め、その思いを患者に返す。揺れる患者の心にじっくり付き合い、焦らず粘り強く継続的に関わる。患者らしさを支え、患者なりの対処法や自分でできるというコントロール感をもてるように生活について具体的に話題にする。コミュニケーション・スキルを効果的に用い、「面談振り返り」シートに記入して面談経験を重ね効果的な面談を実現する。患者は仕事や日常生活を送るなかで通院し、治療手段や療養の場を選択しなければならない。人生の最終段階まで地域社会のなかで自分らしく生活できるように、患者と家族の QOL を高める支援が求められている。

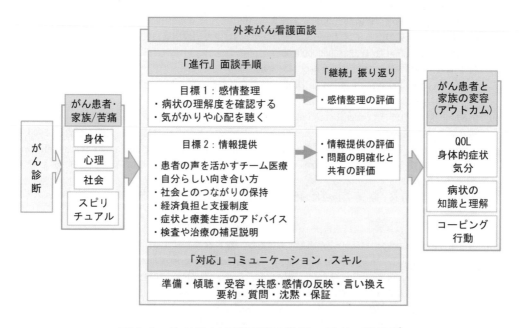

図 3.3　外来がん看護面談の進行・対応・継続 [18]

実力養成問題

1　がんの告知を受けた患者の態度と防衛機制の組み合わせで正しいのはどれか。

1. がんのことは考えないようにする−−投射　　　　2. がんになったのは家族のせいだという−−抑圧

3. 親ががんで亡くなったので自分も同じだと話す−−代償

4. 通院日に来院せず、家でゲームをしていたと話す−−逃避

解説　この出題は精神保健分野の問題である。**防衛機制**とは、受け入れがたい状況や潜在的な危険な状況にさらされたときに、それによる不安を軽減しようとする無意識的な心理的メカニズムである。**投射（投影）**は、自分の内面にある受け入れがたい感情や欲動を自分のものとして認めず、他者のなかにそれをみつけて不安を解消することであり、2の説明が投射である。抑圧は、実現困難な欲求や苦痛な体験などを無意識のうちに封じ込め忘れようとすることであり、1の説明が抑圧に近い。**代償**とは、欲求を本来のものとは別の対象に置き換えて充足することである。**逃避**とは文字通り、現実の困難な状況から逃げることであり、患者の態度と一致している。　　　　　　　　　　　　　　　　　　　解答　4

引用参考文献

1) プライマリ・ケアにおけるがん末期医療のケアの在り方研究班編：がん末期医療に関するケアのマニュアル. 厚生省；日本医師会, 1989.

2) がん診療連携拠点病院等院内がん登録 2016 年全国集計報告書公表
URL：https://www.ncc.go.jp/jp/information/pr_release/2018/0912_02/index.html 20210517 引用

3) 木村利人：自分のいのちは自分で決める. 集英社. 2000.

4) 星野一正：医の倫理＜岩波新書 201＞. 岩波書店. 1991

5) 柳田邦男編：元気の出るインフォームド・コンセント. 中央法規出版. 1996.

6) https://hourei.net/law/323AC0000000205

7) 村上國男：病名告知と QOL. メジカルフレンド社. 1990.

8) Kaye, P. (1996) Breaking bad news. 柿川房子. 佐藤英俊訳：悪い知らせを伝える：10 ステップアプローチ. がん看護 3(2)130-135. 1998.

9) Hind. R. K. C. (1997) Communication skills in medicine. 岡安大仁監訳, 高野和也訳：いかに "深刻な診断" を伝えるか：誠実なインフォームド・コンセントのために. pp. 115-128. 人間と歴史社. 2000.

10) Radziewicz,R.,Bail,W.F.(2001) Communication skills: breaking bad news in the clinical setting, 福井小紀子訳：コミュニケーションスキル. 臨床の現場で悪い知らせを伝える. がん看護 7(6)515-520.2002.

11) 内富康介. 藤森麻衣子編：がん医療におけるコミュニケーションスキル：悪い知らせをどう伝えるか、医学書院. 2007.

12) キューブラー・ロス著：川口正吉訳：死ぬ瞬間. p290. 読売新聞社. 1971

13) 内富庸介編：サイコオンコロジー がん医療における心の医学. 診療新社.1997. 図 1 がん患者の心理的反応

14) Yamauchi T, et al: Death by suicide and other externally caused injuries following a cancer diagnosis: the Japan Public Health Center-based Prospective Study. Psycho-Oncology 2014;23(9)1034-41.

15) 季羽倭文子：がん告知以後. 岩波新書. 1993.

16) 阿部まゆみ. 安藤詳子編：がんサバイバーを支える緩和デイケア・サロン. 青海社. 2015.

17) 川崎優子：看護者が行う意思決定支援の技法. 医学書院, 2017.

18) 安藤詳子. 光行多佳子. 堀涼恵. 他：外来がん看護面談における方略. BIO Clinica. 32(13)58-61. 2017.

19) 独立行政法人 国立がん研究センターがん対策情報センター. 患者必携がんになったら手にとるガイド普及新版. 学研メディカル秀潤社, 2013. http://ganjoho.jp/public/qa_links/hikkei/hikkei01.html

がん性疼痛と緩和ケア

第4章

1 緩和ケア

1.1 緩和ケアの定義

　2002年、WHO（世界保健機関）は、緩和ケアについて「緩和ケアとは、生命を脅かす病に関連する問題に直面している患者のQOLを、痛みやその他の身体的、心理社会的、スピリチュアルな問題を早期に見出し、的確に評価を行い対応することで、苦痛を予防し和らげることを通して向上させるアプローチである。」と定義した[1]。その以前、1990年、WHOによる最初の定義では、緩和ケアの対象について、「治癒を目指した治療が有効でなくなった患者」としていた。しかし、2002年の改訂により、治療手段がなくなった後のケアではないことが明記された。そして、診断早期からの緩和ケアの実践の重要性が強調された（図4.1）。

> Palliative care is an approach that improves the quality of life of patients and their families facing the problem associated with life-threatening illness, through the prevention and relief of suffering by means of early identification and impeccable assessment and treatment of pain and othe problems, physical, psychosocial and spiritual.　(WHO 2002)[2]

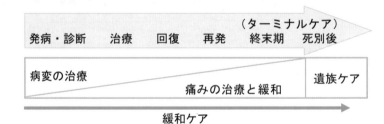

図4.1　病気の経過と緩和ケアの提供

1.2 緩和ケアの歴史

(1) ホスピスの源流

　緩和ケアの歴史は、近代ホスピスの動きが源になっている[1]。それは、1815年、メアリー・エイケンヘッド（Mary Aikenhead. 1787〜1858）がシスターズ・オブ・チャリティ（慈善修道尼会）をアイルランドのダブリンに設立したことに遡る[3]。そして、1879年、そのシスターたちが末期患者の収容施設として最初の「アワー・レディス・オスピス」を設立した。

(2) 現代ホスピス

　現代ホスピスの母といわれるシシリー・ソンダース（Cicely Sauders. 1918〜2005）[4]は、最初、看護師としてがん患者のベッドサイドでケアを経験し、ソーシャルワー

カーを経て、38 歳で医師の資格を取得し、本格的にがん性疼痛緩和に取り組んでいる。1967 年、ロンドン郊外にセント・クリストファー・ホスピスを設立し、がんの痛みから患者を解放し QOL 向上を目指す運動が全世界に展開されていくことになる。

(3) 緩和ケアの始まりから現代へ

緩和ケアは、1970 年代からカナダで提唱された考え方で、モントリオール・ロイヤル・ビクトリア病院（カナダ）に緩和ケア病棟 Palliative Care Unit が開設された[1]。ホスピスケアの考え方を基盤に人の死に向かう過程に焦点をあて、世界中に緩和ケアの考え方が広がるなかで WHO がその概念を定式化した。

わが国においても、1981 年、日本初のホスピスが聖隷三方原病院に開設された。この年、がんは日本における死因の第 1 位となる。がん罹患者は増え、緩和ケアのニーズは高まるなか、献身的に緩和ケア病棟を開設した人々の努力により 5 施設まで増えていった。1990 年、緩和ケアが医療保険の診療項目として正式に制度化され、「緩和ケア病棟入院料」が定額となる。そして、定額でもサービスの質が低下しないように、ホスピス緩和ケアの質の向上および啓発、普及を目的に、1991 年 5 月「全国ホスピス・緩和ケア病棟連絡協議会」が設立され、本格的な実践の時代に入った。わが国における緩和ケア実践の根幹はこの時期から蓄積されてきたといえる。緩和ケア病棟入院料が 1990 年に新設されてから、診療報酬が徐々に増加するとともに緩和ケア病棟数も増加し、2020 年 1 月時点で、439 病棟（8,985 床）となっている[5]。

また、ホスピス緩和ケアが病院のみならず在宅医療として地域で提供されるようになってきたことなどの理由から、「全国ホスピス・緩和ケア病棟連絡協議会」の名称は、「日本ホスピス緩和ケア協会」[6] と改称され今日に至っている。

病院で活動する緩和ケアチームについては、2002 年 7 月に、健康保険で緩和ケア診療加算が認められ、施設数は 2020 年 1 月時点で 419 施設になった[5]。緩和ケアチームの構成員は、身体担当の医師、精神担当の医師、看護師、薬剤師などからなり、依頼内容は疼痛コントロールに加え、疼痛以外の身体症状にも及んでいる。また、診断から初期治療、がん治療中、積極的がん治療終了後のあらゆる時期における相談依頼がある。

政策として 1984、1994、2004 年にがん診療に対する戦略が展開された。2006 年に制定された「がん対策基本法」は、「がん患者を含む国民が、がんを知り、がんと向き合い、がんに負けることのない社会」の実現をめざし、「がんによる死亡者の減少」、「すべてのがん患者およびその家族の苦痛の軽減ならびに療養生活の質の維持向上」を全体目標として、県がん診療連携拠点病院・地域がん診療連携拠点病院が二次医療圏に 1 箇所を目安に設置され、本格的な対策が推進されている（表 4.1）。

表 4.1　ホスピスの潮流から緩和ケアへ

近代ホスピス

1815 年　メアリー・エイケンヘッドがシスターズ・オブ・チャリティ設立（アイルランド、ダブリン）

1879 年　アワー・レディス・オスピス設立（アイルランド）

1905 年　セント・ジョセフ・ホスピス設立（ロンドン）

現代ホスピス

1958 年　シシリー・ソンダースは医師免許を取得し、モルヒネの定期経口投与について研究

1967 年　シシリー・ソンダース（1918〜2005）、セント・クリストファー・ホスピス設立（ロンドン郊外）

緩和ケアの始まりから現代へ

1975 年　モントリオール・ロイヤル・ビクトリア病院（カナダ）に緩和ケア病棟 Palliative Care Unit 開設

1977 年　わが国に初めてホスピスが朝日新聞（7/13 夕刊/東京版）に紹介される「日本死の臨床研究会」発足

1981 年　わが国初のホスピス開設　聖隷三方原病院（浜松市）院内独立型ホスピス 日本の死因 1 位がん

1984 年　「対がん 10 カ年総合戦略」・・・がん本体の解明のスタート

1990 年　WHO による緩和ケアの最初の定義

1990 年　緩和ケアが医療保険の診療項目として正式に制度化「緩和ケア病棟入院料」定額

1991 年　「全国ホスピス・緩和ケア病棟連絡協議会」設立

1994 年　「がん克服新 10 カ年戦略」・・・がん予防　がん研究　スタート

2002 年　WHO　緩和ケアの新しい定義　/「緩和ケア診療加算」

2004 年　「第 3 次対がん 10 カ年総合戦略」・・がんの罹患率と死亡率の激減を目指す

2006 年　「がん対策基本法」制定

2007 年　「がん対策基本法」7 月施行「がん対策推進基本計画」5 カ年計画

2012 年　「第 2 次がん対策推進基本計画」5 カ年計画

2017 年　「第 3 次がん対策推進基本計画」6 カ年計画

1.3　トータルペイン

　現代ホスピスの母ともいわれるシシリー・ソンダースは、がん患者の苦痛について、身体的苦痛、精神的苦痛、社会的苦痛、スピリチュアルな苦痛という全人的苦痛、すなわちトータルペインとして統合的に捉えて関わる必要性を提唱した（図 4.2）。

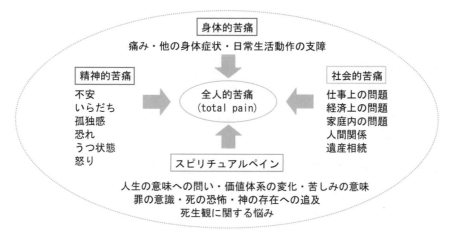

出典）淀川キリスト教病院ホスピス編「緩和ケアマニュアル 第5版 p.39 最新医学社 2007

図 4.2　全人的苦痛（トータルペイン）

2 がん性疼痛

2.1 痛みの定義

　国際疼痛学会（International Association for the Study of Pain：IASP）[1]は、2020 年 7 月、「痛みとは、実際の組織損傷もしくは組織損傷が起こり得る状態に付随する、あるいはそれに似た、感覚かつ情動の不快な体験である。」と 41 年ぶりに定義を改定し、組織損傷がなくとも起こり得る痛みの存在を明確にした。痛みは個人的な体験であり、体験している人の訴えを聴くことから始まる。痛みはがん患者を非常に苦しめ、最期までその人らしく生きるためには、痛みから解放されることが重要である。

　痛みを取り除くための治療法の基本となるのが、WHO（世界保健機関）の「がん疼痛治療法」であり、全世界に普及することを目的として、1986 年に第 1 版、1996 年に第 2 版が出版された。そして、2018 年、WHO の「がん疼痛治療ガイドライン」が改訂された。日本緩和医療学会は「がん疼痛の薬物療法に関するガイドライン 2020年版」[2]の改定版を発表している。また、雑誌「緩和ケア」に特集「WHO がん疼痛ガイドライン大きく改訂」[3]が取り上げられた。本章においては、主にこの 2 文献を引用することにより、WHO の 2018 年改訂による変更点を踏まえた内容で記述している。

2.2 痛みのメカニズム（図 4.3）

　痛みは、化学侵害刺激などが発生し発痛物質が産生されて、1 次ニューロン（末梢神経）、2 次ニューロン（脊髄上行路）、3 次ニューロン（視床・大脳）へ伝導していく[4]。

(1) 1次ニューロン（末梢性伝導路）

　腫瘍細胞の浸潤により組織が損傷されると、プロスタグランディン（PG）など種々の化学伝達物質が産生され、損傷組織に放出される。PGは血流増加作用や、血管透過性の亢進、白血球の浸潤増加などにより炎症を起こし、末梢の自由神経終末を刺激する。その刺激でブラジキニンなどの発痛物質が産生されて痛みの感受性を高め、末梢神経の侵害受容線維（Aδ線維・C線維）を通り脊髄後角に伝わる。

(2) 2次ニューロン（脊髄上行路）

　脊髄に刺激が伝わると、神経線維は興奮性アミノ酸を放出し、脊髄の第2ニューロンが興奮して、刺激が上行に伝導する。上行路は2種類あり、新脊髄視床路は有髄線維のAδ線維が主体に含まれ速く鋭い痛みを伝導し、古脊髄視床路は無髄線維のC線維が主体に含まれ遅く鈍い痛みを伝導する。

(3) 3次ニューロン（視床・大脳）

　新脊髄視床路は、視床で大脳皮質中心後回の体性感覚野に伝わり、痛みを感じ痛みの部位を認識する。古脊髄視床路は、視床髄板内核に到達し大脳辺縁系や基底核に伝導され、不安や苦悩などの感情反応や反射的な運動を引き起こす。

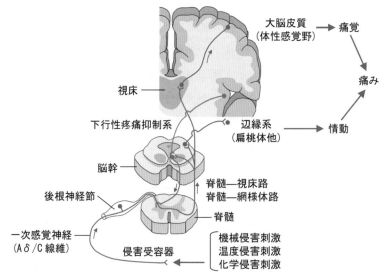

出典）田上恵太、中川貴之「がん疼痛、専門家をめざす人のための緩和医療学（日本緩和医療学会編）、改訂第2版」p.66,南江堂　2019

図4.3　痛みの伝達経路と下行性疼痛抑制系

2.3 痛みの神経生理学的分類

　痛みは、侵害受容性疼痛と神経障害性疼痛に分類され、がん患者における頻度としては、体性痛（71%）、神経障害性疼痛（39%）、内臓痛（34%）と報告されているが、これらの病態は混在していること多い[2]（表4.2）。

(1) 侵害受容性疼痛 (nociceptive pain)

侵害受容性疼痛とは、身体内外から切傷や打撲などの機械的刺激、炎症などの侵害刺激が加わって生じる痛みである。侵害刺激による組織細胞の破壊や損傷は炎症や虚血を引き起こし、発痛物質を産生し、侵害受容線維が興奮して痛みを大脳に伝導する。侵害受容性疼痛は内臓痛と体性痛に分類される。NSAIDやオピオイドが有効である。

1) 内臓痛 (visceral pain)

内臓痛は内臓求心線維を経由して伝達される。肝がんや膵臓がんに代表的で、腹膜や胸膜への浸潤などにより生じ、鈍痛で、持続的な場合が多く、圧痛や放散痛もみられ、患者が体位変換時に鋭い痛みになることがある。

2) 体性痛 (somatic pain)

体性痛は体性求心線維を経由して中枢へ伝達される。皮膚や体表の粘膜、骨格筋、靭帯、骨膜などに分布する神経が関与する。がん性疼痛のなかで最も多くみられるのは、腫瘍が骨に浸潤した部位に起こる。持続的な圧痛が特徴で、運動によって痛みが増強する。動きに伴う痛みが日々増悪する場合は、病的骨折を疑う。

表4.2　痛みの病態による分類

分類	侵害受容性疼痛		神経障害性疼痛
	体性痛	内臓痛	
障害部位	皮膚、骨、関節、筋肉、結合組織などの体性組織	食道、小腸、大腸などの管腔臓器 肝臓、腎臓などの被膜をもつ固形臓器	末梢神経、脊髄神経、視床、大脳(痛みの伝達路)
侵害刺激	切る、刺す、叩くなどの機械的刺激	管腔臓器の内圧上昇 臓器被膜の急激な伸展 臓器局所および周囲の炎症	神経の圧迫、断裂
例	骨転移に伴う骨破壊 体性組織の創傷 筋膜や筋骨格の炎症	がん浸潤による食道、大腸などの通過障害 肝臓の腫瘍破裂など急激な被膜伸展	がんの神経根や神経叢といった末梢神経浸潤 脊椎転移の硬膜外浸潤、脊髄圧迫 がん薬物療法・放射線治療による神経障害
痛みの特徴	うずくような、鋭い、拍動するような痛み 局在が明瞭な持続痛が体動に伴って悪化する	深く絞られるような、押されるような痛み 局在が不明瞭	障害神経支配領域のしびれ感を伴う痛み 電気が走るような痛み
鎮痛薬の効果	非オピオイド鎮痛薬、オピオイドが有効 廃用による痛みへの効果は限定的	非オピオイド鎮痛薬、オピオイドが有効だが、消化管の通過障害による痛みへの効果は限定的	鎮痛薬の効果が乏しいときには、鎮痛補助薬の併用が効果的な場合がある

出典) 日本緩和医療学会編集「がん疼痛の薬物療法に関するガイドライン2020年版」p.23　表1　金原出版　2021

(2) 神経障害性疼痛 (neuropathic pain)

　神経の圧迫や障害により神経が破壊されたり、感覚過敏や異常感覚が起こり、灼熱痛や刺すような鋭い痛みが、神経の支配領域に一致して、表在性に放散する。直腸がんや子宮がんの骨盤内再発などが代表例である。アロディニア（異痛症）という衣服が触れるような軽微な触刺激で敏感に感じる痛みが含まれ、対処が難しい場合がある。オピオイドに反応しにくい痛みであり、鎮痛補助薬の適切な使用が重要である。

2.4 痛みの評価法

　痛みの治療を適正に行うには、痛みを正確に評価することが必須となる。しかし、個人的な体験である痛みを他者が理解するのは甚だ困難である。正に痛みを体験しているその人の置かれている状況を理解し、十分に聴きとる必要がある。その際の「痛み緩和のための患者への説明」について例（参照1）を示した。痛みの強さを評価するには以下のようなツールがある[2]（図4.4）。

(1) 痛みのアセスメントツール

1) Numerical Rating Scale (NRS) 数値的

　痛みが「全くない」の0から「最大」の10まで11段階で、患者自身が評価するもので、成人の患者に頻繁に用いられ、国際的に最も推奨されているツールである。患者は体験している痛みを数字に置き換えることを求められる。その際に、看護師が患者に分かりやすく説明し、痛みをより適正にアセスメントして円滑な痛み治療につなげること大切である。

2) Visual Analogue Scale (VAS) 視覚的

　100mmの線の左端を「痛みなし」とし右端を「最悪の痛み」として、患者がどの程度痛みがあるか印をつけるもので、0〜100mmの間で数量化される。

3) Verbal Rating Scale (VRS)

　痛みの強さを表す言葉を順に並べて、例えば「痛みなし・少し痛い・痛い・かなり痛い・耐えられないくらい痛い」について、現在の痛みを表している言葉を選んでもらうツールである。

4) Faces Pain Scale (FPS)

　現在の痛みに一番合う顔を選んでもらうツールで、3歳以上の小児の痛みの自己評価において有用性が報告されている。

Numerical Rating Scale (NRS)

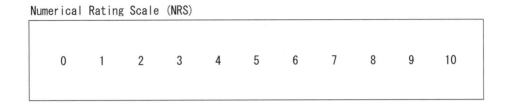

Visual Analogue Scale (VAS)

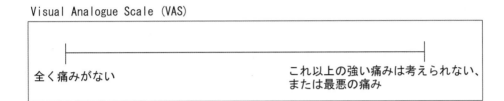

全く痛みがない   これ以上の強い痛みは考えられない、または最悪の痛み

Verbal Rating Scale (VRS)

痛みなし   少し痛い   痛い   かなり痛い   耐えられないくらい痛い

Faces Pain Scale (FPS)

Whaley L, et al. Nursing Care of infants and Children, 3rd ed, St. Louis, Mosby, 1987

図4.4　痛みの強さの評価法

(2) 痛みの総合的評価

　骨転移を疑う場合には、該当部位の圧痛や叩打痛の有無を評価する。内臓の関連痛の場合、異常のある臓器が侵害刺激を入力する脊髄レベルの皮膚の色調変化や立毛筋の収縮、発汗異常などを認めることがある。その他、内臓痛では、腹部の圧痛の部位、炎症を示唆する腹膜刺激症状の有無、消化管の蠕動音の聴取により病態を同定する。血液検査では、炎症や感染の評価の他、肝臓や腎臓などの臓器障害を評価し、鎮痛薬の選択・量の調整の参考にする。単純X線検査では、胸部、胸膜肥厚や胸水、肺うっ血、浸潤影など考慮する。加えて、患者の生育歴・生活歴・学歴・職歴・人間関係・性格・価値観など、歴史をもった患者としての人間理解が症状コントロールにおいても不可欠である[5]。

参照1　例）痛み緩和のための患者への説明

痛み治療の目標

　痛みは目に見えず、検査で測ることもできないものです。しかし、痛みを感じるときには痛みは存在しています。痛みを我慢することで、気分が塞ぎこんでしまったり、夜に眠れなくなったり、食欲が低下するなど、日常生活に支障を来すこともあります。痛みを和らげることは、生活していくうえでとても重要なことのひとつです。痛みは我慢せず、医師、看護師、薬剤師にご相談下さい。

次の3つのことを念頭において、効果を確認しましょう。

❖第一目標：夜間ぐっすり眠ることができる

❖第二目標：安静時に痛みがない

❖第三目標：体を動かしても痛みがない

〜痛み治療は患者さまとの対話に応じて進められます。〜

　緩和ケアは、患者さまやご家族と話し合いながら進められます。痛みの治療と同じです。例えば、同じような痛みの場合でも「痛みはなくしたいけれど、痛み止めで眠くなるのは困る」という人と、「とにかく痛いのはつらいので、早く痛みを取り除いてほしい」という人では薬の使い方が異なってきます。

痛みの評価

　痛みを「0：痛みなし」から「10：最も強い痛み」までの数字で選択する方法です。最初、自分で痛みのレベルを決めるとき、どの程度に決めたらよいか迷うかもしれません。しかし、まず、その時に感じた痛みを大体思うところで数値に置き換えてみましょう。大切なことは、数値が徐々に小さくなって痛みが弱くなるか、それとも、数値が段々大きくなって痛みが強くなるか、痛みの推移がどのように変化していくか、ということです。

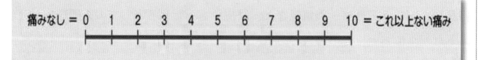

痛みなし＝ 0　1　2　3　4　5　6　7　8　9　10 ＝これ以上ない痛み

| ～痛み止めをお使いになる患者さまに知っておいていただきたいこと～ |

❑定期的に服用する。

　がんの痛みは持続するため、頭痛薬のように痛みを感じるときだけ服用すればよいわけではありません。定期的に痛み止めを服用することによって、常に痛み止めの効果が現れるようにする必要があります。

❑急な痛みに対応する。

　痛み止めを定期的に服用していても、時折、急激に強く痛む場合があります。痛みの強さは一定ではありません。その場合は、効果が現れるのが早い痛み止めを服用することで対応します。

❑痛みの強さにあった痛み止めを使用する。

　痛みが強いときに、効き目の弱い痛み止めを使っても、痛みは軽減しません。薬はいろいろな種類がありますので、強い痛みには効き目の強い痛み止めを使用します。適切に用いることで、中毒になるようなことはありません。

❑痛みを取るのに、十分な量の痛み止めを使用する。

　痛みの強さも、痛み止めの効き方も人によって違いがあります。薬の量が多いから、病気が重いということではありません。大切なことはご自分の痛みを取り去る量の薬を使うことです。痛みが無ければ、十分に眠れることができ、よく食べることができ、快適に過ごせます。また、長い期間服用しても効かなくなることはありません。また、体にあわないと感じたなら途中でやめることもできます。

　痛み止めの副作用

　痛み止めによる副作用として、便秘、吐き気、眠気がしばしば起こります。十分に副作用対策をして、痛みのない状態を続けることが、痛み止めを上手に使うコツです。

3 がん性疼痛に対する治療の基本

3.1 痛み治療の目標

　患者は痛みを体験し、その苦痛のなかに埋没してしまう状況に不安を感じ、生活全般に支障を来してQOLが低下している。その状況を改善するために、先ずは、痛みによって睡眠が障害されることがないように早急に対処する必要がある。そして、安静にしていれば痛みを感じない程度に痛みをコントロールし、最終的には、動いても痛みはないように、痛み治療のゴールを患者の生活状況とあわせて調整することが大切である。痛み治療の目標について、これまでも指摘されてきたように、痛みの症状が患者の生活にどの程度の支障を来しているのか、その度合いを早急に捉え、通常の生活感に戻すことを意識する必要がある。

> 第1：痛みで眠れないという状況は、早急に解決され、患者の睡眠状態をよく保つこと
> 第2：安静にしていれば痛みは感じない程度に痛みをコントロールすること
> 第3：動いても痛みを感じることはなく、日常生活行動に支障を来さないようにすること

3.2 痛み治療の原則　WHO方式がん疼痛治療法

　WHO（世界保健機関）の「癌疼痛治療法」1996年版のガイドラインでは、「経口的に」、「時間を決めて」、「ラダーにそって」、「患者ごとに」、「細かい配慮」の5原則であったが、2018年の改訂版では、「ラダーにそって」が削除され、「患者個別に」に含まれる形となった[1]。以前の「除痛ラダーにそって（by the ladder）」（図4.5）が削除されたのは、「教育のためのツールとしては、なお有用であるが、がん疼痛治療のための厳格なプロトコールではない。」とAnnex.1のなかで総括されている。

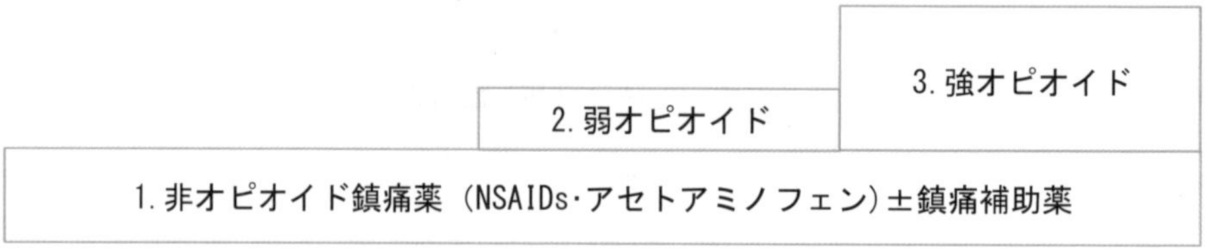

```
                                          ┌────────────────┐
                                          │  3. 強オピオイド  │
                        ┌─────────────────┤                │
                        │  2. 弱オピオイド  │                │
┌───────────────────────┴─────────────────┴────────────────┤
│  1. 非オピオイド鎮痛薬（NSAIDs・アセトアミノフェン）±鎮痛補助薬  │
└───────────────────────────────────────────────────────────┘
```

❖オピオイド
　・脊髄や脳などの中枢神経系にはたらいて鎮痛作用を示す。
❖非オピオイド（NSAIDs・アセトアミノフェン）
　・末梢にはたらいて発痛物質の産生を抑えることで鎮痛作用を示す。
　・オピオイド単独投与時に比べ、より効果的に鎮痛できる。

図4.5　WHO 3段階除痛ラダー（1996）

(1) 経口的に (by mouth)

　薬を患者が自分で管理するには内服するのが最も簡易であり、その点から望ましい投与方法である。しかし、何らかの理由で経口投与が難しい場合は、坐薬や注射薬の投与となる。注射薬の場合は、自動注入器を用いた持続皮下注入法を用いる。また、貼付剤は患者の負担が少なく簡易であるが、貼付の方法などを十分に説明しておくことが必要となる。

(2) 時間を決めて (by the clock)

　がんの痛みは持続性であることから、痛みが起こったときに薬を使うという頓用のみの方法は用いない。鎮痛薬は時刻を決めて規則正しく投与する。オピオイドの血中濃度が鎮痛有効域に維持されるように調整する（図 4.7 参照）。

(3) 患者ごとに (for the individual)

　患者の状態にあわせ、鎮痛薬の種類や量を適切に判断して用いることが原則となる。オピオイド鎮痛薬には標準投与量や有効限界がないので、初回は安全に少量で始め、効果をみながら増量し痛みが消失する量を見定める。ここで、増量には速放性製剤を使うのが能率的で、その後に徐放性製剤に切り替え患者の便宜を図る。増量を恐れ中途半端な増量をすると効果はなく副作用は発症してしまうなど、コントロールが不良となる場合があるので注意を要する。

(4) 細かい配慮 (with attention to detail)

　患者が理解しやすいように注意して薬の特徴や服用法、また副作用について説明し、患者の心理面に配慮することが必要であり、疼痛コントロールのために大切である。

3.3 痛み治療の実際

(1) 痛み治療の導入　鎮痛薬の選択

　これまで、WHO 3 段階除痛ラダー（1996）（図 4.5）に沿って痛みの強さに相応した鎮痛薬を選ぶとしてきたが、実際には、毎回必ず第 1 段目の薬から始めるとは限らず、痛みの強さに相応した段から最初の鎮痛薬が選択されてきた。痛みのアセスメントで中等度から高度の痛みと判断した場合は、最初に強オピオイド鎮痛薬の処方を考慮するのが臨床的な選択として吟味されている。2018 年の WHO 方式がん疼痛治療法改定により、「鎮痛薬の最初の選択では、NSAIDs ・アセトアミノフェン・オピオイドを単独もしくは併用する」ことが提示され、なかでも「強オピオイドと非ステロイド系消炎鎮痛薬 NSAIDs の併用が他に比べて痛みを軽減するという質の高いエビデンスを得た」と発表している [2]（図 4.6）。

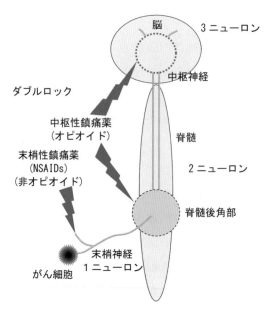

脳　　３ニューロン

中枢神経

ダブルロック

中枢性鎮痛薬
（オピオイド）

脊髄

末梢性鎮痛薬
（NSAIDs）
（非オピオイド）

２ニューロン

脊髄後角部

がん細胞

末梢神経
１ニューロン

図 4.6　痛みの伝導とダブルブロック

(2)　痛み治療の維持

1）非オピオイド鎮痛薬

　鎮痛薬は痛みの程度にあわせて用い（**表 4.3**）、軽度の痛みに対して、最初に用いるのは非オピオイドであり、非ステロイド系消炎鎮痛薬 NSAIDs（Non-Steroidal Anti-Inflammatory Drugs）とアセトアミノフェンである[3]。

（i）非ステロイド系消炎鎮痛薬　NSAIDs

　NSAIDs は、ステロイド構造以外の抗炎症作用、鎮痛作用、解熱作用を有する薬物の総称であり、アスピリンやロキソプロフェンなどがある。

　NSAIDs は、痛みが伝導する最初の段階で起こる損傷組織の炎症部位において、シクロオキシゲナーゼ（COX）の働きを阻害することでプロスタグランディン（PG）の産生を抑制し、抗炎症作用、鎮痛作用を発揮する。アスピリンは COX の活性部位をアセチル化して不可逆的に阻害するが、他の多くの NSAIDs は COX を可逆的に阻害する。

　NSAIDs は投与量が多く、長期になると、胃粘膜が障害され消化性潰瘍や上部消化管出血、腎機能障害、血小板、心血管系障害などの副作用も増強する。多くのがん患者は、消化管・腎・心毒性や血小板減少のリスクが高いため、NSASIDs の慢性的な定期投与は注意が必要である。

（ii）アセトアミノフェン

　アセトアミノフェンは、アスピリンと同等の鎮痛、解熱作用をもつ有用な薬物であるが、抗炎症作用は非常に弱い。主に代謝物が中枢に作用して鎮痛作用を発現す

表4.3　がん疼痛　鎮痛薬

疼痛強度(NRS)	軽度（1〜3）	中等度（4〜6）	高度（7〜10）	突出痛
推　奨	・アセトアミノフェン ・NSAIDs	・モルヒネ　・ヒドロモルフォン ・オキシコドン　・フェンタニル ・タペンタドール		レスキュー薬
条件付き推奨		・メサドン		・経粘膜性フェンタニル
		・コデイン ・トラマドール ・ブプレノルフィン		

出典）日本緩和医療学会編集「がん疼痛の薬物療法に関するガイドライン2020年版」p.98　鎮痛薬の表 金原出版　2021

ると考えられている。消化管、腎機能、血小板機能、心血管系に対する影響は少ないと考えられ、これらの障害でNSAIDsを使用しにくい場合にも用いることができる。

　抗炎症作用がごく弱く、投与量が少ないと鎮痛の有効域まで血中濃度が上昇しないため注意する。肝機能が正常な成人では、650mg4時間ごと、または1g6時間ごと（1日最大投与量は4g）に投与できる。定期的に投与する場合には、肝毒性を考慮して、1日3g以下とする（2018年WHO推奨）。

　一般的な投与量では副作用は起こりにくいが、まれに皮膚粘膜眼症候群、皮疹、その他のアレルギー症状などが起こる。注意すべきなのは、過剰投与によるアセトアミノフェン特有の中毒性肝障害（肝細胞壊死）を起こす点である。過剰の程度は、臨床的な用量の10倍以上であり、一般的な使用量で重篤な肝細胞壊死まで進行することはほとんどないが、重篤な肝機能障害患者には禁忌となる。アセトアミノフェン過剰投与に伴う中毒に対する解毒薬（アセチルシステイン）がある。

2）強オピオイド鎮痛薬

　オピオイドは医療用麻薬（一部を除く）であり、法律で医療用に用いることが許可されている麻薬であり、麻薬取締法に基づいて厳重な管理を要する。脳内や脊髄に作用し、痛みを脳に伝える神経の活動を抑制し、特に持続する鈍痛に効果が高く鎮痛作用を示す。有効限界がないのも特徴で、より強い痛みに対しては用量を増やすことによる対応が可能である[4]。がんの痛みは持続性であることから時刻を決めて規則正しく投与し、鎮痛薬の血中濃度を有効域に維持する（図4.7）。

　中等度から強度の痛みの治療には、強オピオイドを非オピオイド鎮痛薬と組み合わせて投与する。日本で使用できる強オピオイド[5]は、モルヒネ、フェンタニル、オキシコドンなどがあり、それぞれオピオイド受容体への効果や代謝経路、代謝物活性が異なり患者の年齢や腎機能などを考慮して適切に選択することが大切である。しかし、選択したオピオイドで副作用が増強したり、効果が不十分な場合は、オピオイドを変更（オピオイドローテーション）する。

血中濃度（投与量）

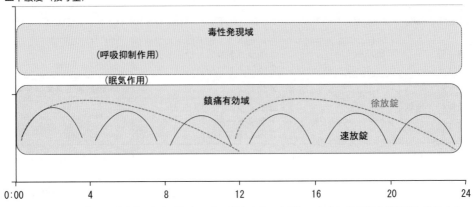

がん疼痛治療の基本は鎮痛薬の効果が切れて痛みが生じることがないように鎮痛薬を繰り返し投与することである。

図4.7　経口モルヒネの定時投与と血中濃度

（ｉ）モルヒネ

モルヒネは、錠剤、散剤、液剤、坐剤、注射剤と多くの剤形が揃い、経口投与、直腸内投与、皮下・静脈内投与が可能であり、また、速放剤と徐放剤があり、定時薬とレスキューにも対応できることから、がん患者の痛み治療に用いる基本的なオピオイドである。ただし、モルヒネ代謝物の蓄積は腎機能に影響するため注意を要する。

モルヒネ投与の開始にあたり、早期に適切な用量を確定するために、速放性剤の塩酸モルヒネを用いる。速放性剤は、約0.5〜1.3時間で最高血中濃度に到達する。基本的な投与量として、例えば、およそ4時間ごとに5 mgで30 mg/1日投与、高齢者や全身状態の悪い患者の場合はおよそ6時間ごとに2.5 mgで10 mg/1日投与する。鎮痛効果と副作用をみながら増量し、痛みがコントロールされる量が決まったら、徐放性製剤に切り替え、1日1〜2回の内服とする。徐放性製剤は、約1.9〜7.3時間で最高血中濃度に到達する。

速放剤か徐放剤か

わが国では速放剤と徐放剤の両方を使用できるため、定時薬には徐放剤、レスキュー薬には速放剤を選択することが一般的である。2018年のWHO方式がん疼痛治療法改定では「効果的で安全な鎮痛を図るため、速放剤または徐放剤を定時投与すべきである。レスキュー薬には速放剤を使用すべきである。」[6]と推奨されている。実際、徐放剤は錠剤やカプセルのため内服しづらい、眠気や吐き気が出やすいなどの点から、速放剤を4〜6時間ごとに定時投与することで、徐放剤と同等の疼痛マネジメントが可能になる。患者の個別性に応じて柔軟に対応することが求められる（図4.8）。

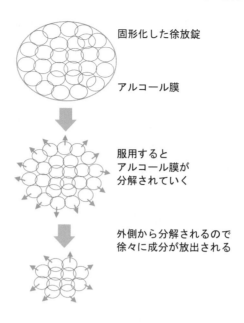

固形化した徐放錠

アルコール膜

服用すると
アルコール膜が
分解されていく

外側から分解されるので
徐々に成分が放出される

図 4.8 徐放剤の構造

（ⅱ）フェンタニル

❏ フェンタニル貼付剤（経皮吸収型製剤）

　初回貼付後 1〜2 時間で血中にフェンタニルが検出され、17〜48 時間で最高血中濃度に到達する。貼付 2 日目以降に定常状態に達する。モルヒネなどの他のオピオイドに比べ、悪心・便秘・眠気などの有害作用が軽度である。レスキュー薬の使用量を目安に増量する。痛みが不安定な患者は使用しない。経皮吸収型の貼付剤であるため、皮膚の状態が良好な部位を考慮して貼る。

❏ 経粘膜性フェンタニル（経口腔粘膜吸収型製剤）

　吸収が速く効果発現が 5〜10 分と早く、短時間の突出痛に対し用いられる。口腔内で溶解し、舌下吸収されるため経口摂取困難時のレスキューにも適している。ただし、血中濃度の立ち上がりが早く、呼吸抑制には注意が必要である。定時投与薬による持続痛のコントロールが安定していることが使用の条件になる。他のオピオイドとの換算比はなく、常に最小用量から始めタイトレーションする。なお、薬価が高く高額な点に配慮する。

（ⅲ）オキシコドン

　オキシコドンは、経口投与、皮下・静脈内投与が可能であり、経口の速放性剤は約 1.7〜1.9 時間で最高血中濃度に到達し、徐放性製剤は約 4.0 時間で最高血中濃度に到達する。どの投与経路でもモルヒネと比較して副作用は同等あるいは少ない。モルヒネとオキシコドンの徐放剤の比較では、有効性に差はみられない。モルヒネ

に比べて腎機能障害をもつ患者には使いやすい。主な副作用として、悪心・嘔吐、便秘および眠気があり、モルヒネとほぼ同等である。モルヒネよりも幻覚の出現頻度は低い。

3）弱オピオイド鎮痛薬

軽度から中等度の痛みの治療には、弱オピオイド（コデイン・トラマドールなど）を非オピオイド鎮痛薬と組み合わせて投与する。患者の選好や状況により強オピオイドが投与できないときに考慮される[4]。

（i）コデイン

コデインはモルヒネの 1/6〜1/10 の鎮痛作用を有している。また、コデインは鎮咳作用があり、リン酸コデインとして製品化されて咳止めとして多く処方されている。

（ii）トラマドール

トラマドールは神経障害性疼痛に効果的であることが報告されている。トラマドール徐放製剤は新しい薬剤であるが、作用発現時間および持続時間はモルヒネと同程度であり、便秘、嘔気・嘔吐の発生頻度は低く、その鎮痛効果が検証され、臨床に応用されている。またトラマドールの依存、乱用の頻度は、NSAID と同程度に低い（乱用率 0.7%）ため、麻薬に指定されていない。

(3) 突出痛の治療

がん疼痛治療において、突出痛とは、24 時間を通して定期的な鎮痛薬の投与により持続痛が管理されている患者に生じる、一時的な痛みの増強をさす。国際的に統一された定義はない。2018 年の WHO 方式がん疼痛治療法改定では「突出痛はレスキュー薬で治療する必要がある。レスキュー薬とは、モルヒネ速放性製剤などのオピオイドである。」と推奨されている[7]。レスキュー薬（モルヒネ塩酸塩水和物の内服液など）を使用した場合、その時刻を記録しておく。

予測される突出痛には、歩行・立位・座位保持などに伴う痛み（体性痛）、排尿・排便・嚥下などに伴う痛み（内蔵痛）、姿勢や体動による神経圧迫などの刺激に伴う痛み（神経障害性疼痛）などがあり、誘因を回避するように日常生活を支援し、誘因が避けられない場合はレスキュー薬の予防投与を考慮する[8]。

(4) オピオイドの変更（オピオイドローテーション・オピオイドスイッチング・オピオイドスイッチ）

『がん疼痛の薬物療法に関するガイドライン 2020 年版』では、オピオイドローテーション・オピオイドスイッチング・オピオイドスイッチは、「オピオイドの変更」と統一して表記され、『オピオイドの副作用により、鎮痛効果を得るだけのオピオイ

ドを投与できないときや、鎮痛効果が不十分なときに、投与中のオピオイドから他のオピオイドに変更すること』と定義されている。2018年のWHO方式がん疼痛治療法改定では、「オピオイドの変更についてエビデンスが乏しくWHOは推奨しない」と示された[9]。

オピオイドを変更するときは、オピオイド換算表（表4.4）を用いて、鎮痛を維持、改善しながら、オピオイド毒性、その他の有害事象などを最小とし、慎重に、安全に、効果的に行う。高容量で切り替える場合、オピオイドの用量を急に増やす場合、メサドンに切り替える場合は、投与量の不足、過量投与、副作用を回避するために注意深くモニタリングして調整する必要がある[10]。

表4.4　換算表（目安）

投与経路	静脈内投与・皮下投与	経口投与	直腸内投与	経皮投与
モルヒネ	10〜15 mg	30 mg	20 mg	
コデイン		200 mg		
トラマドール		150 mg		
ヒドロモルフォン	1〜2 mg	6 mg		
オキシコドン	15 mg	20 mg		
フェンタニル	0.2〜0.3 mg			0.2〜0.3 mg
タペンタドール		100 mg		

モルヒネ経口30 mgを基準とした場合に、計算上等力価となるオピオイドの換算量を示す。
出典）日本緩和医療学会編集「がん疼痛の薬物療法に関するガイドライン2020年版」p.59　表2　金原出版　2021

(5) オピオイドの主な投与経路　特徴と注意点

2018年のWHO方式がん疼痛治療法改定では、「経口または経皮からのオピオイド投与が不可能であるとき、患者にとって痛みのない皮下投与が筋肉内投与より望ましい」と推奨されている[11]。以下の投与経路の特徴と注意点を踏まえ、患者のおかれた状態に相応しく用いることが重要である。

1) 経口投与

オピオイドの基本的な投与経路であり、簡便で経済的、患者に対する痛みなどの侵襲がなく、薬剤の種類も豊富なことが特徴である。内服した薬剤は腸管から吸収される際、腸管の酵素によってある程度代謝され、さらに肝臓での初回通過効果を受ける。そのために他の経路と比較すると投与量は多く必要となる。口内炎、嚥下困難、消化管閉塞、悪心嘔吐、せん妄など、内服が困難になったとき、他の経路に変更する必要がある。

2) 直腸内投与

比較的、簡便に投与でき、吸収が速やかで、在宅療養でも使いやすい特徴がある。

しかし、投与の際に患者に不快感が起こりやすく、直腸炎、下痢、肛門・直腸に創部や病変がある場合、重度の血小板減少・白血球減少時は投与を避ける。また、人工肛門では効果が安定しない。

3）経皮投与

　内服が困難になった場合も投与を継続でき、在宅療養でも使いやすいのが特徴である。24時間、72時間作用が持続するフェンタニル貼付剤が使用されている。貼付開始からの効果発現までに12〜14時間がかかること、貼付中止からの16〜24時間、効果が持続するので注意を要する。迅速な投与量の変更が難しいため、原則として疼痛コントロールが安定している場合に使用する。突出痛に対しては、他の投与経路でのオピオイド投与が必要となる。貼付部位の皮膚の状態が悪かったり発汗が多いと吸収が安定しないので、適切な貼付部位を考慮する。また、貼付部位を温めると吸収が促進してしまうので、患者の発熱や貼付部位の加温に注意する。使用済みの貼付剤に薬剤成分が残存しているため、安全に処分する必要がある。

4）持続皮下注

　持続静注より侵襲が少なく、安全で簡便な投与経路である。投与量の変更が迅速に行えるため、疼痛コントロールが不安定な場合や急速な用量の調整が必要な場合によい適応となる。必要に応じて他の薬剤を混注して持続投与することもできる。微量シリンジポンプなどのデバイスを用いる。皮下への投与速度の上限は1 mL/hとされ、早送りした際にも痛みが生じない流量での使用を考慮する。皮下組織の刺激（痛み、皮下硬結、壊死など）に注意する。

(6) オピオイドの減量とやめ方

　2018年のWHO方式がん疼痛治療法改定では、これまでのガイドラインには詳細に言及されてこなかった、オピオイドのやめ方についても記載されている[12]。アメリカでは、過去20年間、オピオイド過剰摂取の事例が予測を超えて数多くみられるようになり、いわゆるオピオイドクライシスが起こっている。①レスキュー薬を必要としない場合、②急に痛みが消失した場合、③非オピオイド鎮痛薬併用により鎮痛効果が改善した場合、④病状が安定して痛みが制御された場合には、10〜20%のオピオイドを減量することを検討する。マネジメントできない副作用があり、痛みが≦3（軽度）の場合には、約10%のオピオイドの減量を検討する。特に高用量、長期にわたるオピオイドの使用は減量を慎重に行う。

(7) 骨転移による痛みへの対処

　骨転移による骨痛の予防および治療には、ビスホスホネートの使用が推奨されている。なお、まれに本剤の治療中に局所への放射線治療や抜歯などの歯科処置・口

内の不衛生などが重なったとき、顎骨の炎症（壊死）が起こる可能性がある。口内痛、歯肉変性、顎の腫れなど発症した場合は、放置せず対処を要する。

また、骨転移による痛みに対する放射線治療の適応があり、実施可能な場合には単回外照射（8 Gy）放射線治療が推奨されている。

4 オピオイドの副作用と対策

オピオイドの副作用には、オピオイドの投与初期に出現するものと、長期連用で出現するもの、特異的に出現するものなどがある。投与初期に出現するものには、便秘、悪心嘔吐、眠気、呼吸抑制などがある[1]。痛みの緩和を目的にオピオイドを用いても、副作用として不快な便秘や悪心、眠気に襲われるなど、生活上に支障を来したのでは、患者の辛さは深刻になってしまう。オピオイドを用いる際は必ず副作用対策に万全を期すことが大切である。以下、主な副作用について、「がん疼痛の薬物療法に関するガイドライン2020年版[1]」より引用する。

4.1 オピオイドの副作用とその対策

(1) 便秘

オピオイドによる便秘は、オピオイド誘発性便秘（opioid-induced constipation: OIC）といわれ、オピオイド開始後に、排便頻度の低下、いきみを伴うようになったり、より強いいきみを伴うようになったりして、残便感、便習慣の苦痛を感じるなどの症状を発現する[1]。

オピオイドによる便秘の管理、あるいは予防として、便秘治療薬を定期的に使用する。推奨される便秘薬のエビデンスはないが、従来、大腸刺激性下剤や浸透圧下剤が選択されている。近年は保険適用のあるナルデメジンが選択肢になる。他の新規作用機序をもつ便秘治療薬（ルビプロストン、リナクロチド、エロビキシバットなど）が複数使用できるようになっている。難治性の便秘に対し異なる作用の薬剤の併用は効果がある。オピオイドを増量する場合は、下剤も増量する。センナ、ポリエチレングリコール、水分や食物繊維の摂取を進める。

(2) 悪心嘔吐

オピオイドによる悪心嘔吐は、持続的な悪心と、それが増悪して起こる嘔吐と、体動時に突然起こる嘔吐があり、オピオイドの投与初期と増量時に発現することが多く、持続する悪心は数日から1週間で耐性（長期間、薬物に曝露されることによって生じる生体の生理学的な適応状態）が生じ消失することが多い[1]。

オピオイドCTZ（chemoreceptor trigger zone；化学受容器引き金帯）に発現しているμオピオイド受容体を刺激することにより、ドパミンの遊離を引き起こし、VC（vomiting center；嘔吐中枢）が刺激されることによる症状である。また、前庭器に発現しているμ受容体を刺激することにより、ヒスタミンが遊離し、CTZやVCを刺激することでも引き起こされる。

原則として、制吐薬の予防投与は行わない、ただし、悪心が生じやすい患者、オピオイド誘発性悪心の既往歴のある患者の場合、予防投与を行ってもよい。オピオイドによる悪心嘔吐のある患者には、抗ヒスタミン薬（トラベルミンなど）か、抗ドパミン薬（例 ハロペリドール（セレネース））を使用する。

悪心の発生時には、悪心の他の原因（中枢神経系病変、がん薬物療法、放射線治療、高カルシウム血症など）を評価し、1週間以上続く場合、悪心の原因と重症度を再評価し、オピオイドローテーションを考慮する。

(3) 眠気

オピオイドによる眠気は、投与開始時期や増量時に出現することが多いが、耐性が生じ、数日以内に自然に軽減ないし消失することが多い[1]。眠気については、オピオイド以外の原因として、併用している薬物（制吐薬・睡眠薬・鎮痛補助薬など）や患者の病態（感染症、肝・腎機能障害、中枢神経系の病変、高カルシウム血症など）を検討し、その原因を除外する必要がある。

オピオイドによる眠気の改善には、精神刺激薬を使用することができるが、治療域が狭く注意が必要である。

(4) 呼吸抑制

オピオイドによる呼吸抑制は、用量依存的な延髄の呼吸中枢への直接の作用によるもので、二酸化炭素に対する呼吸中枢の反応が低下し、呼吸回数の減少が認められる[1]。一般的には、がん疼痛治療の目的としてオピオイドを適切に投与する限り、呼吸数は低下しないか、または、低下しても1回換気量が増加するので、低酸素血症になることはまれである。ただし、急速静注などの投与法で血中濃度を急激に上昇させた場合や疼痛治療に必要な量を大きく上回る過量投与を行った場合に起こり得る。したがって、過量投与とならないように、効果と副作用を確認しながら増量を行う必要がある。

酸素投与は、患者の覚醒と呼吸を促す効果はあるので、患者の希望を考慮して行う。重篤な場合は、μオピオイド受容体拮抗薬（ナロキソン*など）の速やかな投与を選択する。ナロキソンは、オピオイドに比べ半減期が短く、作用持続時間は約30分であるため、症状の再燃にあわせて30〜60分ごとに複数回投与する必要がある。

鎮痛手段の見直しと評価を行う必要がある。

(5) せん妄・幻覚

　がん患者においては、さまざまな要因でせん妄などの認知機能障害が出現するため、原因を鑑別することが必要である。オピオイドによるせん妄、幻覚は、投与開始初期や増量時に出現することが多く、オピオイドを含む薬剤性のせん妄は、原因薬剤の投与中止により数日から1週間で改善する場合が多い[1]。オピオイド以外の原因薬剤として、ベンゾジアゼピン系抗不安薬、ステロイド、抗コリン薬などがあり、非薬剤性の要因として、電解質異常、中枢神経系の病変、感染症、肝・腎機能障害、低酸素症などが関与していることがある。

　オピオイドによるせん妄、幻覚が疑われる場合、減量やオピオイドスイッチングを考慮する。せん妄に対する薬物療法として、抗精神病薬やベンゾジアゼピン系薬を検討する。せん妄を生じている患者が安心できる環境の調整を行う。

5 鎮痛補助薬

　日本緩和医療学会ガイドライン[1]では、鎮痛補助薬について、「主たる薬理作用には鎮痛作用はないが、鎮痛薬と併用することにより鎮痛効果を高め、特定の状況下で鎮痛効果を示す薬物である。」と定義し、投与方法の目安を参考に示している。神経障害性疼痛をはじめとするオピオイド抵抗性の痛みに対して、実際、鎮痛補助薬が使用されているが、エビデンスは不十分で適正な使用方法は確立されていない。

5.1 コルチコステロイド

　ステロイド（デキサメタゾン・ベタメタゾン・プレドニゾロン）は、骨転移の痛み、神経障害性疼痛、内蔵痛のようなさまざまながん性疼痛の治療に使用される最も一般的な補助薬のひとつである[2]。2018年のWHO方式がん疼痛治療法改定では「適応があれば、鎮痛補助薬としてステロイドを投与するべきである。」と推奨しているが、エビデンスが明確でないため適応や投与量については明示されていない。作用機序は明確ではないが、痛みを感じる部位の浮腫の軽減、コルチコステロイド反応性の腫瘍の縮小、侵害受容器の活動性低下（プロスタグランジン、ロイコトリエンを主とする炎症物質の軽減）などとされる[1]。

　1996年WHOガイドラインでは、進行がんにおけるステロイドの適応として、一般的な使用について、食欲増進、全体的な調子の改善、体力の向上、鎮痛をあげ、プレドニゾロンかデキサメタゾン（一般的にはミネラルコルチコイド作用の少ないデ

キサメタゾンを使用）が推奨され、投与量の例も明示されて目安とされていた。副作用は、口腔カンジダ症、高血糖、消化性潰瘍、易感染症、満月用顔貌、骨粗鬆症、精神神経症状（せん妄、抑うつ、不穏、軽躁状態）などがあり[1]、「消化管合併症には特に NSAIDs を併用している際に起こりやすい。」と説明されている。投与が長期に及ぶと副作用の出現頻度も高くなるため、高齢者や合併症を有するハイリスク患者、生命予後が短い場合、投与開始時期や投与の継続について十分に検討を要する。

5.2 抗うつ薬

　三環系抗うつ薬（以下 TCAs）と選択的セロトニン・ノルエピネフリン再取り込み阻害薬（以下 SNRIs）の 2 種類の抗うつ薬は、がんや治療によって引き起こされる神経障害性疼痛の鎮痛補助薬として一般的に使用されている[3]。うつ病の治療の場合より比較的少量で効果があり、効果出現も早い。1996 年 WHO 第 2 版では、TCAs（アミトリプチン・イミプラミンなど）について、ほとんどの患者で低用量 25〜50 mg/日を服用可能であり、抗コリン作用による副作用に注意しながら 3〜5 日ごとにできるだけ早く 30〜50 mg/日に増量すること、鎮静作用があるため就寝時に投与することなど説明されている。

　選択的セロトニン再取り込み阻害薬（selective serotonin reuptake inhibitor：SSRI）は、CYP2D6 の抑制により肝代謝の薬物の代謝に影響を与えることが明らかになっており、留意が必要な薬物相互作用も報告されている。臨床的にはその有効性が数十年にわたり証明されてきたが、2018 年の WHO 方式がん疼痛治療法改定では、推奨も反対も示されていない。WHO のガイドライン開発グループ（以下 Guideline Development Group：GDG）は、エビデンスが不足していること、抗うつ薬を用いることによる患者心理や副作用の負担が出現する可能性、保険適用外であることがほとんどなので、安易な抗うつ薬の使用へは警鐘が必要であり、今後、臨床試験の裏付けが求められるとされた。

5.3 抗痙攣薬

　抗痙攣薬（ガバペンチン、プレガバリン、カルバマゼピン、バルプロ酸）は、神経障害性疼痛に対する鎮痛補助薬として有効性が報告されている[4]。例えば、ガバペンチン 100〜300 mg を就寝前で開始し、3 日ごとに 900〜3,600 mg（分 2〜3）まで増量するが、高齢者、腎不全症例では注意が必要である。プレガバリンでは 25 mg を就寝前より開始し、600 mg（分 2〜3）まで増量する。いずれの薬剤も腎機能に応じた用量調節が必要である。しかしながら、エビデンスが不足しているため、2018

年の WHO 方式がん疼痛治療法改定では、推奨も禁止もされていない。WHO の GDG は、専門医が個々の症例に応じて、① 十分な鎮痛が得られない、② 忍容できない副作用（眠気・めまい・悪心など）がある場合に、抗痙攣薬の使用を提案している。今後、臨床試験の蓄積が必要とされた。

5.4　その他

その他、鎮痛補助薬には、局所麻酔薬（注射薬リドカイン）、抗不整脈薬（内服薬メキシレチン）や NMDA 受容体拮抗薬（ケタミン）などがある[1]。

また、骨転移痛に使用されるビスホスホネート製剤（ゾレドロン酸）、RANKL 阻害剤（デノスマブ）は、破骨細胞の活動を抑制し、骨吸収を阻害することにより鎮痛効果を得るとしている。主な副作用は、悪心、めまい、発熱、急性腎不全などであり、重篤な副作用として顎骨壊死、顎骨骨髄炎が出現することがあり、歯科処置や局所感染に注意を要する。

加えて、骨転移による痛みには、放射線治療の適応があり、実施可能な場合には、単回外照射（8 Gy）放射線治療が推奨されている。

6　非薬物療法

これまで、がん性疼痛に対する緩和ケアとして基本的な薬物療法について述べてきたが、緩和ケアのアプローチは患者のトータルペインに応えることであり、そのアプローチの幅は広い。日本緩和医療学会（2016）[1] は、がんの苦痛症状に対して、西洋医学だけでなく、マッサージなどの各種の施術や療法を含む医学・医療体系として総称される「補完代替医療（complementary and alternative medicine：CAM）」について取り上げている。

2013 年、厚生労働省において「「統合医療」のあり方に関する検討会」により、「近代西洋医学と組み合わせる療法の分類について」[2] 表記された（図 4.9）。

マッサージ、アロマセラピー、音楽療法、リラクセーション、アニマルセラピーなど、近年、緩和ケア病棟や一般病棟において、患者の希望や家族の提案により、患者の嗜好にあわせて安全にアプローチする実践が報告されている。アプローチ前後で測定した患者の快適感や QOL スケールは改善されたという発表はみられるが、いずれのアプローチについても十分なエビデンスの検証は課題である。看護師は患者のベッドサイドで常々療養の世話に関わり身近であることから、補完代替療法に関連する相談を受けることもしばしばある。また、看護師が、患者の置かれている

療法の分類	療法の例	
	国家資格等、国の制度に組み込まれているもの	その他
食や経口摂取に関するもの	食事療法・サプリメントの一部（特別用途食品（特定保健用食品含む）、栄養機能食品）	左記以外の食事療法・サプリメント・断食療法・ホメオパシー
身体への物理的刺激を伴うもの	はり・きゅう（はり師・きゅう師）	温熱療法、磁器療法
手技的行為を伴うもの	マッサージの一部（あん摩マッサージ指圧師）、骨つぎ・接骨（柔道整復師）	左記以外のマッサージ、整体、カイロプラクティック
感覚を通じて行うもの	—	アロマテラピー、音楽療法
環境を利用するもの	—	温泉療法、森林セラピー
身体の動作を伴うもの	—	ヨガ、気功
動物や植物との関わりを利用するもの	—	アニマルセラピー、園芸療法
伝統医学、民族療法	漢方医学の一部（薬事承認されている漢方薬）	左記以外の漢方医学、中国伝統医学、アーユルベーダ

近代西洋医学　組み合わせ（補完・一部代替）

（注）日本学術会議（平成22年8月24日）において、「ホメオパシーの治療効果は科学的に明確に否定されている」との会長談話が出されている。

統合医療

出典）厚生労働省「統合医療に係る情報発信等推進事業」

図4.9　統合医療の分類

状況から判断して、そのアプローチを推奨するような場合もある。看護師は日常の生活動作の援助において、例えば清拭や入浴介助にマッサージや音楽療法を取り込むこともできる。そのアプローチを施術する者は、患者が体験している辛さを研ぎ澄まして感じ取り親身に理解を示すことが大切である。患者はそうした関係性によって、より癒されることができる。それぞれの補完代替療法には、アロマセラピスト、音楽療法士、鍼灸師などの専門とする職種があり、連携できる体制が整えられていることが望ましい。患者の状況にあわせ看護師が他職種をコーディネートする関わりが、患者の苦痛や家族の心情を救うことも多い。患者が苦痛から解放されて、より心地よく過ごせるように効果的に安全にアプローチすることが重要である。

実力養成問題

1　がん患者の緩和ケアで正しいのはどれか。2つ選べ。　　　　　　　　（第98回国家試験）
1．入院治療が原則である。　　2．余命の延長が目標である。　　3．がんの診断とともに開始する。
4．がんの治癒を目指した治療を優先する。　　5．患者と家族とのQOL向上が目標である。

解説　緩和ケアの提供において、本人や家族の希望により在宅療養も可能である。緩和ケアの目標は延命ではない。がんの診断とともに緩和ケアは開始されるべきである。治療手段がなくなった後のケアではない。がんの治癒を目指した治療を優先するのではなく、QOLを考慮しつつ総合的に判断する。緩和ケアは、患者だけでなく、家族のQOLの向上も目標である。　　　　　　　　解答 3、5

2　緩和ケアについて正しいのはどれか。　　　　　　　　　　　　（第102回国家試験）
1．患者の家族は対象に含まない。　　2．ケア計画は多職種が話し合って立案する。
3．疼痛コントロールの第一選択はモルヒネである。
4．根治的な治療法がないと医師が説明したときから始める。

解説　緩和ケアは、患者のみでなく家族も対象とする。QOL向上を目指し、包括的なケアが求められるので、多くの専門職種がそれぞれの専門性を活かして立案する。疼痛コントロールの第一選択はモルヒネとは限らない。治療手段がなくなった後のケアではなく、診断されたときから早期に緩和ケアを推進していく。　　　　　　　　解答 2

3　トータルペインで適切なのはどれか。　　　　　　　　　　　　（第96回国家試験）
1．全人的苦痛として捉える。　　2．がん患者以外には適用しない。
3．スピリチュアルペインは含まない。　　4．鎮痛薬でコントロールできるものが対象である。

解説　トータルペインは、人が体験している身体的苦痛・精神的苦痛・社会的苦痛・スピリチュアルペインについて、部分的に捉えるのではなく、相互の関連も含め全体的に捉える。　　　　解答 1

4　がん性疼痛で正しいのはどれか。　　　　　　　　　　　　（第93回国家試験）
1．薬剤の第1選択はモルヒネである。　　2．がん進行度とは関係がない。
3．心理状態には影響されない。　　4．持続性の痛みが多い。

解説　がん性疼痛は原因となる病態により持続的である場合が多く、継続した痛み治療を必要とする。解答 4

5　Aさん（64歳、男性）は、2年前に前立腺がんと診断され、内分泌療法を受けていた。1カ月前から体動時に強い痛みが腰部に生じるようになり、外来を受診したところ腰椎転移と診断された。Aさんに生じている痛みで最も考えられるのはどれか。　　　　　　　　　（第108回国家試験）
1．関連痛　　2．体性痛　　3．中枢痛　　4．内臓痛

解説　関連痛は病巣から離れた部位に生じる痛みであり、腰部の痛みは腰椎転移によるものと診断されているので、関連痛ではない。体性痛は皮膚、骨、関節、筋肉、結合組織などの体性組織の炎症や損傷に伴って生じる。損傷部位に持続するズキズキとした痛みが特徴的で、動いたり圧迫されたりすることで増強する。Aさんの場合は骨転移による痛みと考えられ、体性痛が該当する。中枢痛は中枢神経の損傷や障害によって生じる痛みであり、Aさんには該当しない。内臓痛は、管腔臓器が攣縮や拡張したり、実質臓器の場合は被膜が伸展したりすることによって起こる痛みであり、この場合は該当しない。　解答　2

6　医療機関における麻薬の取り扱いについて正しいのはどれか。　　　（第103回国家試験）

1. 麻薬と毒薬は一緒に保管する。　　2. 麻薬注射液は複数の患者に分割して用いる。
3. 使用して残った麻薬注射液は病棟で廃棄する。
4. 麻薬注射液の使用後のアンプルは麻薬管理責任者に返却する。

解説　麻薬は麻薬取締法に基づいて厳重な管理を要し、他の薬剤と区別し鍵のかかる場所で保管する。注射液は、1人の患者のみに用い、分割はしない。残った薬剤は、麻薬管理責任者へ返却する。　解答　4

7　次の文を読み問題に答えよ。　　　（第101回国家試験）

　Aさん（74歳、女性）は、右肺尖部がんと診断され、外科的治療は困難で、外来で抗がん化学療法を実施していた。半年後、胸壁への浸潤が進行したため、抗がん化学療法目的で入院した。Aさんは5年前に夫を亡くしてからは1人暮らしをしており、入院前は、近所に住むAさんの娘が毎日訪問していた。

問題1　入院後、呼吸苦と前胸部の痛みに対して、緩和ケアチームが関わることを主治医がAさんに提案した。その後、Aさんは病棟看護師に「私は末期ではないのになぜ緩和ケアを受けるのですか」と尋ねた。病棟看護師の説明で適切なのはどれか。

1. 「有効な治療方法がないので緩和ケアに切り替えましょう」
2. 「痛みが我慢できるなら緩和ケアを受ける必要はないですね」
3. 「緩和ケアは病気の段階とは関係なくつらい症状を緩和するものです」
4. 「痛みを軽減するための麻薬が処方できるのは緩和ケアチームの医師に限られるからです」

問題2　Aさんは抗がん化学療法を開始したが、副作用が強かったため、「治療をやめて家で過ごしたい」と希望し、退院した。退院後3日、訪問看護が開始された。訪問看護師が今後注意すべきAさんの症状はどれか。

1. 構音障害　　2. 聴力の低下　　3. 片麻痺の出現　　4. 上肢の強い痛み

問題3　Aさんは現在、在宅酸素療法2L/分に加えて定期薬としてオキシコドン塩酸塩水和物徐放薬10mgを1日2回内服し、臨時追加薬としてオキシコドン塩酸塩水和物を使用している。訪問看護師がAさんに対して行う疼痛管理の指導として適切なのはどれか。

1. 痛みがないときは定期薬の内服を中止する。
2. 食事が食べられなかったときは、定期薬の内服を中止する。
3. 臨時追加薬を内服した日付と時刻とを記録する。
4. 痛みが強いときは、臨時追加薬は間隔を空けずに追加内服する。

問題1 解説　緩和ケアは、診断早期から関わり、患者や家族の身体的、精神的苦痛を軽減し、QOLを高めるアプローチであり、病気の段階とは関係ないことを説明する必要がある。　　　　　解答 3

問題2 解説　尖部胸壁浸潤がんはパンコースト腫瘍とよばれ、上肢や肩の疼痛・しびれ・筋萎縮・頸部交感神経麻痺によるホルネル症候群（眼瞼下垂や縮瞳）などが生じる。　　　　　解答 4

問題3 解説　オキシコドン塩酸塩水和物徐放薬は、医療用麻薬、すなわちオピオイドである。疼痛の程度や食事の有無にかかわらず定時に内服して血中濃度を保つことが重要である。また、臨時の追加薬は薬剤の効果出現時間まで待ち、効果が認められないときに追加内服する。追加薬については、内服した日付と時刻を記録しておく。　　　　　解答 3

8　　がん（性）疼痛に対するフェンタニルパッチについて適切なのはどれか。　　（第97回国家試験）

1．冷蔵保存する。　　　　　　　　2．毎回貼付部位を変える。

3．用量調節が容易である。　　　　4．頓用でも使用が可能である。

解説　フェンタニルは高温にならない場所に保管する。貼付にあたり、皮膚の状態が安定した部位を考慮する。パッチ製剤のため、規格のない量を用いるときは容易ではない。フェンタニルパッチは緩徐で長時間の効果を発揮するため、突出痛への対応は困難である。　　　　　解答 2

9　　Aさん（60歳、男性）は、1年前に膵がんと診断されて自宅で療養中である。疼痛管理はレスキューとして追加注入ができるシリンジポンプを使用し、オピオイドを持続的に皮下注射している。訪問看護師のAさんへの疼痛管理の指導で適切なのはどれか。　　（第104回国家試験）

1．シリンジの交換はAさんが実施する。

2．疼痛がないときには持続的な注入をやめてもよい。

3．レスキューとしてのオピオイドの追加注入はAさんが行う。

4．レスキューとして用いるオピオイドの1回量に制限はない。

解説　麻薬の混注やシリンジの追加は医療者が行う。疼痛（突出痛）がなくても、ベースとなる疼痛コントロールを図るために持続注入を継続する。レスキュードーズは自らで追加できるように指導する必要がある。　　　　　解答 3

10　　がん性疼痛で硫酸モルヒネ徐放錠を1日2回（9時、21時）内服している患者が19時に痛みを訴えた。このときの対応で最も適切なのはどれか。　　（第98回国家試験 一部改変）

1．睡眠導入薬の内服　　　　　　　2．モルヒネ塩酸塩水和物液の内服

3．ペンタゾシンの筋肉内注射　　　4．21時の硫酸モルヒネ徐放錠を早めに内服

解説　定期薬とは別に、レスキュードーズとしてモルヒネ塩酸塩水和物液を内服するのが妥当である。　　　　　解答 2

11　がん性疼痛で硫酸モルヒネ徐放薬を内服している患者。内服予定時刻の 2 時間前に疼痛を訴えた。この時点に最も適している薬剤とその与薬方法はどれか。　　　　　（第 96 回国家試験一部改変）

1.　抗ヒスタミン薬の内服　　　　2.　モルヒネ塩酸塩水和物液の内服

3.　フェンタニルの皮膚貼用　　　4.　ペンタゾシンの筋肉内注射

解説　定期薬の硫酸モルヒネ徐放薬は強オピオイドであり、レスキューにはモルヒネ塩酸塩水和物液を選択するのが妥当である。　　　　　　　　　　　　　　　　　　　　　　　　　　　解答 2

12　在宅療養中の末期がん患者。がん性疼痛に対して経口モルヒネ薬が処方された。指導内容で適切なのはどれか。　　　　　　　　　　　　　　　　　　　　　　　　　　　　（第 92 回国家試験）

a.　副作用に下痢があると説明する。

b.　痛みについての記録を勧める。

c.　薬は定時に服用する。

d.　嘔気があれば服用を中止する。

1.　a, b　　　　　2.　a, d　　　　　3.　b, c　　　　　4.　c, d

解説　副作用は下痢ではなく、便秘になる。痛みの記録は、痛みを評価し疼痛コントロールするために重要である。経口モルヒネ薬は定時の服用が必要であり、嘔気などの症状を理由に服用を中止するものではない。　　　　　　　　　　　　　　　　　　　　　　　　　　　　　　　　　　　　　解答 3

13　モルヒネの副作用はどれか。　　　　　　　　　　　　　　　　　　　　（第 93 回国家試験）

1.　骨髄抑制　　　2.　呼吸抑制　　　3.　聴力低下　　　4.　満月様顔貌

解説　モルヒネの主な副作用は、便秘、悪心、眠気、呼吸抑制である。　　　　　　　　　　解答 2

14　麻薬性鎮痛薬の副作用はどれか。　　　　　　　　　　　　　　　　　　（第 101 回国家試験）

1.　心悸亢進　　　2.　食欲の亢進　　　3.　腸蠕動の抑制　　　4.　骨髄機能の抑制

解説　麻薬性鎮痛薬は、腸蠕動を抑制し、肛門括約筋の緊張を高めるため、副作用として便秘が起こる。その他、呼吸抑制、悪心、嘔吐などの副作用がある。　　　　　　　　　　　　　　　解答 3

15　腰椎転移のある食道がんの患者。がん性疼痛にフェンタニル貼付剤を使用しているが、右下肢に神経因性疼痛が頻発している。1 日に 4〜6 回レスキューとしてのモルヒネ注射薬を使用しており、入眠すると 15 秒程度の無呼吸がみられる。緩和ケアチームで検討すべき対応はどれか。（第 102 回国家試験）

1.　酸素吸入　　2.　鎮痛補助薬の使用　　3.　モルヒネ注射薬の増量　　4.　フェンタニル貼付剤の増量

解説　無呼吸があるため酸素投与の意味はあるが鎮痛効果はないため優先順位は低い。神経因性疼痛には鎮痛補助薬の有効性が臨床的に認められている。モルヒネは副作用に呼吸抑制があるため、無呼吸がある状況で使用は難しく、フェンタニルも同様に選択されない。　　　　　　　　　　　　　　解答 2

引用参考文献

第1節

1) 有賀悦子：緩和ケア総論，専門家を目指す人のための緩和医療学（日本緩和医療学会編）改訂第2版，p2-15, 2019. 南江堂

2) WHO ホームページ：http://www.who.int/cancer/palliative/en/

3) 岡村昭彦：ホスピスへの遠い道. 春秋社 1999

4) 若林一美他訳：ホスピス運動の創始者　シシリー・ソンダース. 日本看護協会出版会. 1989

5) 木澤義之他編：ホスピス緩和ケア白書 2020. 青海社. 2020

6) 特定非営利活動法人　日本ホスピス緩和ケア協会ホームページ：https://hpcj.org

第2節

1) 国際疼痛学会（IASP：International Association for the Study of Pain）
   URL：International Association for the Study of Pain（IASP）(iasp-pain.org)

2) 日本緩和医療学会ガイドライン統括委員会編 がん疼痛の薬物療法に関するガイドライン 2020年版. 金原出版 2020.

3) 特集「WHO がん疼痛ガイドライン大きく改訂」緩和ケア 31(1), 2021.

4) 田上恵太、中川貴之：がん疼痛，専門家を目指す人のための緩和医療学（日本緩和医療学会編）改訂第2版，p60-88, 2019. 南江堂

5) 下山理史：痛みの評価法. 緩和ケア 31(1)53-57. 2021

第3節

1) 石木寛人：がん患者に対する鎮痛治療の原則. 緩和ケア 31(1)9-12. 2021.

2) 寺田立人. 小杉和弘：鎮痛治療の開始. 緩和ケア 31(1)13-16. 2021.

3) 日本緩和医療学会ガイドライン統括委員会編 :がん疼痛の薬物療法に関するガイドライン 2020年版. p82-86. 金原出版. 2020.

4) 前掲3) p53-66.

5) 前掲3) p54. 表1. 日本で使用可能な主なモルヒネ製剤

6) 矢吹律子：速放剤か徐放剤か. 緩和ケア 31(1)34-36. 2021.

7) 赤谷麻実，田上恵太：突出痛の治療. 緩和ケア 31(1) 22-27. 2021.

8) 前掲3) p26-30.

9) 馬渡弘典：オピオイドスイッチング・オピオイドローテーション. 緩和ケア 31(1) 28-29. 2021.

10) 岡本禎晃：オピオイドの換算. 緩和ケア 31(1)58-62. 2021.

11) 川島夏希：オピオイドの投与経路. 緩和ケア 31(1)30-33. 2021.

12) 馬場美華：オピオイドのやめ方. 緩和ケア 31(1)48-52. 2021.

13) 田上恵太、中川貴之：がん疼痛，専門家を目指す人のための緩和医療学（日本緩和医療学会編）改訂第2版，p60-88, 2019. 南江堂

第 4 節

1)　日本緩和医療学会ガイドライン統括委員会編 がん疼痛の薬物療法に関するガイドライン 2020 年版, p66-70. 金原出版. 2020.

2)　田上恵太、中川貴之：がん疼痛，専門家を目指す人のための緩和医療学（日本緩和医療学会編）改訂第 2 版，p60-88, 2019. 南江堂

第 5 節

1)　日本緩和医療学会ガイドライン統括委員会編 がん疼痛の薬物療法に関するガイドライン 2020 年版, p101-106. 金原出版. 2020.

2)　内藤明美：鎮痛補助薬としてのステロイド. 緩和ケア 31(1)37-41. 2021

3)　松岡弘道：抗うつ薬. 緩和ケア 31(1)42-44. 2021

4)　平塚裕介：鎮痛補助薬としての抗痙攣薬. 緩和ケア 31(1)45-47. 2021

第 6 節

1)　日本緩和医療学会編：がんの補完代替療法クリニカル・エビデンス. 金原出版. 2016.

2)　1) 再掲　p 11

臓器別がんと
看護の特徴

1　咽頭がん　喉頭がん

1.1　病態

　咽頭とは、鼻の奥から食道の入り口までの食物や空気の通り道である。咽頭は3つの部位に分かれており、鼻の奥で鼻からの空気の通り道を上咽頭、口を開けたときに見えるのどの部分で上顎の奥の軟口蓋、のどの側壁にあたる扁桃、舌の根本である舌根、口蓋垂の奥に囲まれた範囲を中咽頭、喉頭の後ろ側で、食道の入り口までを下咽頭という（図5.1）。これらの部位にできたがんをそれぞれ上咽頭がん、中咽頭がん、下咽頭がんという。

　喉頭とは気管と咽頭をつないでいる、いわゆる「のどぼとけ」といわれる部分である。喉頭には左右一対の声帯があり、声門より上を声門上部、下を声門下部とよぶ。それぞれ発生部位によって声門上がん、声門がん、声門下がんという。喉頭の役割は、声帯を振動させることで発声する機能や、食物が気管に入らないよう喉頭蓋で蓋をして誤嚥を防ぐ機能がある。日本人では、声門がんと声門上がんが多い。なお、咽頭や喉頭を含む脳を除いた頸部から上のがんを総称して頭頸部がんという。

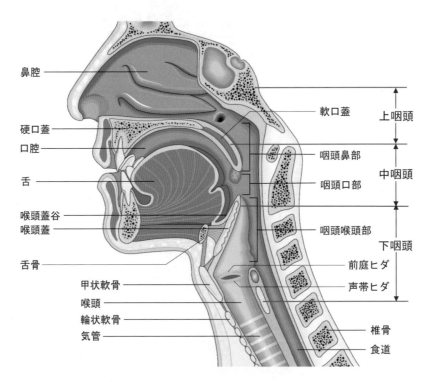

図5.1　上咽頭、中咽頭、下咽頭の位置

(1) 危険因子

咽頭がんの危険因子は飲酒と喫煙である。また、飲酒と喫煙が組み合わさると、それぞれ単独よりもリスクが上がることが分かっている。その他の危険因子として、上咽頭がんは EB ウィルス、中咽頭がんはヒトパピローマウィルスとの関連が報告されている。罹患率の男女比は男性のほうが多く、特に下咽頭がんでは男性：女性が約 10：1 の割合である。

喉頭がんも咽頭がん同様、飲酒と喫煙が危険因子である。また両者が組み合わさると単独よりもリスクが高くなる。罹患率の男女比は、下咽頭がんと同じく約 10：1 で男性が多い。これは男性のほうが、喫煙習慣や飲酒が多いためであると考えられている。また口腔内の不衛生なども発症因子になるといわれている。

(2) 検査

1) 組織診断

鼻から入れる経鼻内視鏡で病変を確認しながら、生体組織の一部を採取する。頭頸部がんの 90％以上が扁平上皮がんであり、放射線治療や薬物治療の効果が期待される。組織診断による情報が治療方針を左右するため、重要な検査である。

2) 腫瘍マーカー

腫瘍マーカーとは、がん細胞自身やがん細胞の周辺からつくられ、血液中に放出される物質である。扁平上皮がんに用いられる腫瘍マーカーは SCC 抗原であり、血液検査で調べることができる。

3) 画像診断

咽頭がんや喉頭がんの診断で用いられる画像検査の主なものとしては、CT、PET 検査がある。CT 検査では、病変の大ささや病変がどこまで進展しているのかを診断するために役立ち、正確な病期診断を行うために重要な検査となる。PET 検査は糖代謝を利用した検査であり、糖代謝が著しい部分を画像で表すことで、腫瘍の存在の可能性を示すものである。そのため、遠隔転移の有無の診断に重要な検査となる。

(3) 診断

現病歴、自覚症状、身体所見に検査結果をあわせ、がんの診断と治療方針の決定に重要な TNM 分類を行う。病変の広がりの診断は、「頭頸部がん取り扱い規約」に則り、下咽頭がんにおける原発病巣の評価（T 分類）/喉頭がん（声門がん）における原発病巣の評価（T 分類）、所属リンパ節の評価（N 評価）、遠隔転移の評価（M 評価）から病期を規定する（表 5.1）。

咽頭がん、喉頭がんの所属リンパ節は頸部リンパ節である。下咽頭がん、喉頭がんでは、上内深頸リンパ節、中内深頸リンパ節、下内深頸リンパ節、鎖骨上窩リン

表 5.1　下咽頭がん・喉頭がんの病期分類

進展度	N0	N1	N2	N3	M1
Tis	0 期				
T1	Ⅰ期	Ⅲ期	ⅣA 期	ⅣB 期	ⅣC 期
T2	Ⅱ期	Ⅲ期	ⅣA 期	ⅣB 期	ⅣC 期
T3	Ⅲ期	Ⅲ期	ⅣA 期	ⅣB 期	ⅣC 期
T4a	ⅣA 期	ⅣA 期	ⅣA 期	ⅣB 期	ⅣC 期
T4b	ⅣB 期	ⅣB 期	ⅣB 期	ⅣB 期	ⅣC 期

出典）日本頭頸部がん学会編, 頭頸部がん取り扱い規約第 6 版. 金原出版, 2018, P31

パ節、副神経リンパ節への転移が多く認められる。

(4) 症状

　下咽頭がんの症状は、初期では咽頭違和感や嚥下時に物が引っかかっている感じである。このような初期症状はがん特有の症状とは感じにくいため、この時点で受診することは少ない。進行すると、嚥下時痛や嚥下時のむせが出現する。さらに進行すると嚥下時以外でも痛みがあり、嚥下困難感が生じるようになる。また、下咽頭がんが進行し声帯に麻痺を生じると、嗄声が出現する。下咽頭がんは頸部リンパ節転移を来しやすいため、症状として頸部の腫脹が出現していることもある。

　喉頭がんは、嗄声が主症状となる。他にも咳嗽や喀痰、のどの違和感を来すが、進行すると呼吸困難感や咽頭痛、嚥下時痛を来すため、気管切開が必要となることもある。喉頭がんのなかでも声門下がんは、進行するまで症状が出ないことも多い。

(5) 予後

　下咽頭がんは、病変が広がりやすいことや頸部リンパ節へ転移しやすいことから、進行がんで発見されることが多い。全国がんセンター協議会の生存率共同調査（2020年 9 月集計）によると、2009 年から 2011 年に診断を受けた患者の全病期における 5年生存率は 52.0％であるが、ステージⅣにおける 5 年生存率は 40.1％とさらに低くなる。また、喉頭がんについては、早期がんであれば放射線治療が選択されることが多く、8〜9 割は根治が可能となる。そのため、全病期における 5 年生存率は79.5％であるが、ステージⅣにおける 5 年生存率は 45.7％と低くなる。

1.2　治療

(1) 手術療法

1）下咽頭がん

　下咽頭がんにおける最も広範囲な切除を伴う術式は、下咽頭喉頭全摘出術であり、TNM 分類で T3 以上がこの術式の適応となる。この術式は、病巣のある下咽頭切除と

ともに解剖学的な特性により喉頭摘出を余儀なくされ、呼吸経路と食物経路を分離
する術式である。呼吸経路は、気管の切除断端を永久気管孔といわれる気管皮膚瘻
として造設することで確保する。また食物経路については、切除した咽頭部分を補
うため、空腸を自家移植する（遊離空腸移植）。

2）喉頭がん

　喉頭がんにおける最も広範囲な切除の術式は、喉頭全摘出術であり、TNM 分類で
は T2 以上がこの術式の適応となる。病巣のある喉頭を摘出するため、呼吸経路と食
物経路が分離され、呼吸のための永久気管孔が造設される（図 5.2）。

3）手術による影響

　咽頭や喉頭は、摂食、会話などの社会生活を送るうえで重要な機能が集まってい
る。手術によってこれらの機能が障害されるため、頭頸部領域では、がんの根治性
と機能の保持のバランスを検討しながら術式が決定される。

　下咽頭がん、喉頭がんの手術による影響としては、喉頭摘出による失声が大きい。
呼吸経路の変更によって、気管孔から乾燥した外気をそのまま気管に吸い込むこと
になる。これにより、気管の繊毛運動が低下して、異物除去が困難となり気管炎や
肺炎のリスクが高くなる。また、食物経路も変化する。手術によって気管と食道が
分離されるため、誤嚥することはないが、嚥下圧の低下によって食物が鼻へ逆流す
ることがある。さらに下咽頭喉頭全摘出術では、空腸移植を行うため吻合部の狭窄
や空腸の蠕動運動の影響で食物が停滞することがある。

(2) 放射線治療

　咽頭がんや喉頭がんに多い扁平上皮がんは、放射線に感受性の高い組織型であり、
放射線治療は根治治療として選択される。治療をしても喉頭が温存されるため会話

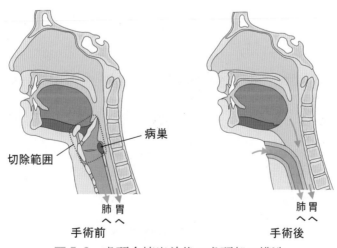

図 5.2　喉頭全摘出前後の喉頭部の構造

に障害がないこと、気管孔を造設しないため整容面での変化がないことから、特に下咽頭がんや喉頭がんではよい適応となる。

　咽頭や喉頭を含む頭頸部領域は、食べる、呼吸する、といった生命を維持する部位であると同時に、会話する、味を感じる、などの生活の質にも影響する部位でもあるため、できる限り正常組織への照射を避けるよう治療計画がされる。

　放射線治療の有害事象には、治療開始から3カ月以内に生じる早期反応と、治療開始から3カ月以降に生じる晩期反応に分けられる。早期反応としては、照射部位の粘膜炎や皮膚炎、味覚障害があげられる。晩期反応としては、嚥下障害、口腔乾燥症状、味覚異常などがある。

　また、放射線療法と同時に薬物療法を開始するがん薬物放射線療法は、放射線の効果を増感させるために薬物療法が併用される。がん薬物放射線療法は、治療効果が高い一方で放射線治療単独よりも有害事象が強く出現する。

(3) 喉頭全摘出術のリハビリテーション

　喉頭全摘出術を受けた患者は、声帯を摘出することで失声を余儀なくされる。そのため代用音声を獲得するためのリハビリテーションが必要となる。代用音声には、食道発声、電気式人工喉頭による発声、シャント発声といった3種類がある（図5.3）。

　食道発声の方法は、空気を飲み込み、胃に溜まった空気をげっぷのように出す途中で、咽頭に振動を与えることで声にする方法である。これは、特別な器具や処置を必要とせず、また発声時に手を使うこともないため両手がふさがらないというメリットがあるが、一方で習得するには時間が必要であり、一般的に3カ月以上かかるといわれている。

　電気式人工喉頭は、器具を使用して咽頭に振動を与えることで発声できるもので

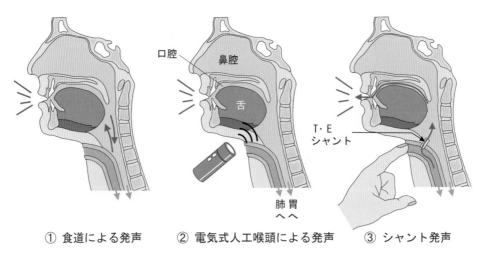

口腔　鼻腔　舌　T・E シャント　肺 胃 へ へ

① 食道による発声　　② 電気式人工喉頭による発声　　③ シャント発声

図 5.3　各代用音声による発声の仕組み

ある。特別な訓練は必要なく容易に発声できるため、術後間もない頃から使用できるというメリットはあるが、抑揚のない機械のような声であるため嫌がる患者も多い。またデメリットとして、器具を購入しなければいけないことや発声時には片手がふさがってしまうことがあげられる。

　シャント発声は、食道と気管に小さな瘻孔（シャント）を作成し、肺から咽頭への空気の流れ道ができる。これを利用して、呼気時に気管孔を指でふさぎ、咽頭へ空気を送り込むことで、咽頭を振動させて発声させる方法である。これは、比較的容易に発声することができるが、デメリットとしては、シャントを造設する手術が必要であること、シャントに挿入する器具を外来で定期的に交換する必要があることなどがあげられる。

　これらの代用発声は、リハビリテーションガイドラインでも推奨されている。喉頭摘出術を受ける患者に対して術前に代用音声の情報提供をすることで、術後の失声に対する不安の軽減につながるとともに、失声のために手術を拒否する患者に対しても、代用音声があることが手術を決断するための判断材料となる。このように、代用音声の情報提供が治療の意思決定支援となる。

1.3　患者ニーズと看護の実際

　喉頭がんや下咽頭がんは、喉頭摘出術による気管孔の造設が日常生活に大きく影響する。また放射線治療によっても、放射線の有害事象からさまざまな機能障害が出現し、生活の質が低下する危険性がある。そのため、まずは基本的ニーズが満たされるように支援する必要がある。そのうえで、社会生活を営むことができるよう支援することが、生活の質の維持・向上につながる。

(1)　手術

1)　永久気管孔

（i）失声

　喉頭を摘出するため、手術後から言語的なコミュニケーションが困難となる。周術期には、患者が容易に返答できるよう声掛けの方法を工夫したり、術前から筆談用具を準備しておき、すぐに使用できるようにする。患者の訴えを正確に理解する姿勢をもつことが、大切なケアとなる。

　また退院に向けて、どのようなコミュニケーション方法を用いるのか、電話での会話が困難なため、特に一人暮らしの場合は病院などとどのように連絡をとるのかといった緊急時の対応を患者と話し合っておく必要がある。

（ⅱ）気管孔管理

　吸気の加湿機能がないため、気管の繊毛運動が低下し痰が多くなる。痰による窒息に注意し、呼吸ができているかを観察するとともに、患者が自分で痰を喀出、吸引したり、気管孔周囲を清潔にできるよう支援する必要がある。また直接、気管につながっているため、できる限り埃やゴミが気管孔へ入らず、吸気を加湿できるようエプロンガーゼで気管孔を常に保護をしておくことが大切である。

（ⅲ）日常生活

　気管孔に水が入らないよう注意をする必要がある。シャワーや洗髪の際は首に水がかからないようタオルやケープなどで気管孔を保護する。その際は、気管孔を完全にふさいでしまわないように十分注意する。そして、患者がセルフケアできるよう入院中から支援していく必要がある。

　永久気管孔のある患者は、呼吸経路が変化するため呼吸を止めることができない。つまり排便時にいきむという行為ができないため便秘になりやすい。患者の排便状況を観察し、水分摂取を促したり、必要時は便秘薬を検討するなどの対応が必要である。

　さらに、呼吸経路が変更するため鼻から息を吸うことができないことで、においを感じづらくなる。ガス漏れなどを察知することも困難になるため、一人暮らしの患者であればガス漏れ警報器の設置を案内する。

　術後急性期を過ぎたら退院後の生活を見据えて、障害を抱えながらも自宅で生活できるようセルフケア支援を勧めていく必要がある。また、永久気管孔のある患者は、気管孔に水が入ることによる窒息や失声のため緊急時に助けを求められないなど、日常生活において生命の危険にさらされる場面が多くなる。そのため、患者や家族は常に不安な気持ちを抱えて生活することになる。さらに、失声のためコミュニケーション方法の再構築を余儀なくされる。同様に家族も患者とのコミュニケーション方法を変化させざるを得ない。これらのことを理解して、患者や家族への精神支援を行う必要がある。

　社会資源として、永久気管孔のある患者は身体障がい者3級の申請が可能となる。受けられる補助として医療費補助や電気式人工喉頭購入補助、吸引器購入補助などがある。また代用音声の訓練の場である患者会もあり、必要時は紹介する。

2）嚥下障害

　気管と食道が分離しているため誤嚥の危険はないが、飲み込む力が弱く食物が鼻へ逆流してしまうことがある。このようなときには、鼻をつまんで飲み込むと圧力がかかり、逆流を防ぐことができる。下咽頭がんのために空腸移植術を受けた患者

は、吻合部の狭窄などで食物が停滞し、飲み込んでも入っていかないこともある。また、口から呼吸することができないため、麺類を「すする」ことやストローで「吸う」という行為が困難となる。さらに、呼吸経路が変わり鼻から呼吸しないことで患者はにおいが分かりづらくなる。食べ物の味は味覚と嗅覚で感じるため、嗅覚が鈍くなることで味が分かりづらくなる。このように、喉頭摘出術を受けた患者は、誤嚥はしないが嚥下障害が生じることで、食べる楽しみがなくなり、食事が苦痛になってしまうことも多々ある。特に高齢者では、食欲が低下する危険性があることを理解し、患者の思いに寄り添って支援していく必要がある。

(2) 放射線治療

1) 疼痛

放射線治療による粘膜炎のため、咽頭痛が出現する。疼痛によって食事がたべられなくなることもあるため、疼痛コントロールが重要となる。また放射線治療による唾液の分泌低下により、口腔内の自浄作用が低下する。口腔環境の悪化が粘膜炎の悪化につながり、さらに疼痛が増強するという悪循環が生まれるため、口腔ケアが重要となる。看護としては、患者が口腔ケアの必要性を理解しセルフケアできるように支援する必要がある。また食事摂取困難となった場合には、経管栄養が必要となることもある。

放射線治療による皮膚炎に対しては、鎮痛剤による疼痛コントロールとともに、皮膚の清潔を保持することや衣服などによる摩擦を避けるような工夫をすることで、皮膚炎の悪化をできる限り予防する。

2) 嚥下障害

下咽頭がんや喉頭がんの放射線治療は、晩期有害事象として嚥下障害が出現することがある。特に外来看護として、患者の食事摂取量や症状を確認していくことが大切である。

実力養成問題

1　喉頭がんの危険因子はどれか。　　　　　　　　　　　　　　　　　　　（第95回国家試験）

1. 声帯ポリープ　　　2. 窒素酸化物　　　3. 喫煙　　　4. 炭酸飲料

解説　喉頭がんの危険因子として重要なのは喫煙と飲酒である。　　　　　　　　　　解答 3

2　Aさん（59歳、女性）は、半年前に下咽頭がんで放射線治療を受けた。口腔内が乾燥し、水を飲まないと話すことも不自由なことがある。Aさんに起こりやすいのはどれか。　　（第95回国家試験）

1. う歯　　　2. 顎骨壊死　　　3. 嗅覚障害　　　4. 甲状腺機能亢進症

解説　口腔内の乾燥により口腔内の自浄作用が低下し、う歯が起こりやすくなる。顎骨壊死や嗅覚障害は考えにくく、放射線治療で起こりやすいのは甲状腺機能低下症である。　　　　　　解答 1

3　喉頭摘出および気管孔造設術を受けた患者でみられるのはどれか。2つ選べ。（第104回国家試験）

1. 誤嚥をしやすい。　　　　　2. 咀嚼がしにくい。　　　　　3. においが分かりづらい。
4. 高い音が聞こえにくい。　　　5. 飲み込んだ食物が鼻に逆流しやすい。

解説　手術により食道と気道は分離されるため誤嚥は起こりにくい。咀嚼や、聴覚が障害されることはない。術後は鼻や口から呼吸しないため匂いが分かりづらく、術後の食道狭窄や嚥下運動の低下により食物が鼻に逆流しやすい。　　　　　　　　　　　　　　　　　　　　　　　解答 3、5

4　医師から喉頭全摘出術の説明を受けた患者が「声がでなくなるのは困る」と悩んでいた。看護師の対応で適切なのはどれか。　　　　　　　　　　　　　　　　　　　　　（第90回国家試験）

1. 手術の説明をどのように受け止めているかを確かめる。
2. 「医師に任せる方がよい」と助言する。
3. 手術後の生活について具体的に説明する。
4. 家族から「手術を受けた方がよい」と勧めてもらう。

解説　患者は「声がでなくなるのは困る」と悩んでいるので、どのように解釈しどのように困ると考えているのか、先ず、患者に聞いて確かめることが重要である。　　　　　　　　　　解答 1

5　次の文を読み問題1〜3に答えよ。　　　　　　　　　　　　　　　　（第98回国家試験）

　53歳の男性。営業職の会社員。喉頭がんの診断を受けた。医師から、声帯への浸潤と両側の頸部リンパ節転移とがあり、治療法として喉頭全摘術、放射線照射および化学療法があることが説明された。翌週、妻と再度受診し治療方針を決めることとなった。

問題1　患者は妻に伴われ受診し、病状から手術療法を勧められた。「手術で声が出なくなるなんて、どうしたらよいのだろう。仕事はできなくなるし」と不安そうである。妻は「夫は最近ふさぎ込み、よく

眠れないようです。がんのことも、今の夫の状態も心配です」と話した。夫婦への対応で最も適切なのはどれか。

1.「この際思い切りも大切ですよ」

2.「奥さんはもっとご主人を励まして下さい」

3.「手術のことはしばらく考えないようにしましょう」

4.「補助具で発声できますから前向きに捉えてみましょう」

問題 2　その後患者は手術に同意し、喉頭全摘術と頸部リンパ節郭清術とが行われた。手術後の集中治療室での体位と頸部の固定法で適切なのはどれか。

1.　仰臥位で頸部をまっすぐにする。　　　2.　仰臥位で頸部を前屈位にする。

3.　側臥位で頸部を後屈位にする。　　　　4.　腹臥位で頸部を横向きに回旋する。

問題 3　術後 10 日、瘻孔がないことが確認され食事が開始された。本人と妻は「気管孔が開いたままで食事をすることの注意点を、退院までにしっかり聞いておきたい」と話した。助言で適切なのはどれか。<u>2 つ選べ</u>。

1.「汁物はストローで吸うとよいでしょう」

2.「飲み込むときに鼻をつまむと鼻への逆流が防げます」

3.「麺類は軟らかいので今までと同じように食べられます」

4.「匂いが分かりにくくなるので味が異なって感じるかもしれません」

5.「飲み込みに時間がかかるので、1 日 6 回の分割食にする必要があります」

問題 1 解説　患者の不安を安易に励ましたり、現実からの逃避は適切ではない。術後に声が出なくなるという不安に対して、人工喉頭など補助具で代用できる方法を伝えることが適切である。　　　解答 4

問題 2 解説　頸部の創の安静を図るため、頭頸部を固定し、頸部の運動を制限する必要がある。　解答 1

問題 3 解説　術後、鼻や口から呼吸の出入りがなく、吸うことができないため、ストローや麺類をすすれない。胃は問題なく分割食の必要はない。鼻腔内への空気の出入りがなく匂いを感知できないため味覚が低下しやすい。嚥下時に鼻をつまむと逆流防止になる。　　　　　　　　　　　解答 2、4

MEMO

2 肺がん

2.1 病態

　肺は、縦隔をはさんで左右 2 つに分かれ、横隔膜の上に位置している臓器である。さらに、右の肺は上葉、中葉、下葉と 3 つの肺葉に、右肺よりやや小さい左の肺は上葉と下葉の 2 つに分かれている。肺の重要な役割は、呼吸をしてガス交換を行うことである。肺の中には、空気の通り道となる気管支が通っており、枝分かれを繰り返しながらぶどうの房状の肺胞へとつながっている。ガス交換は、この肺胞で行われる。（図 5.4）。

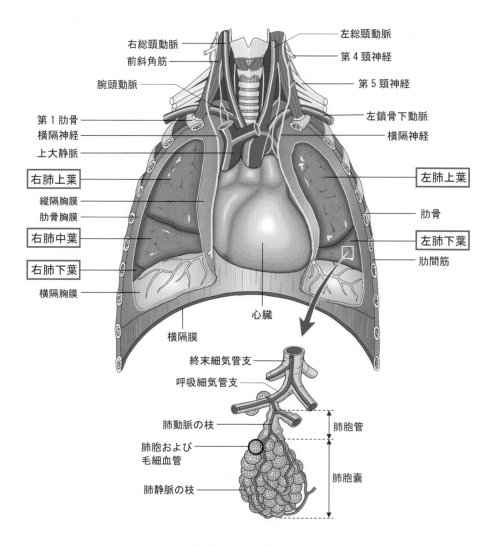

図 5.4　肺の解剖図

　肺がんは、気道上皮の細胞から発生したがんのことであり、非小細胞肺がんと小細胞肺がんに大別される。非小細胞肺がんのなかには、腺がん、扁平上皮がん、大細胞がんなどがある。腺がん、大細胞がんは末梢肺野に発生することが多く、扁平上皮がん、小細胞がんは中枢気道に発生することが多い。進行すると、血行性、リンパ行性、経気道性に転移する。血行性転移は、血管内にがん細胞が入り込み、全身の臓器に転移する。肺、脳、骨、肝臓、副腎などに生じやすい。リンパ行性転移は、リンパ路にがん細胞が入り込み、肺門リンパ節や縦隔リンパ節に生じやすい。経気道性転移は、気道を通じて肺内に転移するが非常にまれである（表 5.2）。

　日本では、高齢化に伴い 75 歳以上の患者が増加している。喫煙率の高い男性に多かったが、近年女性の罹患率が上昇している。罹患者数は 124,510 人で、男性では 4 位、女性では 3 位で 50 代後半から増加傾向にある[1]。肺がんは日本におけるがん死亡数の第 1 位であり、2018 年の部位別の死亡数でも、男性の 1 位、女性も大腸がんに次いで 2 位となっている。

(1) 危険因子

　喫煙は危険因子のひとつであり、非喫煙者に比べて、喫煙者が肺がんになるリスクは男性で 4.4 倍、女性で 2.8 倍と高い[2]。喫煙開始年齢が若いほど、喫煙量が多いほど、肺がんリスクは高くなるとされており[3]、喫煙量については、【1 日の喫煙本数×喫煙年数】で算出される喫煙指数・ブリンクマン指数を用いることがある。また、受動喫煙者は、受動喫煙がない者に比べて 20〜30％程度高くなると推計されている。喫煙の他には、慢性閉塞性肺疾患、間質性肺炎、アスベスト症などの吸入性肺疾患、肺がんの既往歴や家族歴、年齢、肺結核なども肺がんのリスクを高めると報告されている[4]。

表 5.2　肺がんの分類と特徴

	組織分類	多く発生する場所	特　　徴
非小細胞肺がん	肺がん	肺野	・肺がんの 50% 以上を占める ・喫煙との関係あり ・女性では特に多い ・早期から血行・リンパ節転移あり
	扁平上皮がん	肺門	・喫煙との関係が強い ・肺野にみられるものも増加傾向 ・咳や血痰などの症状が出やすい
	大細胞がん	肺野	・男性に多い ・喫煙との関係あり
小細胞肺がん	小細胞がん	肺門	・喫煙との関係が強い ・早期から血行性転移あり ・増殖が速く、予後不良

(2) 検査

　肺がんに特異的な症状はない。胸部単純X線写真、胸部CT、PET-CTなどの画像検査で見つかることが多いが、肺がんの診断のためには喀痰細胞診、気管支鏡による擦過細胞診や腫瘍生検、CTガイド下肺生検、さらに上記で診断が困難な場合は、胸腔鏡下手術により生検を行うこともある。治療適応の病変の場合は、術中迅速診断を行い、そのまま根治的手術を行うこともある。気管支鏡検査は、経気管支的に内視鏡を挿入し、病変に対して生検を行う。直視下、透視下で行われることが多いが、エコーガイド下に病変を生検することが可能となった。気道に気管支鏡を挿入するので、検査中は息苦しく発声できず苦痛が伴う。また、嘔吐による窒息や誤嚥を予防するため、検査前日の就寝時から禁食とし、検査前の2〜3時間前からは飲水も禁止する。CTガイド下肺生検は、気管支鏡で診断困難な末梢型小型病変の診断に有効である。しかし、合併症として、気胸、喀血、空気塞栓、穿刺部位への腫瘍散布などが起こる可能性がある。

　また、転移巣やがんの広がりを調べるために、CTやMRI、骨シンチグラフィ、PET-CTなどを行うことが一般的である。

　血液検査では、腫瘍マーカー（表5.3）も検査されるが、肺がんであれば必ず上昇する物質はなく、反対に肺がんでしか増加しないという物質も今のところ見つかっていない。

(3) 診断

　治療方針の決定には病期分類が必須である。CTなどの検査を行い、原発巣の広がり（T）、リンパ節転移（頸部、鎖骨上窩、腋窩、縦隔、肺門、腹腔内：N）、それ以外の臓器への遠隔転移（M）の有無などを評価する（TNM分類）（表5.4）。

(4) 症状

　早期では症状がないことが多い。症状としては、咳嗽、喀痰、血痰、呼吸困難、発熱、食欲不振、体重減少などがある。また、転移した場合に、その部位に応じ

表5.3　肺がんの腫瘍マーカー

種　類	特　　　　　徴
CEA	肺がんの40〜60%で陽性、大腸がんや胃がんでも陽性のものが多い。
CA19-9	肺がんの20〜30%で陽性、肺の炎症性疾患でも高値となることがある。すい臓がん、胃がんでも陽性のものが多い。
NSE	小細胞肺がんの70%以上で陽性、他の肺がんでは30%程度で陽性。
ProGRP	小細胞肺がんの70〜80%で陽性、他の肺がんではほとんど陽性にならない。
CYFRA21-1	扁平上皮がんの70〜80%で陽性、他の肺がんでは30%程度で陽性。

出典）川村雅文著：系統看護学講座　専門分野II 成人看護学2呼吸器、医学書院、東京、206、2019.

表5.4　肺がんの病期分類

		N0	N1	N2	N3	M1a	M1b 単発遠隔転移	M1c 多発遠隔転移
T1	T1a（≦1 cm）	ⅠA1	ⅡB	ⅢA	ⅢB	ⅣA	ⅣA	ⅣB
	T1b（1−2 cm）	ⅠA2	ⅡB	ⅢA	ⅢB	ⅣA	ⅣA	ⅣB
	T1c（2−3 cm）	ⅠA3	ⅡB	ⅢA	ⅢB	ⅣA	ⅣA	ⅣB
T2	T2a（3−4 cm）	ⅠB	ⅡB	ⅢA	ⅢB	ⅣA	ⅣA	ⅣB
	T2b（4−5 cm）	ⅡA	ⅡB	ⅢA	ⅢB	ⅣA	ⅣA	ⅣB
T3	T3　（5−7 cm）	ⅡB	ⅢA	ⅢB	ⅢC	ⅣA	ⅣA	ⅣB
T4	T4　（＞7 cm）	ⅢA	ⅢA	ⅢB	ⅢC	ⅣA	ⅣA	ⅣB

出典）日本肺がん学会編：肺がん取扱い規約第8版、金原出版、東京、p4,6、2017. より作成

た症状がみられる（脳転移の場合、ふらつき・痙攣・麻痺など、骨転移の場合、疼痛・骨折など）。さらに特徴的な症状として、反回神経への浸潤による嗄声や上大静脈への浸潤による上大静脈症候群（顔面と上肢の極度の腫脹など）、頸部交感神経節への浸潤による交感神経麻痺で起こるホルネル症候群（縮瞳、眼瞼下垂など）などがある。

(5) 予後

　2009年〜2010年のがん診療拠点病院における診断例では、肺がんの総合病期（UICC TNM分類総合ステージ）別5年生存率は、全体で40.6%、Ⅰ期81.2%、Ⅱ期46.3%、Ⅲ期22.3%、Ⅳ期5.1%となっている[5]。小細胞肺がんはがん薬物療法に対する感受性は高いが、短期間のうちに再発・増悪することが多く、非小細胞肺がんに比べて予後不良である。

2.2 治療

　治療は、手術、根治的放射線療法、がん薬物療法、緩和治療に分けられる。治療法は、患者本人の状態（パフォーマンスステータス）、がん細胞の種類（非小細胞肺がん、または小細胞肺がん）、がんの大きさと広がりに応じて決定される。（表5.5）

(1) 手術療法

　がんに対する局所の制御力は放射線療法よりも優れているが、大きな侵襲が加わるため、適応の決定には腫瘍学的検討のみでなく、各臓器の機能的な評価も慎重に行わなければならない。手術適応は非小細胞肺がんのⅠ〜Ⅱ期やⅢA期の一部、小細胞肺がんのⅠ期など、一般に早期の場合に行われる。標準的手術は、腫瘍部位に

表5.5　肺がんの治療法

分　類	進行度(病期)	選択される治療法
非小細胞肺がん	Ⅰ期	手術
	Ⅱ期	手術(＋薬物療法)
	ⅢA期	一部は手術(＋薬物療法)、 それ以外は薬物療法＋放射線療法
	ⅢB期	薬物療法(＋放射線療法)
	Ⅳ期	薬物療法
	再発期	薬物療法
小細胞肺がん	Ⅰ期	手術＋薬物療法
	限局型(LD)	薬物療法＋放射線療法
	進展型(ED)	薬物療法
	再発型	薬物療法

出典) 山下達、三浦里織「がん薬物療法看護ベスト・プラクティス第3版」p.184　照林社　2020

よって肺部分切除、肺葉切除、片肺全摘があり、いずれも転移の有無を確認するためリンパ節郭清が行われる。術後の合併症は、出血、肺水腫、無気肺、肺炎、肺瘻・気管支断端瘻、肺塞栓などがある。また、肋間神経を切断するため、神経障害性疼痛が術後長期に出現する。

(2)　放射線療法

　肺がんの放射線療法の適応は病期のステージおよび全身状態などで決定され、がん薬物療法と併用して行われることが多い（がん薬物放射線療法：CRT）。最近は、腫瘍だけに線量集中性を高めた定位放射線照射（SRT）が行われ、手術不能な呼吸機能の低下した患者には第一選択となる治療法である。遠隔転移を伴う肺がんでは、局所のコントロールが予後の延長に寄与する、もしくはQOLの改善につながると判断された場合に、本治療が選択される。

　胸部の放射線療法に伴う主な合併症は、放射線肺炎や放射線食道炎などである。放射線肺炎は放射線による間質の炎症（間質性肺炎）で、一般の細菌性肺炎とは異なる。食道炎は、照射野に含まれる食道粘膜の炎症で、嚥下時痛、通過障害などの症状が出現し、照射の終了により軽快する。

(3)　がん薬物療法

　肺がんのがん薬物療法の適応は、非小細胞肺がんの手術後の補助がん薬物療法、がん薬物放射線療法、進行がんに対するがん薬物療法単独療法などである。肺がんに対する代表的な殺細胞性薬剤としてプラチナ製剤（シスプラチン：CDDPなど）を用いた多剤併用治療が行われる。CDDPを用いた場合、大量の補液が必要である。がん薬物療法は多剤併用のため、多様な副作用がみられる。主な副作用としては、骨

髄抑制や脱毛、悪心・嘔吐、腎機能障害、末梢神経障害、下痢・便秘などがある。また近年、肺がんに影響する遺伝子が解明され、EGFR、ALK など遺伝子変異を標的とした分子標的薬が導入されるようになった。副作用は薬剤によって特徴的であり、皮疹、爪周囲炎、下痢、肝機能障害、間質性肺炎などがあげられる。

(4) 免疫療法

細菌やウイルス、がんなどから身体を守っているのが免疫である。免疫は、体内に異物を発見すると、それを攻撃し身体から取り除く。一方、免疫系は過剰な反応が起こらないように、免疫反応に対して抑制的に働く安全装置を備えていて、免疫チェックポイントとよばれている。がん攻撃の中心を担っているのは T 細胞である。T 細胞では、PD-1 と CTLA-4 とよばれる分子が免疫チェックポイントで働く代表的な分子である。がん細胞は、免疫チェックポイント分子に特異的に結合する PD-L1・PD-L2 を発現して活性化された T 細胞に発現する免疫チェックポイント分子である PD-1 と結合することで T 細胞の働きにブレーキをかけ、T 細胞からの攻撃から逃れている。一方、CTLA-4 は、T 細胞が樹状細胞から抗原提示を受ける段階でブレーキとして働く。これらのブレーキとして働く分子を阻害する物質が、免疫チェックポイント阻害薬とよばれ、「抗 PD-1 抗体」「抗 CTLA-4 抗体」「抗 PD-L1 抗体」の 3 つのタイプがある。

免疫チェックポイント阻害薬は、がん細胞により抑えられていた免疫機能を再活性化させる。免疫反応が活性化されることで生じると考えられている免疫関連有害事象（immune-related adverse events：irAE）は、従来の抗がん薬とは異なるものである。irAE は、皮膚、消化管、肝臓、肺、ホルモン産生臓器に比較的多く生じることが知られているが、全身のどこにでも副作用が生じる可能性がある。一般的には、間質性肺炎、大腸炎、1 型糖尿病、甲状腺機能障害などのホルモン分泌障害、肝・腎機能障害、皮膚障害、重症筋無力症、筋炎、ぶどう膜炎などの副作用が報告されている。

2.3 患者ニーズと看護の実際

(1) 手術を受ける患者の看護

呼吸器の手術は侵襲が大きく、生命を維持するガス交換に直接関与する。看護師は、手術により障害される機能をアセスメントし、その後の QOL を考えた術前・術後のケアを提供する必要がある。

1) 術前の看護

肺がんの場合、腫瘍の部位によって、無症状から咳嗽、喀痰、血痰、呼吸困難感

などさまざまな症状を呈する。特に呼吸困難感は生命を脅かす経験であり、強い不安を感じている可能性がある。入院生活や検査、手術などに対する不安を、患者や家族の言動や表情などから注意深く観察し、共感的態度で接しながら、適切な情報提供を行い介入していくことが必要である。

（ⅰ）合併症予防のための患者教育

術後の無気肺や肺炎予防のため、呼吸法や、咳嗽・排痰法、器具を用いた呼吸練習など術前訓練が重要である。

① 呼吸法

術後の呼吸は呼吸筋を切開することや創部痛により呼吸運動が妨げられ、浅く早い呼吸になりがちである。横隔膜を効果的に活用する腹式呼吸を行い、肺換気量の増加や肺の再膨張を助ける指導を行う。腹式呼吸は、腹筋を膨らませ鼻から息を吸い、吐くときに腹筋に力を入れ、口をすぼめてゆっくり長く（吸気時の 2〜3 倍の長さ）吐く。腹部に手を添えて、呼気時に腹部がへこむかを患者に確認してもらう。

② 咳嗽・排痰法

術後は手術操作による気道内分泌物の増加や咳嗽力の低下などにより、排痰が困難となりガス交換が障害される。そのため、咳嗽をして痰を喀出しなければいけない。咳嗽することで術後に創部が離開するのではないかと不安を感じる患者もいるため、術前から咳嗽や排痰方法について練習を始め、成果を確認しておくとともに、術後を想定し、創部を手で保護しながら咳嗽の練習をするなど、デモンストレーションを行い安心感が得られるようにする。

③ 器具を用いた呼吸練習

インセンティブスパイロメトリとは長い吸気を持続するための呼吸訓練器具の総称であり、術後も継続して実施することで、残存肺の機能を発揮させ、術前と比較することで、回復の目安になる。ただし、術後肺瘻（はいろう）や、区域切除例では、肺瘻を悪化させる可能性があり、実施については医師に確認する。

2）術後の看護

開胸術は、全身麻酔で行われ、肺は開胸により一時的に虚脱するが、終了に至るまでに再度機器によって加圧され再膨張する。残存肺および気管支断片からの空気漏れがないことが確認されると、胸腔ドレーンが挿入され、水封式ドレナージに接続される。胸腔ドレーンは、手術創面から出血した血液や滲出液を胸腔外に排出する目的で挿入される。手術後は、気道の浄化、無気肺や肺炎などの合併症予防、創部痛の緩和などを重点に行っていく。

（i）合併症と看護

① 肺炎・無気肺

　肺を切除し、呼吸運動を行う胸壁の筋肉あるいは肋骨も手術により切断するため、咳嗽する能力が著しく低下する。さらに喫煙者の場合、術後の喀痰量が多く、創部痛などもあり痰が十分喀出できないことが多い。気管支に貯留した痰は肺炎の原因となる。

　また、気管支内に痰や血液などが貯留し、その末梢域の肺に空気が入っていない状態を無気肺という。放置すると肺炎につながりやすい。肺炎や無気肺にならないための予防措置として、喫煙者は禁煙、口腔ケア、手術前から腹式呼吸などの運動を行うなど手術前の準備も大切であるが、術後は早期離床や体位変換による痰のドレナージを図るとともに、腹式呼吸による深呼吸、咳嗽を促す。効果がみられないときは、気管支鏡による痰や血液の吸引が必要である。

② 不整脈

　手術後の低酸素血症に伴う心負荷、脱水、発熱、手術時の心膜の合併切除などによって、呼吸器外科手術は他の手術と比較し不整脈が発生しやすい。多くは術前の心電図に何らかの異常をもっている症例である。発症時には患者に安静を促し医師に報告し、抗不整脈薬の使用などを検討する。

③ 肺血栓塞栓症

　手術後の安静、臥床状態により下肢の深部静脈に血栓が形成されると、これが流れて肺動脈に詰まり、肺血栓塞栓症となる。肺切除後に肺塞栓症が起こると重篤な呼吸不全に陥りやすく、注意が必要である。予防としては、術後の下肢に弾性ストッキングを着用するか、間欠的に下肢を締め付ける装置を下肢に巻いて下肢の深部静脈の流れを促進する。また、早期離床も血栓予防に重要である。

④ 皮下気腫

　胸腔内に漏れ出た空気が行き場を失って、壁側胸膜の損傷部位から皮下や筋層間に漏れ出た状態を皮下気腫という。胸腔ドレーンの効果が不十分な場合や抜去後にもみられることがある。体表から皮下気腫を触診すると、新雪を掴んだときのような感触がある。これを握雪感といい、皮下気腫の特徴的な所見である。皮下気腫の進行具合を観察するとともに、進行性であれば医師に報告する。治療としては、空気を体外に出すための胸腔ドレーンを追加留置することもある。

⑤ 肺瘻

　手術後に切開した部分から空気が漏出することを肺瘻という。肺気腫合併例や喫煙者に発症しやすい。大きく息を吸って肺が膨らんだときや、咳嗽をするなど圧力

がかかったときに、空気が漏れ出すことがあるが、通常は自然に塞がるため、胸腔ドレーンの留置を続け経過観察する。漏出が持続する場合は、抗悪性腫瘍溶連菌製剤などを胸腔に注入して胸膜癒着術を行う場合もある。

⑥ **気管支断端瘻**

切断した気管支は空気が漏れないように縫合されるが、まれに縫合したところに穴が開き、空気や痰が漏れてしまう。これを気管支断端瘻という。空気や痰が漏れると細菌感染を起こしやすくなり膿がたまり、肺炎になることもあるため、空いた穴をふさぐ手術が必要になる。そのため、発熱や炎症反応の観察や胸腔ドレーンのエアリーク観察などが必要である。

（ⅱ）**疼痛管理**

開胸術後は、肋間に走行した広範囲の皮膚、神経、筋の切離が行われるため、腹部の手術に比較して創痛が強い傾向にある。激しい痛みは不安感を増強させ睡眠を妨げ、呼吸や咳嗽を抑制するようになる。咳嗽・深呼吸・体位変換をさせることが困難になると、合併症の要因にもなる。したがって、術後は積極的に鎮痛を図る。現在は、手術中に挿入される硬膜外チューブから持続的に鎮痛薬を注入する方法が、呼吸抑制が少なく、鎮痛効果にも優れているためよく取り入られている。鎮痛薬を使用しているときは、身体的徴候や活動量、情緒反応や言語的反応、睡眠や休息などを観察し、効果を確認する。

（ⅲ）**胸腔ドレーン管理**

胸腔内に貯留物があると、残存肺は圧迫されて再膨張が妨げられ、胸腔内圧が高まることによって胸部圧迫感・呼吸困難感・縦隔偏位などが起こり、呼吸機能以外に循環機能にも影響を与える。そのため、術後は、胸腔内に溜まった血液や滲出液を排除する、開胸術で陽圧になった胸腔内を排気して陰圧にする、ドレーンからの情報（排液の量・性状・排気の有無）により創部の状態を知るなどの目的で胸腔ドレーンが挿入される。

(2) がん薬物療法を受ける患者の看護

患者は、治療そのものに対する不安と、治療効果に対する期待と不安を抱いて治療に臨む。がん薬物療法を開始すると、使用する薬剤によりさまざまな副作用が出現し、QOLの低下、想像以上の苦しさから治療を拒否する恐れもある。副作用を理解し、症状を適切に評価したうえで、患者にあった支持療法を実施する。そして、がん薬物療法を継続できる体力と気力が維持できるように支援する。

1）副作用のマネジメント

（ⅰ）悪心・嘔吐

シスプラチンとの併用の場合は、特に悪心・嘔吐対策が重要になる。

（ⅱ）下痢・便秘

イリノテカンを使用した場合には、高度の下痢や便秘になることがあるため、患者の状態を十分観察する。

（ⅲ）腎機能障害

シスプラチンは腎毒性があるため腎機能障害を起こしやすい。悪心・嘔吐、下痢などによって水分摂取量が低下すると脱水傾向になるため、より注意が必要である。

（ⅳ）骨髄抑制

造血機能が一時的に抑制され、白血球・赤血球・血小板が減少する。感染や貧血、出血傾向に注意が必要である。

（ⅴ）末梢神経障害

パクリタキセルを使用した場合、末梢神経障害が出現する可能性がある。神経症状の自覚症状に注意し観察するとともに、転倒などの事故を防止し、日常生活への影響を最小限にするよう援助する。

（ⅵ）肺障害

イリノテカン、パクリタキセル、分子標的薬であるゲフィチニブ、エルロチニブを使用した場合、肺障害の出現の可能性が高い。呼吸状態、倦怠感などを注意深く観察する。また、異常の早期発見のためにも肺障害の副作用について説明し、自覚症状を的確に表現することの重要性を説明していく。

（ⅶ）免疫療法の合併症

患者には、注意すべき具体的な症状を事前に伝えることが重要である。特に発熱（38℃以上）がある場合には、その後に irAE が出現することが多いため、毎日の体温測定が重要である。irAE の多くは治療開始後 2 カ月以内の比較的早い時期に起こりやすい傾向があるが、irAE 発現時期はさまざまであるため、患者自身で症状をセルフチェックすることが重要である。irAE が疑われる症状が出た際は、早めに相談するよう伝えておく。irAE が疑われる場合は、発現した事象ごとに医師・看護師・薬剤師など多職種で連携し、irAE を早期発見・早期治療を行うことが重要である。

(3) 放射線療法を受ける患者の看護

放射線療法は、全身への副作用は少なく、QOL を高く保持できるという特徴がある。しかし、患者のなかには病名告知に加えて根治療法ができないことへのショックを抱えたまま放射線治療を開始する人もいる。看護師は、患者の治療に対する理

解と不安や期待を確認し、照射に伴う副作用を観察し、症状緩和を図る。

1）副作用のマネジメント

（i）急性・亜急性の副作用

　副作用には、治療中から治療後1カ月以内に起きる急性のものと、治療後1〜3カ月に起きる亜急性のものがある。

① 放射線宿酔

　放射線照射直後から数日の間に、上腹部停滞感、食欲不振、悪心・嘔吐、全身倦怠感、頭重感などの症状が出現する。次第に消失するが、宿酔症状の出現をアセスメントし、基本的な生活を整え、セルフケアを支援する。

② 放射線食道炎

　照射野に肺門、縦隔が含まれる場合、照射開始から3週間目頃より嚥下時痛、胸やけ、嚥下困難、食道のつかえ感などを自覚する。よく咀嚼することや、刺激物を避けるなどの生活指導や、食事摂取量が減少する場合には、脱水や低栄養に注意して観察する。

③ 放射線皮膚炎

　照射開始から3週目頃より、炎症症状として皮膚発赤、熱感、掻痒感、疼痛が出現することがある。皮膚表面に炎症症状がなくても、深部で症状が起きていることもある。また皮膚反応は、照射部位の反対側にも強く出現することもあるため注意が必要である。皮膚への機械的刺激を避けるように指導する。

（ii）晩発性の副作用

　晩発性の副作用は、局所の機能障害と二次発がんに大別される。二次発がんの頻度は、放射線療法を受けた患者の約0.1％とされている。

① 放射線肺炎

　胸部照射期間中から終了後数カ月の間に発症することがある。無症状のこともあるが、咳嗽、発熱、息切れ、呼吸困難を伴うことがある。まれに症状が増悪し死に至ることもあるため、症状出現時はすみやかに報告するように指導する。また禁煙の徹底や感染予防行動などについての指導も行う。

(4) 緩和ケア

　肺がん患者が終末期を迎えると、疼痛や呼吸困難、せん妄などの複数の苦痛症状が出現し、全人的苦痛をもたらす。そのため、看護師は早期から緩和ケアの視点をもち、積極的な症状マネジメントや精神的サポートが求められる。そのなかでも呼吸困難は肺がん患者の約8割に発生し、患者にコントロール感の低下や死への恐怖、生きる希望の喪失をもたらす。さらに、そばにいる家族にも、苦しむ患者を前に何

もできないことによる無力感や自責の念を引き起こさせる。終末期の呼吸困難を緩和するためには、オピオイド製剤をはじめとする薬物療法と呼吸介助などの非薬物療法の併用が推奨され、それでも緩和できない場合に鎮静が選択される。看護師は患者と家族が希望に沿った最期を迎えることができるように、適切な症状アセスメントや薬物管理、意思決定支援を行う必要がある。呼吸困難に対する非薬物療法は、その場の呼吸困難を緩和するだけでなく、患者が事前に発作時の対処法を知ることで安心感を得ることや、家族とともに行えるケアもあることから、患者の尊厳を支えるケアや家族ケアの一環として取り入れることも有効である。代表的な終末期肺がん患者に対する非薬物療法を表 5.6 に示す。ここに記載されている内容は、すべてが効果を検証されたケアではないが、通常の臨床で高い頻度で用いられているケアである[6]。

表 5.6　終末期肺がん患者に対する非薬物療法

分 類		ケ ア 内 容
身体的ケア	呼吸コントロール	吸入で排痰を促す
		体位ドレナージを行い、排痰を促す
		バイブレーションを行い、排痰を促す
		胸郭を両手で挟み、呼吸を補助する（スクィージング）
		くちすぼめ呼吸を促す
		腹式呼吸（横隔膜呼吸）を促す
		呼吸が速くなり過ぎないようにペーシングする
	呼吸筋ケア	患者の顔にうちわなどで冷気を送る
		呼吸筋（頸部・肩甲帯・胸部上部など）のストレッチを行う
		呼吸筋（頸部・肩甲帯・胸部上部など）のマッサージを行う
	体位調整	症状が緩和する体位を探し、クッションで保持する
		ファーラー位や側臥位に体位を工夫する
		締め付けないゆったりとした寝衣や掛け物を選択する
精神的ケア		頻回に訪室する
		患者のそばにいる
		タッチングを行う
		安心感を与えるような声掛けをする
		明瞭にゆっくり話しかける
社会環境的ケア		家族に自宅の段差・手すり・休息場所などの整備を説明する
		家族に患者の呼吸困難発生時の対応を説明する
		家族の協力を得て患者を一人にしないようにする
		家族に呼吸困難の原因・憎悪因子・生活への支障を説明する
		患者にパニックをコントロールする方法（ペーシングなど）を説明する
		患者に呼吸数・チアノーゼ・喀痰・咳嗽などの観察を説明する
		日常生活行動の時間を調整して、呼吸困難の増強を防ぐ
		呼吸困難の原因・憎悪因子・生活への支障などを説明する
		病室の環境調整をする（温度・湿度・光や音の調整）

実力養成問題

---

1 肺がんについて正しいのはどれか。　　　　　　　　　　　　　　（第 103 回国家試験）
1. 腺がんは小細胞がんより多い。
2. 女性の肺がんは扁平上皮がんが多い。
3. 腺がんは肺門部の太い気管支に好発する。
4. 扁平上皮がんの腫瘍マーカーとして CEA が用いられる。

解説　腺がんは肺がんのなかで最も多く、肺野部に好発し、女性に多い。一方、扁平上皮がんは喫煙との関連が大きいといわれ、男性に多い。CEA は肺がんの組織型にかかわらず用いられるが、扁平上皮がんでは Cyfra21-1（シフラ）が最も有用性が高い。　　　　　　　　　　　　　　　　　　解答　1

---

2 次の文を読み問題 1〜3 に答えよ。　　　　　　　　　　　　　　（第 100 回国家試験）
　A さん（65 歳、男性）は、右下葉の肺がん（T3N2M0）と診断され、抗がん化学療法（シスプラチン＋エトポシド）1 クール 4 日間を 4 クール行うことになった。入院時の A さんは、体温 36.2℃、呼吸数 18/分、脈拍 72/分、血圧 124/74 mmHg であった。経皮的動脈血酸素飽和度〈SpO2〉は 98％で、咳嗽が時々みられるが、痰の喀出はなく、胸部の聴診にて副雑音はない。A さんの血液検査の結果は、白血球 5,600/μL、アルブミン 3.7 g/dL、CRP 0.3 mg/dL であった。A さんは 20 歳の頃から毎日 20 本の煙草を吸っていたが、60 歳のときに禁煙した。

問題 1　A さんの入院時の状態で正しいのはどれか。
1. 喫煙指数（ブリンクマン指数）は 60 である。　　2. 肺炎の徴候がみられる。
3. 低栄養の可能性がある。　　　　　　　　　　　4. リンパ節転移がある。

問題 2　抗がん化学療法が開始されて 2 日が経過した。A さんは悪心・嘔吐、下痢が出現し、食事はほとんど摂れていない。A さんへの看護師の対応で適切なのはどれか。
1. 吐き気があるのは薬が効いている証拠だと話す。　2. 無理して食べなくてもよいと話す。
3. 嘔吐後の口腔ケアは控える。　　　　　　　　　4. 経管栄養を検討する。

問題 3　抗がん化学療法が開始されて 5 日が経過した。A さんの血液検査の結果は、白血球 2,100/μL（好中球 50％）である。看護師が行う A さんへの感染予防の対策で適切なのはどれか。
1. 加熱食に変更する。
2. マスクの着用を促す。
3. 面会者の入室を禁止する。
4. クリーンルームに入室とする。

問題 1 解説　喫煙指数は「1 日の喫煙本数×喫煙年数」であり A さんの場合 800 となる。体温や呼吸数、他の肺炎兆候はなく、アルブミン 3.7 g/dL は低栄養とはいえない。右下葉の肺がん（T3N2M0）と診断されていることから、TNM 分類により、N2 でありリンパ節転移がある。　　　　　　　　　　　解答　4

問題2 解説　吐き気は、抗がん化学療法の抗がん剤の副作用であり、吐き気があるからといって抗がん剤が効いているとはいえない。口腔内を清潔に保つことと、爽快感を得ることができるように口腔ケアは必要である。悪心・嘔吐、下痢があるため、消化管内に流動食を入れることで症状を増長してしまう。輸液などでの栄養保持を検討する。無理して食事を摂取するのではなく、摂取できるときに摂取できるものを摂取できるだけ摂取すればよい。　　　　　　　　　　　　　　　　　　　　　　解答　2

問題3 解説　加熱食は好中球数 500/μL 以下のクリーンルーム入室の際などに適応となる。面会謝絶の必要はなく、感染予防行動を指導し面会者が順守すれば面会は可能である。白血球が減少しており、易感染状態であるため、マスクの着用と手洗いの指導を行う。　　　　　　　　　　　　　　　解答　2

3　次の文を読み問題1〜3に答えよ。　　　　　　　　　　　　　　　　　（第95回国家試験）

　60歳の男性。右主気管支入口部の扁平上皮がんに対する放射線療法施行後、肺炎を起こした。入院時、体温 37.2℃、呼吸数 20/分、脈拍数 86/分、整、血圧 124/74 mmHg。経皮的動脈血酸素飽和度（SpO2）92%、右呼吸音が弱く、喘鳴がある。白色粘稠痰を少量ずつ喀出しているが、息を吐き出しにくいと呼吸困難を訴えている。抗菌薬が投与され、鼻腔カニューレでの酸素投与が 3 L/分で開始された。

問題1　息を吐き出しにくい原因で考えられるのはどれか。

1. 胸水貯留　　　2. 気道狭窄　　　3. 気胸　　　4. 放射線肺炎

問題2　入院時の対応で適切なのはどれか。

1. 呼吸回数を増やすよう促す。　　　2. 痰を吸引する。
3. 器具による呼吸訓練をすすめる。　　　4. 口すぼめ呼吸を指導する。

問題3　3日後、病状は改善せず食事もほとんど摂取できないため、輸液が開始され、酸素投与はリザーバーマスク 5L/分に変更された。その夜、体温 38.8℃、呼吸数 30/分、脈拍数 128/分、整、血圧 88/68 mmHg。経皮的動脈血酸素飽和度（SpO2）90%となった。この日の輸液量は 1,600 mL、尿量は 300 mL。血液所見は、白血球 16,800/μL、CRP18.6mg/L。声をかけるとようやく返答するが、すぐうとうとしてしまう。この状況のアセスメントで最も適切なのはどれか。

1. 呼吸筋の疲労　　　2. 心原性ショック　　　3. 敗血症性ショック　　　4. 脱水

問題1 解説　胸水貯留、気胸、放射線肺臓炎は肺の拡張障害である。右主気管支入口部のがんであり、右呼吸音が弱く喘鳴があるため、痰の貯留による気道狭窄が考えられる。　　　　　　　　　解答　2

問題2 解説　右呼吸音が弱く、喘鳴、喀痰があり、痰による気道狭窄が原因と考えられる。気道狭窄した状態で呼吸回数を増やすことを促しても、有効な換気とはならない。また、呼吸訓練や口すぼめ呼吸は肺換気量の増加や肺の再膨張を助ける指導ではあるが、今現在呼吸困難を訴えているので、入院時の対応としては、痰の吸引が適切である。　　　　　　　　　　　　　　　　　　　　解答　2

問題3 解説　呼吸筋の疲労により、呼吸の力が弱くなり、肺活量の低下が起こり、低酸素血症や高炭酸血症となる可能性はある。しかし、発熱・白血球増加・CRP上昇などの高い炎症反応から敗血症と考えられ、血圧低下と意識レベル低下は敗血症ショック状態である。心原生ショックそのものでは体温が上昇することはない。また、輸液量 1,600mL で尿量が 300mL であることから脱水状態ではない。　解答　3

4　次の文を読み問題に答えよ。　　　　　　　　　　　　　　　　　　　　（第 97 回国家試験）

　45 歳の女性。2 カ月前から咳嗽と喀痰とが出現した。最近、倦怠感も強くなったため受診した。胸部エックス線写真で左肺上葉に異常陰影を認め、精査と治療とを目的に入院した。

問題 1　経気管支肺生検（TBLB）が予定された。肺生検前の説明で適切なのはどれか。

1. 「検査前日の夜 9 時以降は飲水できません」
2. 「気管支鏡を入れるときには息を止めてください」
3. 「苦しいときは手をあげて合図してください」
4. 「検査後には積極的に咳をして痰を出してください」

問題 2　検査の結果、左肺上葉の腺がんと診断され、開胸左肺上葉切除術が予定された。術前肺機能検査結果は％肺活量 70％、1 秒率 85％であった。手術前の呼吸練習で適切なのはどれか。

1. 短速呼吸　　　2. 胸式呼吸　　　3. 口すぼめ呼吸　　　4. 間欠的陽圧呼吸（IPPB）

問題 3　左肺上葉切除術後 2 日目、右肺下葉で呼吸音が聴取されない。体温 37.4℃。呼吸は浅表性で 25/分、血圧 164/96 mmHg。鼻カニューレで 3 L/分の酸素吸入を行い、経皮的動脈血酸素飽和度 86％。胸腔ドレーンは−10 cmH$_2$O で低圧持続吸引している。痰がからんでいるため喀出を促したが「痛くてそれどころではない」と顔をしかめた。対応で最も適切なのはどれか。

1. 酸素投与量を増やす。　　　　　　　　　2. 去痰薬の吸入を行う。
3. 気管支鏡による気管内吸引の準備をする。　4. 胸腔ドレーン吸引圧を上げる。

問題 1 解説　検査前日の就寝時から禁食になり、飲水は、検査の 2〜3 時間前から禁止となる。気管支は声帯のすきまを通り抜けるので、吸気の時に挿入する。咽頭痛、血痰が出現することもあり、無理して咳や喀痰して刺激を与えないようにする。TBLB 検査中は発声できないため、事前に合図を決めておく必要がある。　　　　　　　　　　　　　　　　　　　　　　　　　　　　　　　　　　　　　　　**解答 3**

問題 2 解説　短速呼吸とは、短く浅い呼吸法である。娩出時に行うことが多い。手術前の呼吸練習には適さない。開胸での手術が予定されているため呼吸筋を切開することになる。胸式呼吸では創部痛を伴うことになるので、腹式呼吸のほうが望ましいといえる。口すぼめ呼吸は、慢性閉塞性肺疾患に適した呼吸法である。％肺活量 70％、1 秒率 85％から拘束性換気障害と考えられる。間欠的陽圧呼吸はあらかじめ設定された圧力のガスを患者の肺に送り込むため、規則的な呼吸が可能となる。　　　　　　　**解答 4**

問題 3 解説　右肺が無気肺になっている。そのため酸素投与量を増やしても酸素飽和度は上がらない。痛みが強く痰の喀出もできない状態である。去痰薬の吸入をしても痰の喀出は困難であろう。胸腔ドレーンの吸引圧を上げても痰の喀出には影響がない。自力で痰を喀出できないことから、早急に気管支鏡による吸引を行い無気肺を解除することが大切である。　　　　　　　　　　　　　　　　　　**解答 3**

5　次の文を読み問題に答えよ。　　　　　　　　　　　　　　　　　　　　（第 102 回国家試験）

　A さん（58 歳、男性）、建築作業員。趣味はジョギングで毎日 5 km を走っている。55 歳のときに肺気腫を指摘されている。1 カ月前から咳嗽が続いて止まらないため、自宅近くの病院を受診した。胸部エックス線撮影で異常陰影が認められ、精密検査の結果、右下葉に肺がんが見つかり、標準開胸右下葉切除術が予定された。20 歳から喫煙歴があり、肺気腫を指摘されるまで 1 日 40 本程度吸っていた。

問題1　手術は無事終了し胸腔ドレーンが挿入されたが、水封ドレナージのみで持続吸引は行われていない。術直後、胸腔ドレーンの先端から呼気時にエアリークが認められた。ドレーン挿入部と接続部とを確認したが異常はなかった。医師は、「再手術は経過をみて判断する」といっている。看護師の対応として適切なのはどれか。

1. 水平仰臥位にする。　　　　　　　　　2. 肩関節の運動を促す。
3. ドレーンをクランプする。　　　　　　4. 皮下気腫の出現に注意する。

問題2　術後2日、硬膜外持続鎮痛法が行われているが、Aさんは咳嗽時や体動時に苦痛表情をしている。看護師の対応として適切なのはどれか。

1. 体動を少なくするように指導する。　　　　2. 創部のガーゼの上から温罨法を行う。
3. 鎮痛薬の追加使用について医師と検討する。　4. 胸腔ドレーンの吸引圧について医師と検討する。

問題3　エアリークは自然に消失し経過は良好であるため退院予定となった。体動時の痛みは持続しているが、ADLに支障はない。Aさんへの退院時の生活指導として適切なのはどれか。

1.「傷の痛みはすぐによくなりますので心配ありません」
2.「リハビリテーションはジョギングから始めましょう」
3.「外出時はマスクを使用してください」
4.「退院後2、3日から入院前と同じ仕事をしても大丈夫です」

問題1 解説　呼吸を楽にできるようファウラー位にする。呼気時にエアリークがみられるため、肩関節などの運動は控えるよう伝えることが適切である。ドレーンをクランプすることで胸腔ドレーンの排液も空気の排出もできなくなるため、クランプは適切ではない。呼気時のエアリークは皮下気腫を起こしやすくなる。　　　　　　　　　　　　　　　　　　　　　　　　　　　　　　　　解答 4

問題2 解説　体動の制限は早期離床を妨げる。温罨法ではなく冷罨法を行う方が適切である。吸引圧の変更により疼痛緩和が得られるとは限らないため適切とはいえない。現在の硬膜外持続鎮痛法で疼痛緩和ができていないため、鎮痛薬の追加使用を検討することは必要である。　　　　　　　　　　　解答 3

問題3 解説　Aさんは現在も疼痛があり、安易にすぐよくなると根拠なくいうことは適切ではない。ジョギングからのリハビリは適当ではない。入院前と同様の職場復帰は時期尚早である。感染予防のため、マスク使用を勧めるのは妥当である。　　　　　　　　　　　　　　　　　　　　　　　解答 3

6　肺がんで斜切開による右上葉切除、リンパ節郭清術後1日。呼吸数20/分、経皮的動脈血酸素飽和度（SpO2）90%。主気管支で痰の貯留音を聴取した。患者に促すのはどれか。　（第96回国家試験）

1. 胸式の深呼吸をする。　　　　　　　　2. 口すぼめ呼吸をする。
3. 創部を押さえて咳嗽する。　　　　　　4. 浅く短い咳嗽を繰り返す。

解説　胸式呼吸では創部痛を伴うことになるので、腹式呼吸のほうが望ましいといえる。口すぼめ呼吸は、慢性閉塞性肺疾患に適した呼吸法である。浅く短い咳嗽は効果的な排痰法ではない。創部を抑えて咳嗽することで疼痛を増強させることなく効果的な気道浄化を行うことができる。　　　　　　　解答 3

3　乳がん

3.1　病態

(1)　乳房の構造と乳がん

　乳房は、乳腺とそれを包む脂肪組織からなる。乳腺は、乳頭から放射線状に伸びた腺葉に分かれており、腺葉は乳管と乳腺小葉からできている（図 5.5）。また、乳腺の付近にはリンパ管が多数あり、その多くが腋窩リンパ節に集まる。この他、内胸リンパ節や鎖骨上リンパ節がある。

　乳がんは乳腺組織にできる上皮性悪性腫瘍で、乳管からの発生は約 90%、小葉からの発生は約 5〜10% といわれている。しこりの好発部位は、外上部 C 領域が最も多く、次いで内上部 A 領域、外下部 D 領域、内下部 B 領域、乳輪部 E 領域である（図5.6）。

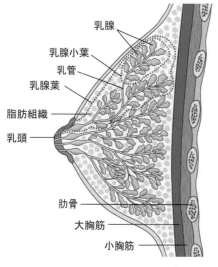

図 5.5　乳房の解剖 [1]

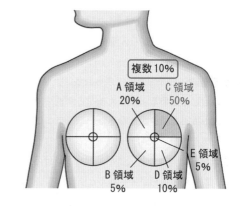

出典）図：　四国がんセンター編「乳がん看護トータルガイド」
　　　　　　p 17,　照林社　2008
　　　数値：医療情報科学研究所「病気がみえる vol.9 婦人科・
　　　　　　乳腺外科, 第 4 版」p284　メディックメディア 2018

図 5.6　乳がんの発生部位 [1][2]

(2)　疫学

　乳がんの 2017 年の罹患数は 104,379 人 [3]、2018 年の死亡数は 14,653 人 [4] である。女性の罹患数では第 1 位、死亡数では第 5 位となっている。乳がんの罹患数は増加しており、30 歳代から増加をはじめ、40 歳代後半から 50 歳代前半および 60 歳代前半で高い傾向にある。欧米諸国では乳がんによる死亡率は低下しているが、日本では上昇、近年になってほぼ横這いとなった。乳がんのほとんどが女性における発症である。男性でも発症することがあり、その頻度は女性の 100 分の 1 程度である。

　乳がんの 5 年相対生存率（2010〜2011 年データ）は 92% で、ステージ別では、ス

テージⅠ 99.8％、ステージⅡ 95.7％、ステージⅢ 80.6％、ステージⅣ 35.4％である[5]。

(3) リスクファクター

乳がん発症リスクを増加させる因子として、肥満、アルコール摂取、喫煙、糖尿病、ホルモン補充療法、出産経験がない、授乳経験がない、初経年齢が早い、閉経年齢が遅いなどがあげられている。

また、乳がんの5～10％は遺伝性であるとされており、多くの場合、BRCA1 遺伝子や BRCA2 遺伝子の変異が関与している。この遺伝子変異が存在している人では、乳がんだけでなく卵巣がんも発症しやすい傾向があることが分かっており、これを遺伝性乳がん卵巣がん症候群とよぶ。ただし、遺伝子変異をもっていても全員が乳がんや卵巣がんを発症するわけではない。

(4) 検診

対策型乳がん検診は、40歳から2年に1度のマンモグラフィによる検診を受けることが推奨されている。また、日頃から乳房の状態をセルフチェックすることは、乳がんの早期発見につながるための非常に重要な習慣である。

自己検診では、まず、鏡を見ながら乳房の正面および側面を観察し、発赤、くぼみ、ひきつれがないか確認する。次に、乳房に手指3、4本をあて、指の腹で円を描くようにまんべんなく触り、しこりの有無を確認する。腋窩に手をあて、しこりの有無を確認する。さらに、乳頭を軽くつまんで絞り、血液や異常な分泌物がないか確認する。閉経後の女性では、月1回自己検診日を決めて行う。閉経前の女性では、月経終了後1週間以内の乳房の緊張がなくなったときに行うとよい。

(5) 症状

乳がんの主な症状は、乳房の腫瘤であり、乳がん患者の主訴で最も多く90％以上を占める。多くの場合、痛みは伴わない。他には、乳頭異常分泌、疼痛、乳頭びらん、腋窩腫瘤、乳頭ひきつれ、えくぼ症状、紅斑などがある。

(6) 検査

問診、視診、触診、マンモグラフィや超音波検査により乳がんが疑われると、病理検査により確定診断が行われる。その後 MRI、CT、骨シンチグラフィ、PET-CT により、乳がんの乳房内の広がり診断、リンパ節転移や遠隔転移の確認が行われる。

マンモグラフィは、乳房を圧迫して撮影し、腫瘤や石灰化を客観的に評価する X 線検査である。超音波検査は、非侵襲的で汎用される検査である。病理検査には、細胞診や組織診がある。細胞診は、腫瘍部分に細い針を刺し細胞を吸引する。良性・悪性を鑑別するのに用いられる。組織診は、腫瘍部分に太い針を刺し、組織の塊を

採取する（針生検）。良性・悪性の鑑別に加え、悪性の場合はその特徴の情報を得ることもできる。腫瘍が触知できない場合には、マンモグラフィや超音波検査のガイド下で生検を行うこともある。

(7) 診断

1) 乳がんの組織学的分類

　乳がんは、その組織型から非浸潤がん、浸潤がん、パジェット病の3種類に大別される[6]。

　非浸潤がんは、がん細胞が乳管内あるいは小葉内に留まっている状態である。浸潤がんは、がん細胞が乳管や小葉の壁を破って血管やリンパ管に流入している状態であり、全身に微小転移しやすい。さらに、浸潤がんは浸潤性乳管がんと特殊型に分類される。浸潤性乳管がんは乳がんの約90%を占め、腺管形成型、充実型、硬性型に分類される。また特殊型には、浸潤性小葉がん、粘液がん、髄様がん、化生がんなどが含まれる。パジェット病は乳頭に近い乳管から発生し、乳頭に出て乳輪に広がるがんである。

2) 乳がんのサブタイプ分類

　免疫組織化学染色を用いて、腫瘍のエストロゲン受容体（ER）、プロゲステロン受容体（PgR）、HER2タンパクの発現、Ki67の高低を調べる。ERやPgRが陽性の場合、内分泌療法の対象となる。HER2は細胞の増殖に関わるタンパクで、陽性の場合は抗HER2療法の対象となる。Ki67は腫瘍の増殖能を示す指標となる。

3) 乳がんの病期分類

　乳がんの進行度は、しこりの大きさや状態（T因子）、リンパ節転移の有無（N因子）、遠隔転移の有無（M因子）によって評価され、病期（ステージ）0からIVに分類される（表5.7）。

表5.7　乳がんの TMN 分類 [7]

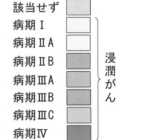

転移＼腫瘍		T0	T1	T2	T3	T4
M0	N0					
	N1					
	N2					
	N3					
M1						

病期0　該当せず　Tis 非浸潤がん
病期I
病期IIA
病期IIB
病期IIIA
病期IIIB
病期IIIC
病期IV
浸潤がん

出典）日本乳癌学会編「臨床・病理乳癌取扱い規約　第18版」p6, 金原出版　2018

3.2 治療

(1) 乳がん治療の概要（図5.7）

　原発性乳がんの治療は初期治療とよばれ、局所治療と全身治療を組み合わせて根治を目指す。局所治療は手術療法、放射線療法、全身療法はがん薬物療法である。また、乳がん治療では一部の抗がん剤やホルモン剤により卵巣機能障害を引き起こすことがあり、これらの薬剤を使用する場合は事前に十分に説明する必要がある。将来挙児希望がある患者には、妊孕性（にんようせい）を温存する対策を検討する。

　転移・再発時あるいは遠隔転移を伴う場合は、原則として治癒を得ることは困難であり、治療の目標は延命、症状緩和、QOL改善となる。治療はがん薬物療法や内分泌療法が主体となる。乳腺領域の局所再発で遠隔転移を伴わない場合は、再度治癒を目標とした治療が行われる。

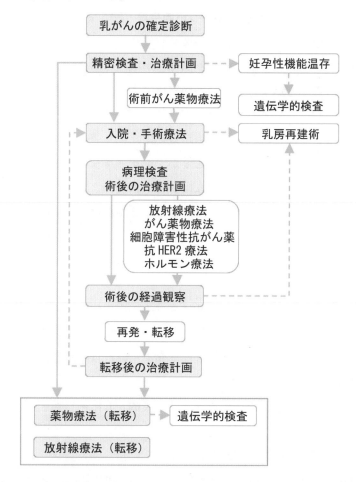

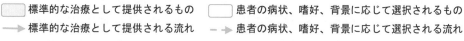

図5.7　一般的な乳がん治療の流れ[8]

(2) 手術療法

手術療法は最も確実な局所療法である。

1) 乳がんの手術の種類（表5.8）

手術療法の対象は、ステージ0（非浸潤性乳管がん）およびステージⅠ～ⅢAの浸潤がんである。がんの広がりに応じて、乳房切除術（乳房全摘術）または乳房部分切除術（乳房温存術）が選択される。術式の決定では、根治性に加えて患者の思いや整容性も考慮して決めることが大切である。

1980年代は胸筋合併乳房切除術が広く行われていたが、乳がん手術は縮小方向に進み、90年代には胸筋温存乳房切除術が多く行われるようになった。その後、乳房部分切除術が増加した。近年は、乳房再建術の広まりとともに再び乳房切除術が増加傾向である。

2) 腋窩リンパ節郭清とセンチネルリンパ節生検（図5.8）

乳がんでは、腋窩リンパ節が郭清領域リンパ節となる。腋窩リンパ節は、レベルⅠ、Ⅱ、Ⅲに分類される。腋窩リンパ節転移が陽性の場合は、レベルⅠまたはⅡまで郭清が行われることが多い。リンパ節郭清によって、肩関節の運動障害やリンパ浮腫の合併症が起こりやすくなる。

センチネルリンパ節とは乳がん細胞が最初にたどり着き転移が形成されるリンパ節で、このリンパ節を病理検査することがセンチネルリンパ節生検である。術前の検査によって腋窩リンパ節に転移がないあるいは疑いと判断した場合にセンチネルリンパ節生検を行う。センチネルリンパ節に転移がなければ、腋窩リンパ節郭清を省略できる。転移があればそれより先の腋窩リンパ節にも転移の可能性があるため、腋窩リンパ節郭清を行う。

3) 乳房再建術

乳房再建には、乳がんの手術と同時に受ける1次再建と、術後しばらくしてから受ける2次再建がある。また、再建方法には、インプラントとよばれる人工乳房を用いる方法と、広背筋皮弁または腹直筋皮弁を用いた自家組織による方法がある。

(3) 放射線療法

乳がんの放射線療法は、術後の再発予防を目的とした術後照射と、転移や再発による症状緩和を目的とした照射に分かれる。

1) 術後の再発予防を目的とした照射

乳房部分切除術後3～4週間を目安に、残存乳房に照射する。乳房切除術後の照射では、腋窩リンパ節転移が多いなどの場合に、胸壁や鎖骨上領域に照射する。通常、1回線量2.0Gy、総線量50Gyを5週で照射する。仰臥位で患側上肢を挙上する必

表5.8　乳がんの手術の種類と特徴

	乳房切除術（乳房全摘術）	乳房部分切除術（乳房温存術）
手術方法	乳頭乳輪を含めた乳房皮膚を紡錘形に切開し、乳腺を摘出する	がんを含めた乳腺の一部を摘出する
特徴	❖乳房のふくらみがなくなる ❖切除範囲により以下の術式がある ・胸筋合併乳房切除術 ・胸筋温存乳房切除術	❖乳房のふくらみを残すことができる ❖多発がん、広範囲に進展した乳がん、放射線照射が行えない、整容性維持が難しい、患者が希望しない場合は除外すべきとされている ❖術前がん薬物療法の実施により腫瘍縮小が得られれば、腫瘍が大きい場合でも乳房部分切除術の適応となることがある
放射線照射	❖通常は行わないが、術後の病理結果によって、リンパ節転移が多い場合や局所再発のリスクが高い場合は行われる	❖術後、残存乳房へ放射線照射を行う
その他の治療	術後病理結果により、細胞障害性抗がん薬、抗HER2療法薬、内分泌療法薬による治療を行う	

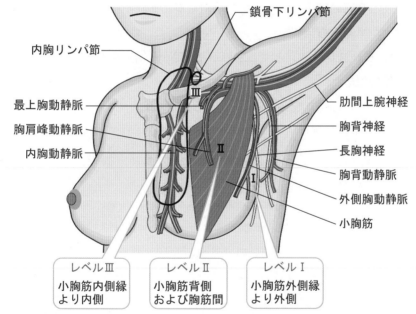

出典）医療情報科学研究所編「病気がみえる vol.9 婦人科・乳腺外科、第4版」p.294，一部改変、メディックメディア 2018
図5.8　腋窩リンパ節の区分 [9]

要があり、術後の上肢のリハビリテーションが重要となる。また、領域リンパ節に照射した場合には、上肢リンパ浮腫が起こりやすくなる。

2）転移・再発時の照射

　局所再発や領域再発の場合、腫瘍による痛み、出血などに対して、全身状態や予後を考慮して照射する。また、遠隔転移に対する照射として、骨転移による疼痛緩和目的、脳転移による症状改善目的で照射が行われる。

(4) がん薬物療法

　乳がんの薬物療法で用いられる薬には、細胞障害性抗がん薬、分子標的薬（抗 HER2 療法を含む）内分泌療法薬があり、乳がんのサブタイプ分類により決められる。治療の目的を明確にし、がん薬物療法による効果と副作用を予測して、患者の嗜好も考慮して総合的に治療方針を決定することが大切である。

1) 細胞障害性抗がん薬および分子標的薬による治療

（ⅰ）原発性乳がんの初期治療におけるがん薬物療法

　がん薬物療法の主な目的は、再発や転移を防ぐことである。がん薬物療法は術前に行っても術後に行っても、乳がんの再発率や生存率は同じである。

① 術前がん薬物療法

　術前がん薬物療法は手術前に腫瘍を小さくするために行われ、腫瘍が大きく乳房温存手術が困難な乳がんを小さくして温存できるようにする効果があり、術後の整容性が保たれる。腫瘍の縮小効果を確認しながらがん薬物療法を行うことができる、微小転移に対して早期から治療を行うことができるというメリットもある。術後がん薬物療法に用いられるレジメンと同じものが使用され、治療期間は約 6 カ月である。

② 術後がん薬物療法

　術後がん薬物療法の目的は、微小転移を根絶させ、生存率や治癒率を高めることである。手術後の正確な病理結果に基づいてリスクを評価してからがん薬物療法を行うことができるメリットがある。

　主なレジメンは、AC 療法（ドキソルビシン＋シクロフォスファミド、3 週ごとに 4 サイクル）、FEC 療法（フルオロウラシル＋エピルビシン＋シクロフォスファミド、3 週ごとに 4 サイクル）、TC 療法（ドセタキセル＋シクロフォスファミド、3 週ごとに 4 サイクル）、DOC 療法（ドセタキセル、3 週ごとに 4 サイクル）、PTX 療法（パクリタキセル、1 週ごとに 12 サイクル）などがある。多くの場合、アンスラサイクリン系薬剤（ドキソルビシン、エピルビシン）にタキサン系薬剤（パクリタキセル、ドセタキセル）を順次投与する。例えば AC 療法後に DOC 療法である。治療期間は約 6 カ月である。HER2 陽性乳がんの場合は、抗 HER2 療法（トラスツズマブ、3 週ごとに 18 サイクル）が併用される。

　アンスラサイクリン系薬剤では、好中球減少、悪心・嘔吐の頻度が高い。シクロフォスファミドは、好中球減少、出血性膀胱炎、卵巣機能障害が起こりやすい。ドセタキセルでは一過性の浮腫、パクリタキセルでは末梢神経障害が起こりやすい。アンスラサイクリン系薬剤やトラスツズマブでは心機能低下が起こることがある。

初回導入の際には入院して治療するが、2サイクル目以降は外来で治療することが多い。副作用モニタリングに加え、在宅でのセルフケア指導が大切である。

（ⅱ）転移・再発時のがん薬物療法

ホルモン受容体が陽性の場合には、原則としてまず内分泌療法が行われる。ホルモン受容体が陰性あるいは内分泌療法抵抗性、広範囲な臓器転移があるなどの場合は、細胞障害性抗がん薬や分子標的薬による治療が行われる。

HER2陰性の場合のレジメンには、アンスラサイクリン系、タキサン系薬剤を用いた治療、S-1療法、パクリタキセル＋ベバシズマブ併用療法、カペシタビン療法、エリブリン療法がある。HER2陽性の場合のレジメンには、ドセタキセル＋トラスツズマブ＋ペルツズマブ併用療法、トラスツズマブ エムタンシン療法、ラパチニブ＋カペシタビン療法などがある。

2）内分泌療法

乳腺はエストロゲンの作用により増殖する。そのため乳腺細胞から発生するがんの多くがホルモン受容体をもち、エストロゲンにさらされることにより乳がんが増殖する。乳がんの70〜80%がホルモン依存性増殖を示す。内分泌療法は、エストロゲンの作用を抑える治療法で、ホルモン受容体（ER、PgR）が陽性の患者に対して行われる。

（ⅰ）内分泌療法の作用機序

閉経前は、視床下部から下垂体に対するLH-RH、下垂体から卵巣に対するFSHの刺激により、卵巣からエストロゲンが産生される。閉経後は卵巣機能が停止し、主として脂肪組織にあるアロマターゼ酵素が副腎で産生された男性ホルモンに作用してエストロゲンを産生する。このように閉経前と閉経後ではエストロゲンの動態が変化し、治療薬の作用部位が異なる。

①LH-RHアゴニスト製剤

LH-RHの働きを抑制することで下垂体からのLHやFSHの分泌が低下し、エストロゲン産生が抑制される。閉経前乳がんに使用される。ゴセレリン、リュープロレリンがある。

②抗エストロゲン薬

乳がん細胞のエストロゲン受容体にエストロゲンが結合することを妨げる。タモキシフェン、トレミフェン、フルベストラントがある。タモキシフェンは、ホットフラッシュや子宮内膜がん、血栓症などの副作用に注意が必要である。

③ アロマターゼ阻害薬

　アロマターゼ酵素活性を阻害することにより、エストロゲンの産生を押さえる。アナストロゾール、レトロゾール、エキセメスタンがある。閉経後の血中エストロゲン濃度低下は骨代謝に影響を及ぼすため、骨粗鬆症に注意が必要である。

(ⅱ) 初期治療における内分泌療法

　初期治療における内分泌療法は、通常手術や放射線療法、細胞障害性抗がん薬の終了後に行われる。閉経前では、タモキシフェン、またはタモキシフェン＋LH-RHアゴニスト製剤併用療法が5年間行われる。閉経後では、アロマターゼ阻害薬が5年または10年間使用される。

(ⅲ) 転移・再発時の内分泌療法

　転移乳がん患者に対する内分泌療法は、上述のホルモン製剤と分子標的薬の併用療法も行われる。閉経前では、タモキシフェン＋LH-RHアゴニスト製剤併用療法、LH-RHアゴニスト製剤＋フルベストラント＋CDK4/6阻害薬（パルボシクリブ、アベマシクリブ）併用療法などがある。閉経後では、アロマターゼ阻害薬、フルベストラント、アロマターゼ阻害薬＋CDK4/6阻害薬併用療法などがある。

3.3 患者ニーズと看護の実際

　乳がんは治療法が多岐に及び長期にわたる。乳がん患者は、術式の選択、術前がん薬物療法の選択、乳房再建を受けるかどうかの選択など、がん告知後の不安を抱えるなかでさまざまな意思決定を行う。また、乳がんと遺伝を考慮した検査や治療、妊孕性温存の治療選択も加わることもある。看護師は、患者の心理的サポートと適切な情報提供を行い意思決定を支えること、また治療に伴う後遺症や副作用へのケアやセルフケア支援を行い、患者が病気や治療と日常生活との折り合いを上手くつけられるように援助する必要がある。

(1) 手術療法時のケアと術後リハビリテーション

1) 手術前のケア

　患者の術式に関する意思決定や不安を確認し、患者が不安に対し適切に対処していけるように、術後経過も含めた具体的な情報提供を行う。術後に上肢の挙上運動障害やリンパ浮腫が生じることがあり、術前に患側上肢の挙上状態や周囲径を測定しておくとよい。

2) 術後のケア

　注意すべき合併症は、術後出血や感染である。出血予防を目的として、タオルや胸帯で圧迫固定することもある。ドレーンは術式により、乳房切除術では大胸筋前

面に、腋窩リンパ節郭清では腋窩にドレーンが挿入される。ドレーンからの排液量や性状、創周囲の腫脹などを観察し、適宜ミルキングを行う。

　痛みは、創部痛やドレーン挿入による刺激痛、臥床に伴う苦痛などが考えられ、適切な鎮痛剤の使用とドレーン固定、体位や安楽枕の工夫で対処する。臥床時は患肢をクッションなどで少し挙げておくとよい。術式による身体的な苦痛や経過の違い、患者が抱える不安を理解してケアすることが重要である。

3）術後のリハビリテーション

　乳がん術後は、肩関節の屈曲や外転運動が制限されやすく、リハビリテーションが必要である。術後翌日から、手指や肘の曲げ伸ばしなどの肘から遠位部の簡単な体操を取り入れ、術後経過を確認しながら肩関節運動（45度から90度程度の屈曲）を開始する。術直後の積極的な肩関節運動は、ドレナージ量の増加や漿液腫などの急性期の感染リスクを高める可能性がある有害事象が多いため、術後5〜8日以降に積極的な運動を開始し、ドレーン抜去後は全可動域の肩関節運動を行う。

　術後は前胸部や腋窩から上腕内側にかけての知覚鈍麻や不快感などの知覚障害が生じやすい。また、上肢挙上時に創部の治癒によって前胸部や腋窩の皮膚のつっぱりを感じ、上肢を挙上しにくくなる。これらについて患者が不安に思うことが多く、リハビリを行ってよいことを伝え、退院後もリハビリを継続することが大切である。

4）退院に向けた指導

　創部の治癒状況に応じて、観察ポイントや洗浄方法、創部保護材の指導を行う。ドレーン抜去後は、前胸部や腋窩部にリンパ液や組織液が貯留し、穿刺吸引により排液することがあるため、事前に患者に説明をしておくとよい。食事の準備や片付け、洗濯、掃除などの家事全般は、退院後に支障なく行えることが多く、リハビリにもなる。そのため患者の生活様式を確認しながら、無理のない範囲で行うように説明する。必要に応じて、乳房の補整下着やパットの情報提供を行う。入院中に開始したリハビリは継続することを説明する。リンパ浮腫が起こる可能性と初期徴候を説明し、セルフケアや発症後早期の対処を促す。

　退院に向けた指導は短期間で行われることが多いため、術前から患者が抱える不安や生活背景を把握し、患者の関心や優先性が高い事柄を判断しながら個別性を踏まえた指導を行う。また、患者が退院後の生活をイメージし自ら対処していけるように、その方法を一緒に考え支援する。病棟および外来での継続した支援が必要になる。

(2) リンパ浮腫の予防とケア

1) リンパ浮腫とは

　乳がんに関連するリンパ浮腫とは、手術・放射線治療、リンパ節転移などによるリンパ管の途絶や圧排によりリンパの流れが停滞し、組織間液が細胞や細胞間に貯留してむくみが生じる。特に、腋窩リンパ節郭清や腋窩、胸壁、鎖骨下に放射線治療を行った場合に生じやすい。センチネルリンパ節生検のみを行った場合も起こることがある。

　リンパ浮腫は皮膚の状態や特徴により、0期（潜在的、無症状の状態）、1期（挙上により浮腫が軽減する、圧迫痕が残る）、2期（明らかな浮腫で挙上により浮腫が軽減しない）、3期（皮膚の肥厚・線維化により圧迫痕が残らない、皮膚の象皮化）の4段階に分けられる。

2) リンパ浮腫の予防と早期発見（表5.9）

　腋窩リンパ節郭清術や放射線治療を受けた患者は0期と考えられている。リンパ浮腫の初期徴候を知り早期発見すること、日常生活での注意を心がけることが大切となるため、これらを患者に指導する。

　リンパ浮腫の初期徴候は、患肢の重だるさ、疲れやすさ、違和感、指輪や腕時計、衣服の袖口がきつく感じる、血管が見えにくくなる、肩が凝るなどである。これらの症状に気を付けるとともに、患肢の一定部位を決めて計測し、経時的に比較するなどの経過観察も有効である。日常生活では、体重増加を避ける、患肢の皮膚を傷つけない工夫、皮膚を傷つけた場合の対処、患肢を使い過ぎないなどの対策を指導する。患者が大切にしたい日常生活を狭めることにならないよう、無理なく行えるように援助する。

3) 発症後の治療やケア

　リンパ浮腫を発症すると、リンパ浮腫複合的治療が行われる。これには、用手的リンパドレナージ、弾性着衣や弾性包帯による圧迫療法、圧迫下での運動、スキンケア、体重管理などのセルフケア指導が含まれる。現時点では、リンパ浮腫の予防を目的とした用手的リンパドレナージや圧迫療法が有効であるというエビデンスはない。

(3) ボディイメージの変化へのケア

　乳がんの治療では、乳房の喪失や脱毛による身体面の変化が起こり、ボディイメージの変化が起こる。ボディイメージは、患者自身の受け止めや考え方、他者からの反応も影響している。ボディイメージの変化を受け入れていくことは、その後の乳がん治療に伴うさまざまな変化を乗り越えていくうえで重要である。

表5.9　リンパ浮腫の予防のための日常生活指導 [10]

傷に注意する
❖患側の急激な日焼けを防ぐ ❖ガーデニングや家事で生じやすい手の傷を避ける：手袋を着用する、火傷に気をつけるなど ❖剃刀での傷を防ぐ ❖虫刺されや動物によるひっかき傷ができたら、流水で洗い清潔に保つ ❖患側の鍼灸は避けた方がよい、患側の指圧やマッサージは局所の強い圧は避ける ❖採血、注射はできる限り健側で行う
患側上肢の負担に注意する
❖患側上肢に負担のかかる過度な運動は避け、疲れたら腕を休ませる：テニスなど ❖家事や育児、介護で過度な負担がかからないようにする：引っ越し、大掃除など普段よりも腕を多く使うときには十分な休憩をとる ❖重いものを長時間持たない工夫をする：小分けにする、カートを利用するなど
患側上肢を締め付けないように注意する
❖衣類や装飾品による圧迫を避け、脱いだときに痕が残らないものにする：締め付けの強いブラジャー、きつい指輪や時計など ❖局所を圧迫しないバッグの持ち方：患側の肩や肘に重いバッグや買い物袋等を長時間ぶら下げない
スキンケアを日常的に行う
❖皮膚の観察を行う：傷や乾燥の有無を確認する ❖清潔を保つ ❖保湿する：肌にあった保湿剤を使用する
体重増加に気を付ける
蜂窩織炎の徴候と対処について理解する
❖蜂窩織炎の徴候（発疹、発赤、熱感、腫脹など）があれば医療機関を受診する ❖受診するまでは、患肢を安静に保ち、熱感がある場合は氷嚢で患肢を冷やす

　看護師は、治療前には、これから起こる身体的な変化を正しく理解できるよう情報提供し、変化に対する心の準備状態や患者の価値観を知るように努める。感情の表出を促し、患者の悲嘆に寄り添う姿勢が大切である。手術後では、患者が創部を見るときに抵抗を示すこともあり、見られるようになってからでよいことを伝えるなど、患者の心理状態に応じたケアを行う。乳房はセクシュアリティに関わる部分であることから、パートナーから患者の傷をいたわる声かけをしてもらうなどの支援も役立つ。他者との関係のなかで患者が自身の存在に価値を感じられるように支援する。

　がん薬物療法による脱毛は頭髪だけではなく、睫毛や眉毛などの体毛にも起こり、日常生活や社会生活にも影響を生じやすい。看護師は脱毛時期や期間、ケア方法、ウィッグや帽子などの情報提供を行い、患者が自身の日常生活にあわせて活用できるよう支援する。ウィッグの利用やメイク方法も含むアピアランスケアは、患者が自分らしさを取り戻しあるいは再構築し、社会参加していくうえで重要である。

(4) 乳がん患者のライフサイクルへの影響と子どもをもつ患者へのケア

　乳がんは 40～50 歳での発症が多く、この年代の患者は家庭や職場での役割が大きい世代である。また 20～30 歳代で発症した場合、就労や結婚、妊娠・出産などのライフイベントと病気や治療が重なる。これらは患者のみならず、配偶者やパートナー、親、子ども、職場の同僚などにも影響を与える。看護師は病気や治療が患者の日常生活や家族、就労などの社会生活に及ぼす影響を把握し、多面的な角度からケアが求められる。

　子どもを養育している乳がん患者は、子どもへ病気を伝えるかどうか、子どもが受け入れてくれるかどうか、入院中や通院時の子どもの預け先をどうするかなどの気がかりを抱く。子どもは、親の変化を察知し、自分のせいで親が病気になったのではないかと感じたり、生活の変化に不安を抱いたり、親のために家族の一員として何かしたいと思っている。そのため、患者の状態や子どもにとっての生活変化などを子どもが理解できる言葉で伝えることや、親子のオープンなコミュニケーションが大切だとされる。

　看護師は、まずは患者が子育て中であるかどうかを確認し、子どもに関する話題を傾聴し、子育てをしながら治療に取り組む労をねぎらう。患者の病気や病状、子どもの発達段階などを踏まえながら、子どもへの伝え方や対応を一緒に考える。また、多職種と連携して社会資源の紹介などの支援を行う。

(5) 再発・転移乳がん患者のケア

　乳がんの再発には、乳房部分切除後の残存乳房や乳房切除後の患側胸壁に再発する局所再発、同側腋窩リンパ節や鎖骨上リンパ節および胸骨傍リンパ節に再発する領域再発、骨や肺、肝臓、脳などの臓器に転移する遠隔転移がある。

　再発・転移の告知は、初めて乳がんの告知を受けたときよりも患者に与える衝撃が強い。看護師は患者の思いに耳を傾け、心理的サポートを行う。また、患者の価値観や希望を尊重した治療選択を支援する。乳がんの再発・転移治療は長期にわたることが多く、外来治療が主体である。看護師は治療の副作用やその対処方法を患者へ指導し、患者がセルフケアを行いながら安心して生活できるよう支援する。治療の副作用に加え、再発・転移した場所によりさまざまな症状が出現する。例えば、皮膚転移や浸潤では皮膚潰瘍を起こし、出血や浸出液、臭い、疼痛へのケアが必要となる。骨転移では疼痛コントロールや骨折予防のための動作の工夫、肺転移では呼吸困難感へのケアなど、患者の症状に応じて適切な症状マネジメントが重要である。必要に応じて緩和ケアチームや多職種と協働して支援する。

　外来治療が長く続くとき、医療者が家族と接する機会が少なくなりやすい。看護

師は、病状や治療に関する説明や意思決定の場には家族の同席を促し、家族の理解や協力を得られるようにしたり、家族の思いを聴いたり情報提供を行う機会をもつなど、家族へのケアを意識的に行う必要がある。患者や家族とともに患者のその人らしい過ごし方を一緒に考え、患者の希望に沿った治療や療養場所の選択をしていけるように支援することが大切である。

実力養成問題

1 乳がんについて正しいのはどれか。 （第 104 回国家試験）
1. 乳房の内側に多い。　　　　　　　2. 有痛性の腫瘤が特徴である。
3. エストロゲン補充療法を行う。　　　4. センチネルリンパ節生検により郭清する範囲を決める。

解説　乳がんは、乳房の外側上部に多く、早期は無痛性で自覚症状がほとんどない。また、乳がんはエストロゲンにさらされることにより増殖するため、内分泌療法はエストロゲンを抑える治療である。センチネルリンパ節生検でがんの転移を認めない場合は、腋窩リンパ節に転移がないと考え、それ以上の腋窩リンパ節の切除は行わず、がんの転移を認める場合は、腋窩リンパ節の郭清を行う。　　　解答 4

2 乳がんの自己検診法の説明で適切なのはどれか。 （第 106 回国家試験）
1. 月経前に行う。　　　　　　　　　2. 年に 1 回実施する。
3. 指先を立てて乳房に触る。　　　　4. 乳房の皮膚のくぼみの有無を観察する。

解説　乳がんの自己検診は、乳房の緊満する月経時は避け、月経終了後 1 週間以内くらいに行うとよい。毎月行うことが望ましい。乳房のくぼみやひきつれの有無を観察する。3、4 本の指を揃えて乳房にあて、指の腹で円を描くように触る。　　　解答 4

3 右乳がんのために胸筋温存乳房切除術と腋窩リンパ節郭清術とを受けた患者。呼吸循環機能は安定しており、右腋窩部と乳房皮下とにドレーンが挿入されている。術後 1 日の看護で適切なのはどれか。
1. 右側臥位を勧める。 （第 102 回国家試験 改変）
2. 右肘関節の回内・回外運動を勧める。
3. 右上肢を 180 度まで挙上する運動を積極的に勧める。
4. 右上肢の前方挙上は、術後 10 日間行わないよう指導する。

解説　患側である右側の圧迫を予防するために左側臥位を勧める。また、術後リハビリは早期から段階的に進め、術後 1 日目は手指や肘関節の運動を勧め、末梢循環の改善を促す。リンパ管の働きを促進することでリンパ浮腫の予防にもつながる。ドレナージ量の増加を避けるために術後数日間は 90 度程度の挙上に留め、ドレーン抜去後に全可動域の運動を行う。　　　解答 2

<u>4</u>　Aさん（65歳、女性）は、1年前に乳がんの左胸筋温存乳房切除術と左腋窩リンパ節郭清術を受けた。外来受診時にAさんは左上腕の重だるさを訴え、外来看護師がAさんの左上腕内側の皮膚をつまむと健側より厚みがある。看護師がAさんに指導する左上腕のケア方法で正しいのはどれか。<u>2つ選べ</u>。

1.　強く指圧する。　　　　　　　　　　　　　　　　　　　　（第107回国家試験　改変）
2.　庭仕事の際には防水手袋の着用を勧める。　　　3.　保湿クリームを塗布する。
4.　ナイロン製タオルでしっかり洗い清潔を保つ。　5.　袖口がきつく締まる衣類の着用を勧める。

<u>解説</u>　腋窩リンパ節郭清を受けており、リンパ浮腫の可能性がある。皮膚を傷つけないようにする必要があるため、手先が傷つきやすい作業をする場合は防水手袋を着用すること、入浴の際には優しく洗うことが望ましい。また浮腫により皮膚が乾燥しやすくなるため、保湿を行う。リンパ管流を阻害しないよう、局所を締め付けない下着や衣服を選択する。浮腫がある場合、局所に強い圧がかかる指圧は避けた方がよい。
　　　　　　　　　　　　　　　　　　　　　　　　　　　　　　　　　　　　　　解答　2、3

<u>5</u>　次の文を読み問題に答えよ。　　　　　　　　　　　　（第100回国家試験　改変）
　Aさん（63歳、女性）は右乳がんと診断され、手術を受けるために入院した。Aさんは夫を3年前に腎臓がんで亡くしたが、貸しビル業を引き継いでおり、経済的な問題はない。近所に息子夫婦が住んでいる。趣味はテニスである。

<u>問題1</u>　Aさんに右乳房切除術と腋窩リンパ節郭清が行われ、乳房皮下と腋窩部にドレーンが挿入された。Aさんは、病室に戻った頃より患側上肢のだるさを訴えている。ドレーンを挿入したAさんへの対応で適切なのはどれか。
1.　ドレーンは水封式吸引装置に接続する。
2.　積極的な上肢回旋運動でドレーンからの排液を促す。
3.　ドレーン抜去時まで刺入部のガーゼ交換は行わない。
4.　ドレーンを抜去した翌日から全身のシャワー浴は可能である。

<u>問題2</u>　Aさんの術後の経過は良好で、外来で化学療法を受ける予定で退院した。Aさんは患側上肢のだるさ、疲れやすさが残ると外来看護師に話した。Aさんの患側上肢の浮腫を予防する方法で適切なのはどれか。
1.　使い捨てカイロを患側の腋窩にあてる。
2.　患側上肢はなるべく動かさないようにする。
3.　患側上肢のリンパドレナージを中枢から末梢に向けて行う。
4.　患側上肢の静脈では抗がん薬の静脈内注射を行わない。

<u>問題3</u>　化学療法が終了し、1年半が経過した。Aさんは肋骨と脳に転移があり、脳転移に対する放射線治療目的で再び入院した。骨転移による体動時の痛みがあり、脳転移によるふらつきがある。Aさんは「もう友人とテニスはできないでしょうね。これから先、一人で暮らしていけるかとても不安です。できるだけ息子夫婦には迷惑をかけたくない。」と話された。看護師が行うケアで適切なものはどれか。<u>2つ選べ</u>。
1.　Aさんの痛みをアセスメントし、鎮痛剤の使用を医師へ相談する。
2.　迷惑をかけたくないという思いがあるため、移動は独歩とする。
3.　在宅医療は利用できないと伝える。

4. 息子夫婦にAさんと一緒に住むように依頼する。

5. Aさんがどのように過ごしていきたいか、息子夫婦も交えて話し合う機会をもつ。

問題1 解説　ドレーンは閉鎖式持続吸引バッグに接続する。貯留するリンパ液・滲出液、血液などの排出のために、ドレーンの位置が移動することなく効果的に排液し、適宜、ガーゼ交換により排液の量・色・性情を観察し、清潔を保持することが重要である。　　　　　　　　　　　　　　解答　4

問題2 解説　腋窩リンパ節郭清した患側に傷をつくらないようにするため、火傷のリスクのあるカイロの使用、採血や静脈内注射は避ける。肩関節可動域の維持拡大およびリンパ液の流れを促進するため患側上肢の運動は必要である。上肢リンパ浮腫の予防を目的とするリンパドレナージはエビデンスはないが、リンパドレナージを行う場合は、手術をしていない健側の腋窩からリンパ管を活性化させ、健側リンパ節に向かって一方向にリンパ液を流すように進め、上肢は末梢から中枢の方向に向かって流す。

解答　4

問題3 解説　AさんのQOLを低下させないため、骨転移の痛みの緩和は重要である。また脳転移によるふらつきのため転倒のリスクは高く、歩行の見守りや介助が必要と考えられる。今後、Aさんは症状緩和を図りながら療養生活を送ることとなる。Aさん、息子夫婦、医療者で話し合いの場を持ち、今後の病状の見通しや治療選択肢を共有し、Aさんが希望する生活や大切にしたいことを話し合い、治療選択や療養場所の選択を支援する必要がある。Aさんや家族の希望に応じて、訪問診療や訪問看護、介護保険の利用も検討する。

解答　1、5

6　次の文を読み問題に答えよ。　　　　　　　　　　　　　　　　　　（第108回国家試験 改変）

　Aさん（37歳、女性、会社員）は、夫（38歳）と2人暮らし。身長155cm、体重57kg。Aさんは、入浴中に右胸のしこりに気づき、病院を受診した。乳房超音波検査で右乳房外側下部に、直径約3cmの腫瘤が認められた。医師から乳がんの可能性が高いと説明され、検査を受けたところ、右乳がんと診断された。

問題1　確定診断のため、Aさんに行われた検査はどれか。

1. MRI　　　　2. 針生検　　　　3. PET-C　　　　4. マンモグラフィ

問題2　Aさんは、乳房温存療法を希望したが、腫瘤が大きいため手術前に化学療法を受けることになった。術前化学療法として、まずはAC療法（ドキソルビシン、シクロホスファミド）を3週ごとに、4サイクル受ける予定である。Aさんに起こりやすい障害はどれか。

1. 嗅覚障害　　　2. リンパ浮腫　　　3. 卵巣機能不全　　　4. 末梢神経障害

問題3　Aさんは、職場の上司と相談し、事務の仕事を継続しながら化学療法を受けることになった。2サイクル目の治療のため、化学療法センターに来院した。Aさんは「1回目の治療のあと、数日間身体がだるくて食欲もなく、体重が1キロ減りました。仕事も数日休んでしまいました」と看護師に話した。身体所見：体温36.8℃、呼吸数16/分、脈拍70/分、血圧120/74mmHg、経皮的動脈血酸素飽和度〈SpO2〉98%。検査所見：赤血球400万/μL、Hb12.5g/dL、Ht37%、白血球2,300/μL（好中球55%、単球5%、好酸球4%、好塩基球1%、リンパ球35%）、血小板18万/μL、総蛋白7.0g/dL、アルブミン4.5g/dL、尿素窒素13mg/dL、クレアチニン0.6mg/dL、CRP 0.3mg/dL。2サイクル目の化学療法を受けたAさんに、看護師が行うケアで適切でないものはどれか。

1. 体温に注意してセルフモニタリングを行うことを指導する。
2. 化学療法が完遂するまで、休職するように勧める。
3. 頭皮や頭髪のケアの方法、ウィッグの活用について確認し、情報提供する。
4. 食欲がないときに食べやすく栄養価が高いものを提案する。

問題 1 解説　超音波検査やマンモグラフィで乳がんが疑われた場合、病理検査により確定診断を行うため針生検が実施される。その後、乳房内の広がりや遠隔転移の確認のために、MRI 検査や PET-CT が行われる。　　　　　　　　　　　　　　　　　　　　　　　　　　　　　　　　　　　解答　2

問題 2 解説　ドキソルビシンには悪心・嘔吐、白血球減少、口内炎、脱毛の副作用の頻度が高い。シクロフォスファミドにはこれらに加えて、卵巣機能障害が起こりやすい。　　　　　　　　　解答　3

問題 3 解説　骨髄抑制に伴う白血球減少、好中球減少による感染リスクが高まるため、初期症状としての熱発に注意する必要がある。AC 療法開始後 3 週間が経過し、脱毛が始まっていると思われるため、頭皮ケアやウィッグの準備状況を確認し情報提供することは必要である。食欲不振や体重減少を認めており、食事への支援は必要である。A さんが無理なく治療と仕事を継続できるように、副作用マネジメントを行うこと、職場と働き方や休み方を相談するよう促すことが大切である。　　　　　解答　2

MEMO

4 食道がん

4.1 病態

食道は、咽頭と胃をつなぐ約 25 cm の管状臓器で、その位置に応じて頸部食道、胸部食道、腹部食道とよばれている。主な機能は、筋肉運動と粘膜分泌で口腔から入った食物を胃へ運搬することである。

食道がんは、食道のすべての部位に発生するがんを意味し、日本人では、食道の中央付近から下部に多く発生する。食道は肺、気管、心臓、大動脈に囲まれた漿膜のない臓器であるため、周辺臓器へ血行性・リンパ行性転移を起こしやすい。また、胸膜や腹膜へ播種性転移を起こすこともある。部位別がん罹患率では、50 歳代から増加をはじめ、70 歳代でピークを迎える。食道がんの新規罹患数は約 2.5 万人で、男性で第 7 位、女性で第 12 位である[1]。

(1) 危険因子

食道がんのなかで日本人に多い扁平上皮がんは、喫煙や飲酒、熱い飲食物、野菜・果物の摂取不足が関連していることが明らかとなっている。特にアルコール代謝に関連するアセトアルデヒドによる発がんが指摘されている。食道がんは他のがんと比べて治療成績が悪く、重複がんの発生頻度も高いため、十分な一次予防が重要である。

(2) 検査

1) 検診

早期食道がんは無症状であるため、検診や他疾患の検査で発見されることが多い。しかし、胃がんや肺がんと比べて罹患率が低いため、国が推奨する検診には含まれていない。

2) 画像検査・内視鏡検査

食道がんに対する検査は、上部消化管内視鏡検査、上部消化管造影検査、超音波内視鏡検査（Endoscopic ultrasound：EUS）、CT 検査、MRI 検査などの複数の画像検査が実施される。上部消化管内視鏡検査では、食道内部の肉眼的観察に加えてルゴール液（ヨード）で染色して追加観察する。ルゴール液は正常な食道粘膜は茶色に染色されるが、がんなどの病変部は染色されないため、多発病変を同時に見極めることが可能である。上部消化管造影検査は、バリウムを用いて腫瘍の大きさ、深達度、位置を評価する。これらの検査で食道がんの存在を確認し、その後は CT 検査、MRI 検査などによる周辺臓器やリンパ節転移の有無が検査される。

3）腫瘍マーカー

食道がんの腫瘍マーカーは扁平上皮がんでは SCC、CEA、CYFRA、腺がんでは CEA である。早期発見には有用ではないため再発診断に用いることが多い。

4）その他の検査

食道がんは、診断時に頭頸部領域や胃がんとの重複がんであることが多いため、耳鼻咽喉科受診や胃内視鏡検査を通して精査する必要がある。

(3) 診断

食道がんは早期には無症状のため検診で頭頸部がんの既往や飲酒・喫煙習慣の有無を確認し、内視鏡検査で腫瘍の存在を確認する。腫瘍の存在が確認されたら、さらなる内視鏡検査や生検を通して確定診断、食道造影や CT・MRI などで進行度の診断を実施する。胃がんや大腸がんは粘膜下層まで浸潤したがんを早期がんと定義しているが、食道がんは粘膜筋板層までの浅い浸潤までを早期がんと診断される。

1）病期分類

食道がんの病期分類は、日本食道学会が発行している食道がん取扱い規約の病期分類と UICC の病期分類がある。分類方法が一部異なるため、さまざまな検査結果を踏まえて総合的に病期診断される。食道がん取扱い規約に沿った進行度分類を表5.10 に示す。TNM 分類に従って、T 因子（腫瘍の深達度）、N 因子（リンパ節転移）、M 因子（遠隔転移）の視点から病期を決定する。

2）肉眼的分類

肉眼的分類は粘膜面のがんの形態によって 0～5 型に分類される。がんの浸潤が粘膜筋板までに留まる腫瘍は早期食道がん、粘膜下層までに留まる腫瘍は表在型食道がん、粘膜下層以深に浸潤した 1 型（腫瘤型）、2 型（潰瘍限局型）、3 型（潰瘍浸潤型）、4 型（びまん浸潤型）、5 型（分類不能）は進行食道がんに分類される。

表 5.10　食道がんの病期分類

		転移					
		N0	N1	N2	N3	N4	M1
壁深達度	T0	0	II	II	III	IVa	IVb
	T1a（粘膜内に留まる病変）	0	II	II	III	IVa	IVb
	T1b（粘膜下層に留まる病変）	I	II	II	III	IVa	IVb
	T2（固有筋層に留まる病変）	II	III	III	III	IVa	IVb
	T3（食道外膜に浸潤している病変）	II	III	III	III	IVa	IVb
	T4a（胸膜・心膜・肺などに浸潤している病変）	III	III	III	III	IVa	IVb
	T4b（大動脈・気管などに浸潤している病変）	IVa					

出典）日本食道学会編「臨床・病理食道癌取扱い規約第 11 版」p.21，一部改変　2015

3) 組織分類

　組織型分類は、採取した細胞を顕微鏡で確認して分類される。日本の食道がんの90%以上が扁平上皮がんである。欧米では、逆流性食道炎を原因として発生する腺がんが多い。

(4) 症状

　食道がんは早期には自覚症状がないことが多く、検診で発見することが多い。進行すると、嚥下時にしみるような感覚、嚥下困難、体重減少が生じる。また、周辺臓器への転移に伴い、上縦郭リンパ節転移を原因とする反回神経麻痺による嗄声や気管・肺への浸潤に伴う咳嗽などが生じる。腫瘍が発生する部位によって生じる症状が異なり、上・中部食道は気管に隣接しているため嗄声や咳嗽、背部痛が出現する。下部食道の食道－胃噴門部では心窩部痛や嚥下困難・通過障害が現れる。

(5) 予後

　食道がんの部位別年間がん死亡数は、約1.1万人で、男性で8位、女性で12位である。5年生存率は男女ともに40〜45%と低く、難治性のがんである[1]。進行状況によって5年生存率は異なり、ステージⅠは71.1%であるが、Ⅱは44.4%、Ⅲは22.3%、Ⅳは20.8%である[2]。

4.2 治療
(1) 手術療法
1) 主な術式

　手術療法は、内視鏡的治療適応以外の切除可能例で主に全身状態が良好なⅡ・Ⅲ期のがんに適応される。食道がんの手術は、がんを含めて食道と胃の一部、関連リンパ節を郭清する。患者への侵襲を減少させるために胸腔鏡・腹腔鏡下手術を施行することもあるが、技術的に難易度が高いことから症例数は多くない。主な術式は右開胸食道切除術、胸腔鏡下食道切除術、切除不能食道がんに対するバイパス手術がある。

　右開胸食道切除術は一般食道がんに対して行われる手術で、右胸に約20cm切開し、周辺リンパ節とともに食道を切除する術式である。食道を切除した後は、胃を再建臓器として胃管を形成して上部へ吊り上げて食道とつなぎ合わせることが多い。再建経路は後縦隔・胸骨後・胸壁前の3経路ある（表5.11参照）。特に、胸壁前再建法は、食塊の移動が外観から確認できることから、術後のボディイメージへの影響が大きい。

　頸部食道がんに対する手術では、頸部食道切除＋遊離空腸再建が一般的である。

表 5.11　食道再建術の特徴

		後縦隔	胸骨後	胸壁前
再建方法		切除した食道の位置まで形成した消化管を挙上して吻合する。	形成した消化管を胸骨の裏側に沿わせて挙上し、食道の断端部と吻合する。	形成した消化管を胸骨と皮膚の間に沿わせ挙上し、食道の断端部と吻合する。
長所		◆経路が最短で吻合した消化管の緊張が少なく、再建食道先端の血流が確保できる。 ◆再建後の消化管の位置が生理的経路に最も近いため、術後の誤嚥が起こりにくい。	◆胸骨前に比べて再建距離が短い。 ◆吻合部が頸部にあるため、縫合不全が生じても保存的に治癒しやすい。 ◆再建した消化管が圧迫を受けない。	◆吻合部の縫合不全が生じた際に処置が容易である。 ◆皮下の胃管に胃瘻を造設できる。 ◆皮下に食道が位置しているため、前胸部をなでおろすことで食物の降下を助けることができる。
短所		◆多くの場合、腫瘍占拠部位が下部食道以下に限定される。 ◆縫合不全が生じると縦隔炎や膿胸を起こし、致命的になることがある。 ◆術後放射線治療や再発時に通過障害が起こりやすい。	◆経路が長く狭いため、吻合部の血流低下が起きやすい。 ◆食事摂取により再建食道が膨張して心・肺を圧迫する（動悸や頻脈の出現）	◆再建経路が最も長く、縫合不全の発生率が高い。 ◆皮下に食道が再建されるため、食物塊が移動する膨隆が肉眼で見える。 ◆食物の降下が遅い。

これは、頸部食道と咽頭周辺から縦隔までのリンパや筋肉を切除し、小腸の一部で切除した食道を補う手術である。腫瘍が喉頭部まで進行している場合は、喉頭切除・永久気管孔造設を同時に行う。喉頭を同時切除すると、永久的に発声できなくなるため患者の術後 QOL に影響が大きい。

2）起こりやすい術後合併症

　食道がん術後に起こりやすい代表的な合併症は、術直後は後出血、肺塞栓、呼吸器合併症（肺炎・無気肺など）、せん妄、術翌日から 3 日目までは乳び胸、術後 2〜14 日目に縫合不全、術後 4 日目以降は反回神経麻痺があげられる。特に、食道のすぐ隣に位置する胸管を損傷することで起きる乳び胸や反回神経麻痺は食道がん術後に注意すべき症状である。食道がんのリンパ節転移は、反回神経周辺に生じることが多く、術中操作により術後に一時的な神経麻痺が起こり嗄声や誤嚥が生じやすい。さらに、開胸手技により呼吸機能低下を招くだけでなく、再建経路が頸部で屈曲している場合はより誤嚥を引き起こしやすい。そのため、術前からの呼吸訓練や禁煙、口腔ケア、嚥下訓練や排痰援助などの支援が必要とされる。

　食道がん患者は術前より栄養状態が低下していることが多いことや、再建部の血行不良、嚥下による内圧の変化、縫合部の緊張から縫合不全を起こす可能性が高い。食道部の縫合不全が生じると、消化管の内容物が胸腔内に漏れ出すことで重篤な状態となりやすい。また、食道がんの手術は浸潤が大きいことや術前の栄養不良、長時間の手術により電解質バランスが崩れ、不整脈などの循環障害を起こす可能性がある。

　術式に応じた合併症では、胸骨後経路再建後は、再建経路が気管の前方に位置するため食後に仰臥位になると食物や消化液が逆流する可能性が高まる。また、胃で消化管を形成して再建している場合は、食物の貯留能が低下するため、一度の食事摂取量が低下する。幽門形成の場合は、胃内容が十二指腸に流入する速度が上がるため、下痢症状を起こしやすい。一般的に再建時の吻合部は術後一過性の浮腫による狭窄が起きる。それに伴い食物の通過障害が出現することがあるが、多くは1カ月から半年で改善する。また、胃がんの手術と同様に、再建によって胃内容量が減少し、摂取した食物がすぐに小腸へ流入されることからダンピング症候群を起こしやすい（5節　胃がん 参照）。

(2) 内視鏡的治療

　早期食道がんのうち、リンパ節転移のない粘膜上皮、粘膜固有層までに留まっている病変に対して適応される。主に選択される内視鏡的治療は内視鏡的粘膜切除術（Endoscopic mucosal resection：EMR）と内視鏡的粘膜下層剥離術（Endoscopic submucosal dissection：ESD）である。腫瘍の大きさや形状によっていずれかの内視鏡的切除術が選択される（表5.12）。内視鏡下で腫瘍を切除するため、侵襲度が低く、入院期間も約1週間程度と短いため患者の負担が少ない。また、がん薬物放射線療法または放射線療法後の局所遺残再発の食道がん患者には光線力学療法（Photodynamic Therapy：PDT）が適応となる。PDTとは、患者に光感受性物質を投与（静脈注射）し、その後で病巣部分にレーザーを照射することで腫瘍を壊死させる局所的治療法である。この治療法は患者への侵襲度が低く、高齢患者でも少ない負担で治療を受けることができる。一方で、治療後の約1カ月は日光過敏症を予防するために直射日光を避ける必要があることや、治療可能な施設が限られているという欠点がある。

　また、根治治療ではないが、食道内に突出した腫瘍による食道狭窄や食道気管瘻・食道気管支瘻に対して内視鏡的ステント留置術が施行される。内視鏡的処置のため侵襲は少なく、早期に経口摂取が可能となるため、対症療法のひとつとして実施される。

表5.12　内視鏡的切除術の種類

種　類	対象となる病変	方　法
ポリペクトミー	隆起病変（有茎性、亜有茎性）	隆起している病変にスネア（ループ）を通して、高周波電流を流して切除する。
内視鏡的粘膜切除術（EMR）	隆起が少ない病変（2 cmまで）	病変部の粘膜下層に液体を局注して膨隆させ、膨隆部にスネアを通して通電し、切除する。
内視鏡的粘膜下層剥離術（ESD）	制限なし	病変部の粘膜下層に液体を局注して膨隆させ、ナイフで病変周囲の粘膜を切開して切除する。

　主な起こりやすい合併症は、出血や食道穿孔、狭窄である。食道は壁が薄く漿膜をもたないことから穿孔を発症する可能性は高い。穿孔発生時は、絶飲食とドレナージ、抗生剤で対応するか、クリッピング、ステント留置などの対応が検討される。

(3) がん薬物療法

　がん薬物療法は、手術適応例だが高齢者や基礎疾患などにより手術療法が施行されない事例や切除不能例に適応される。食道がんに対するがん薬物療法は、術前補助療法と術後補助療法、再発・遠隔転移に対するがん薬物療法に分けられる。以前は術後がん薬物療法が手術単独療法に比べて生存期間を延長するとされて推奨されていたが、近年では術後がん薬物療法に比べて術前がん薬物療法は治療成績がよいことが明らかとなったため、ステージⅡ-Ⅲ（T4を除く）の進行食道がんの標準治療は手術＋術前がん薬物療法となっている。

　使用される主なレジメンは、CF療法（フルオロウラシルシスプラチン）、DCF療法（フルオロウラシル＋シスプラチン＋ドセタキセル）、ドセタキセル単独療法もしくはパクリタキセル単独療法がある。

　また、患者が手術を希望しない場合や高齢者、基礎疾患があるため手術療法を適応できないときには、がん薬物放射線療法が選択される。食道は他の消化器がんに比べて放射線に対する感受性が高く、効果が期待できる。通常、FP-R療法が根治的がん薬物放射線療法の代表的なレジメンで、FP療法（5-FU＋シスプラチン）と50-60Gyの放射線療法を併用する。がん薬物放射線療法は他臓器浸潤を伴う進行がん事例に対しても有用性が報告されているため、手術が不可能な進行事例でも根治が得られることがある。

(4) 放射線療法

　手術適応ではないもしくは手術を希望しない場合の標準治療となる。根治を目的とした根治照射と症状を抑えるための緩和照射があり、多くはがん薬物療法と併用して行われる。根治照射は、がんの部位が照射野に留まっている場合に行われ、手術療法に比べて施行後の食生活への影響が少ない。緩和照射は、がんによる疼痛やがんの周辺臓器への圧迫や食道狭窄による苦痛症状が生じるときに行われ、短期間で行われる。起こりやすい有害事象は、照射部位の皮膚障害や、咽頭粘膜の発赤や疼痛、食道のつかえ感、倦怠感、悪心、骨髄抑制である。

4.3 患者ニーズと看護の実際

(1) 手術侵襲に伴う苦痛に対するケア

食道がんの手術は、開腹と開胸が同時に行われるため患者への侵襲が非常に大きく、多くは術後 ICU 管理となる。また、患者は高齢であることが多いことから、心肺機能の予備能の低いことが大きいため術後の回復遅延や合併症を起こす可能性が高い。また、術後は胸腔ドレーンや胃管チューブ、IVH などの存在により活動制限や易感染状態となりやすく、さらに高齢者では不穏状態に陥りやすい。

食道がんで注意する術後合併症のひとつに縫合不全がある。食道は漿膜がなく血流が少ないこと、食道の構造から縫合糸がかかりにくいことから食道がんの吻合部は縫合不全を起こしやすい。さらに、頸部に吻合部があることから呼吸運動や嚥下運動、心拍運動の影響により安静が保ちにくいこと、消化液の逆流による粘膜刺激、呼吸器合併症による低酸素も縫合不全を助長させる要因である。縫合不全の症状は部位によって異なるが、特に後縦隔再建が選択されている場合は、その吻合部が胸腔内にあるため、消化液の胸腔内への流出が起こり、術後 3〜5 日で呼吸困難や頻脈、発熱を引き起こす。胸部 X 線写真上で胸腔内浸出液の貯留が確認された場合は、胸腔ドレーンや胃管チューブの留置が速やかに行われる。胸骨後/胸壁前再建法の場合は、縫合不全を引き起こしている箇所から排膿することで改善するため、保存的な処置が行われる。いずれにしても、発熱や炎症による不快症状がもたらす患者の負担は大きい。そのため、症状観察と速やかな医師への報告と対応、治癒遅延に対する精神的支援が求められる。

食道がん手術では、前述の通り侵襲が大きく手術創が胸部と腹部にわたるため疼痛が強い。また、手術操作による気管・気管支の血流障害や気道の繊毛運動障害に伴う気道浄化が阻害される。さらに、縦隔リンパ郭清に伴う反回神経麻痺を生じている場合は、咳嗽力が低下して誤嚥しやすい。特に術直後で安静が続いていると肺炎を引き起こす可能性が高い。そのため、術前からの呼吸リハビリテーションや術後の早期離床、口腔ケア、排痰援助を積極的に支援することが重要である。食道がんは術創が胸から腹部へわたることにより、術後の疼痛が強く、それによる活動制限や排痰困難が生じる。そのため、適切な鎮痛剤使用や創部を抑えながら咳嗽するなどの除痛方法の説明を提供しながら早期離床を維持できるように支援する。

(2) 食事に対するサポート

手術療法を受けている場合は、術後約 7〜10 日後に透視下で吻合部のリークの有無を確認し、異常が認められなければ経口摂取を再開する。経口摂取は、水分から流動食、三分粥へと嚥下状態にあわせて食事形態を変更する。手術後は、吻合部の

肉芽形成や再建経路の屈曲による通過障害、食物の逆流、胃内容量の減少、幽門機能の障害が起こる可能性がある。そのため、少量ずつ回数を分けてゆっくりと摂取するようにし、食後は 30 分〜1 時間程度上半身を起こすなどの対応をすることが必要である。食事内容は、繊維が多いもの（根菜、海藻など）や噛み切りにくいもの（肉、刺身など）、かまずに飲み込みやすいもの（麺類など）を避けることを指導する。食道がんは男性に多いため、退院後に食事の準備を担う妻や家族が同席のもとで説明すると効果的である。また、患者の状況にあわせて OT と協働して嚥下リハビリテーションを実施する。

　がん薬物療法を受けている場合は、腫瘍の増大による嚥下困難に加えて抗がん剤の影響で食欲低下を生じることがあるため、患者の食事摂取状況を確認し、食事形態の工夫や栄養剤の適応を検討する必要がある。また、食事という基本的欲求が満たされないことによる患者の苦痛が大きいため、可能な範囲で経口摂取が維持できるように支援することが求められる。

(3) 心理的サポート

　食道がんは 5 年生存率が低く、手術やがん薬物療法を受けることによる侵襲が大きいことや、食事という生活の基礎の変調を余儀なくされることから精神的な負担が大きい。

　食道がんに対する手術療法は、長時間にわたることや侵襲が大きいことから術前から強い不安を抱く。術前から患者の治療に対する思いを傾聴するとともに、術後起こり得る状況や ICU への事前訪問などで患者の不安を軽減するための支援が必要である。術後は回復遅延や、胸骨前再建法や喉頭摘出術による外観の変容、呼吸・嚥下リハビリテーションなどさまざまな合併症や生活調整を強いられる。この頃の患者は、治療効果や病状への不安を抱きやすく、その後の治療継続に対する意欲が低下しやすい。そのため、看護師はさまざまな辛い状況を体験する患者に寄り添い、必要時は心理士や緩和ケアチームなどと協働して精神的サポートに努める。同時に、家族も患者の辛い状況を目の当たりにすることで、病状や今後の生活への不安を抱きやすい。そのため、患者だけではなく家族に対しても現状の説明や今後の生活における注意点などを患者の生活スタイルに沿って説明する必要がある。さらに、50〜60 歳代の男性に好発する食道がんは、長期にわたるがん薬物療法や入院生活を強いられることから社会的役割の遂行困難や経済的問題を引き起こす。患者の社会的側面をアセスメントするとともに、治療と社会活動を両立できるように患者の生活スタイルにあわせた治療法の検討や社会資源を活用できるように支援する。

　また、喉頭摘出と永久気管孔造設による失声は、言葉によるコミュニケーション

が図れずに強い不安や戸惑いを感じる。身体機能の変化の受け入れや新たなコミュニケーション方法を獲得できるような長期的な支援が必要である（頭頸部がん参照）。

(4) 苦痛症状のマネジメント

　食道がんは疾患の進行や治療によりさまざまな苦痛症状が生じる。がん薬物放射線療法では、食道粘膜炎や骨髄抑制が強く生じやすい。粘膜炎は嚥下時に疼痛が生じるため、食事摂取量低下につながり、栄養状態悪化に陥る。そのため、治療開始前から食事指導（刺激物の摂取を避ける、固い食材を避ける）を行うとともに、栄養士と協働した食事形態の変更や積極的な鎮痛剤の使用を検討する必要がある。

　終末期には、食道静脈への浸潤による食道静脈破裂、食道狭窄、食道気管瘻、がん性腹膜炎を発症することが多い。特に、食道静脈破裂は大量出血により致命的となる可能性が高いため、浸潤が認められた場合は、事前に起こり得ることを患者家族に説明し、緊急時に備える必要がある。また、食道気管瘻は、食道に隣接した気管に食道がんが浸潤することにより、瘻孔が形成され、唾液が気管内へ流入することにより肺炎を併発する。これらの症状が認められた場合は、がん薬物放射線療法を行うことが推奨されるが、全身状態により困難な場合はステント留置が実施される。患者は、食事摂取量の低下によるエネルギー不足の状況に加えて、咳嗽や呼吸困難などの呼吸器症状が生じるため、消耗が激しい。呼吸状態のアセスメントとともに、患者が安楽に過ごせるような日常生活支援や代替栄養法の検討を支援することが重要である。

実力養成問題

1　食道がんについて正しいのはどれか。2つ選べ。　　　　　　　　（第104回国家試験）

1. 頸部食道に好発する。　　　　　　　　　　2. 放射線感受性は低い。
3. アルコール飲料は危険因子である。　　　　4. 日本では扁平上皮がんに比べて腺がんが多い。
5. ヨードを用いた内視鏡検査は早期診断に有用である。

解説　食道がんは放射線感受性の高い腫瘍で、胸部食道に発生することが最も多い。その発生には、喫煙・飲酒・熱い物の飲食・家族性因子などが関与しているといわれている。また、日本の食道がんの組織分類では、約90%以上は扁平上皮がんで、腺がんは約2%程度である。　　　　　　　解答　3、5

2　食道がん根治術後の患者で正しいのはどれか。　　　　　　　　（第99回国家試験）

1. ダンピング症状は起こらない。　　　　　　2. 食後に逆流誤嚥の危険性はない。
3. 呼吸機能低下によって息切れが生じやすい。　4. 反回神経麻痺によって構音障害が生じやすい。

解説　食道がんの術後は胃内容量減少や幽門機能の障害によりダンピング症候群を起こす可能性がある。さらに、再建術により気管の前に食道が位置することから食直後に臥床することで逆流性誤嚥を起こす可能性は高い。食道周辺のリンパ節郭清により反回神経麻痺は生じやすいが、反回神経麻痺によって起こる症状は嗄声であり、構音障害は生じない。　　　　　　　解答　3

3　進行した食道がんの合併症で現れにくいのはどれか。　　　　　　（第86回国家試験）

1. 反回神経麻痺　　　2. 逆流性食道炎　　　3. 食道・気管支瘻　　　4. 大動脈穿孔

解説　食道がんが進行すると、腫瘍の増大に伴い食道と気管支の間の瘻孔や大動脈穿孔、神経圧迫による反回神経麻痺を起こしやすい。逆流性食道炎は、食道がんの術後に起こりやすい症状であり、がん進行に伴って生じる症状ではない。　　　　　　　解答　2

4　胸骨前食道胃吻合術を受けた患者が食事開始となった。患者への指導で誤っているのはどれか。
　　　　　　　　　　　　　　　　　　　　　　　　　　　　　　　　（第93回国家試験）

1. 微温湯摂取で誤嚥の有無を確認する。　　　2. 口を閉じてゆっくりと嚥下する。
3. 前胸部を手でなでおろす。　　　　　　　　4. 食後は右側臥位で過ごす。

解説　食事開始によりダンピング症候群が発症する場合があるため、予防のためには解剖学的形状から左側臥位となることが推奨される。　　　　　　　解答　4

5　次の文を読み問題1〜3に答えよ。　　　　　　　　　　　　　　（第101回国家試験）

Aさん（52歳、男性）は、2カ月で体重が7kg減少した。2カ月前から食事のつかえ感があるため受診した。検査の結果、胸部食道がんと診断され、手術目的で入院した。

問題1　入院時の検査データは、Hb 9.5 g/dL、血清総蛋白5.4 g/dL、アルブミン2.5 g/dL、AST〈GOT〉24 IU/L、ALT〈GPT〉25 IU/L、γ-GTP 38 IU/L、尿素窒素18 mg/dL、クレアチニン0.7 mg/dL、プロトロンビン時間82％（基準80〜120）であった。Aさんの状況で術後合併症のリスクとなるのはどれか。

1. 出血傾向　　　2. 腎機能障害　　　3. 低栄養状態　　　4. 肝機能障害

問題2　右開胸開腹胸部食道全摘術と胃を用いた食道再建術とが行われた。術後、人工呼吸器が装着され、術後2日目の朝に気管チューブを抜管し、順調に経過していたが、術後3日目に左下葉の無気肺となった。Aさんは痰を喀出する際に痛そうな表情をするが「痛み止めはなるべく使いたくない。我慢できるから大丈夫」と話す。無気肺を改善するために適切なのはどれか。2つ選べ。

1. 離床を促す。　　　2. 胸式呼吸を勧める。　　　3. 左側臥位を勧める。
4. 鎮痛薬の使用を勧める。　　　5. 胸腔ドレーンをクランプする。

問題3　その後、順調に回復し、術後3週目に退院する予定となった。退院後の食事の指導で適切なのはどれか。

1.「たんぱく質を控えた食事にして下さい」　　　2.「食事は1日3回にして下さい」
3.「食事は時間をかけて食べて下さい」　　　4.「食事の前にコップ1杯の水分を摂るようにして下さい」
5.「食後は横になって過ごして下さい」

問題1 解説　出血傾向（プロトロンビン時間）、腎機能（尿素窒素、クレアチニン）、肝機能（GOT、GPT、γ-GTP）は現時点で異常値ではなく、術後に起こりやすい合併症からは除外される。一方でヘモグロビンとアルブミンが低値であることから、術後も低栄養状態がリスクとなる。　　　　　　　　解答 3

問題2 解説　無気肺の改善には痰の排出が必要である。離床による運動で呼吸循環機能が高まり、排痰が促進されるため、離床を促す必要がある。また、本事例では疼痛により十分な排痰が行えていないことから、積極的に鎮痛剤を使用して喀出力を維持する必要がある。その他に痰の喀出を促すためには、患側を上部にした体位ドレナージ、横隔膜を動かして換気容量を高める腹式呼吸が有用で、胸腔ドレーンの吸引圧は、排痰とは関係ない。　　　　　　　　解答 1、4

問題3 解説　食道がん術後の食事は、高蛋白・低糖質で、分割、少量ずつゆっくり食べることが必要である。また、噴門が手術で切除され胃内容物の逆流が起こりやすく、予防のために食後は座位やファーラー位で過ごすことが推奨される。　　　　　　　　解答 3

MEMO

5 胃がん

5.1 病態

　胃は食道から十二指腸へ続く臓器で、前壁側は肝臓と横隔膜に接し、後壁側は横隔膜、膵臓、脾臓、結腸と接している。胃壁から分泌される胃液には、1 日当たり1.5〜2.5 L 程度分泌され、塩酸と消化酵素のペプシノゲンが含まれ、食物の殺菌やタンパク質の分解の役割を担っている。

　胃がんは胃粘膜に発生する悪性腫瘍で、90%以上が腺がんである。その発生部位により、上部、中部、下部の 3 領域に分かれる。胃がんの転移はリンパ節転移、肝転移や腹膜播種が多く、クルッケンベルグ転移 (卵巣転移)、シュニッツラー転移 (ダグラス窩)、ウイルヒョウ転移 (左鎖骨上窩リンパ節転移) が好発する。

(1) 危険因子

　胃がんの発生には、ヘリコバクターピロリ (Helicobacter pylori)、食塩の過剰摂取、喫煙、β カロテンの摂取不足が影響することが明らかとなっている。なかでも、ヘリコバクターピロリへの感染は萎縮性胃炎を起こして分化型腺がんを引き起こす。近年の胃がんによる死亡・罹患者数の減少は、ヘリコバクターピロリへの感染によるリスクが認知され、感染率が減少した影響が大きい。また、塩分摂取や喫煙は日本人の胃がん発生に大きく影響しており、喫煙者は非喫煙者に比べて胃がんになるリスクが 1.6 倍となる[1]。一方で、野菜や果物の摂取は胃がんのリスクを低下させると考えられている。

(2) 検査

1) 検診

　胃がんの早期発見には検診が重要で、日本では 50 歳以上の男女を対象に 2 年に 1度の受診が推奨されている。胃がんの検診は問診に加え、胃部 X 線検査または胃内視鏡検査を実施する。

2) 画像・内視鏡検査

　胃部 X 線検査は、病変の位置や大きさ、広がり、深達度の判定を可能とし、胃内視鏡検査および生検は、病変の良性悪性の鑑別、粘膜面の広がり、病変の形態を判定する。それらの検査でがんの存在が認められたら、腹部超音波検査や CT 検査、注腸造影検査、MRI、PET-CT により肝臓・リンパ節などの転移の有無を確認する。

3）腫瘍マーカー

血液検査で測定する胃がんの腫瘍マーカーは、CEA、CA19-9 である。CEA や CA-19 は複数のがんに陽性を示すことや、早期がんでは反応しないため、主に治療後や再発時の病勢の判断に用いる。また、胃がんでは、HER2 とよばれるタンパク質ががん細胞増殖に関与していることがある。HER2 陽性の場合には、HER2 タンパク質の働きを抑えるトラスツマブをがん薬物療法時に併用して使うことがあるため、治療前に病理検査を実施する。

(3) 診断

胃がんは早期には無症状で、検診で発見されることが多い。胃がんが疑われる場合は、問診にて体重減少や胃部不快感などを確認し、胃内視鏡検査と生検で病理学的診断がされる。同時に注腸造影検査や CT などを通してがんの進行度診断が進められる。

1）病期分類

胃がんの進行度による病期分類は TNM 分類に従って、T 因子（腫瘍の深達度）、N 因子（リンパ節転移）、M 因子（遠隔転移）の視点から病期を決定する。治療開始前に画像診断などから判断する臨床分類と切除した病変から判断する病理分類を用いて診断する（表 5.13、表 5.14）。

2）肉眼的分類

肉眼的分類は粘膜面のがんの形態によって 0〜5 型に分類される。がんの浸潤が粘膜下層までに留まる 0 型（表在型）は早期胃がんに分類され、固有筋層以深に浸潤した 1 型（腫瘤型）、2 型（潰瘍限局型）、3 型（潰瘍浸潤型）、4 型（びまん浸潤型）、5 型（分類不能）は進行胃がんに分類される。

表 5.13　進行度分類（臨床分類）

遠隔転移		M0		M1
壁深達度　　　　　リンパ節転移		N0	N1, N2, N3	有無にかかわらず
壁深達度	T1（癌の局在が粘膜または粘膜下組織に留まる病変） T2（癌の浸潤が粘膜下組織を超えているが、固有筋層に留まる病変）	I	ⅡA	ⅠVB
	T3（癌の浸潤が固有筋層を超えているが、漿膜下組織に留まる病変） T4a（癌の浸潤が漿膜表面に接しているか、またはこれを破って腹腔に露出している病変）	ⅡB	Ⅲ	
	T4b（癌の浸潤が直接他臓器まで及ぶ病変）	ⅠAV		

出典）日本胃癌学会編「胃癌取扱い規約　第 15 版　p.26　一部改変　2017

表5.14　進行度分類（病理分類）

壁深達度 \ リンパ節転移（遠隔転移）	MO N0	MO N1	MO N2	MO N3a	MO N3b	M1 有無にかかわらず
T1a（癌が粘膜に留まる病変）	ⅠA	ⅠB	ⅡA	ⅡB	ⅢB	Ⅳ
T2（癌の浸潤が粘膜下組織を超えているが、固有筋層に留まる病変）	ⅠB	ⅡA	ⅡB	ⅢA	ⅢB	Ⅳ
T3（癌の浸潤が固有筋層を超えているが、漿膜下組織に留まる病変）	ⅡA	ⅡB	ⅢA	ⅢB	ⅢC	Ⅳ
T4a（癌の浸潤が漿膜表面に接しているか、またはこれを破って腹腔に露出している病変）	ⅡB	ⅢA	ⅢA	ⅢB	ⅢC	Ⅳ
T4b（癌の浸潤が直接他臓器まで及ぶ病変）	ⅢA	ⅢB	ⅢB	ⅢC	ⅢC	Ⅳ

出典）日本胃癌学会編「胃癌取扱い規約　第15版」p.26　一部改変　2017

3）組織型分類

　組織型分類は、採取した細胞を顕微鏡で確認して分類される。胃がんのほとんどを腺がんが占める。腺がんは、分化型と未分化型に分けられ、分化型は進行が緩やかで、未分化型は進行が速い傾向がある。スキルス胃がんでは未分化型が多く、早期からリンパ節転移を起こす特徴がある。

(4) 症状

　胃がんは早期には心窩部痛などの自覚症状は一般的にはほとんどない。進行胃がんでは、体重減少や腹部不快、心窩部痛、悪心・嘔吐が認められる。また、腫瘍の浸潤により消化管出血を合併している場合は、黒色便、貧血による易疲労感がみられる。リンパ節や腹膜、肝臓、肺、後腹膜への転移に伴い、腹部膨満感や呼吸困難、腹水貯留、水腎症などが認められる。

　客観的な観察項目は、幽門輪付近の転移に伴い生じる黄疸、出血による貧血、リンパ節転移に伴うリンパ腫脹、肝腫大があげられる。

(5) 疫学

　胃がんの部位別がん罹患率では、50歳代から増加し高齢になるほど多い。胃がんは1990年代までは男女ともに死亡・罹患者数の第1位であったが、2017年の新規罹患数は約13万人で、男性で第2位、女性で第4位である[2]。胃がんの部位別年間がん死亡数は、約4.4万人で、男性で2位、女性で4位である[2]。5年生存率は男女ともに約65%であるが、進行状況によって5年生存率は異なり、ステージⅠは81.6%、Ⅱは59.3%、Ⅲは39.6%、Ⅳは8.0%である[3]。

5.2 治療

(1) 手術療法

1) 主な術式

　手術療法は、遠隔転移がなく、粘膜下層以深まで浸潤する病変で、内視鏡的切除の適応基準（後述）に該当しない胃がんの第一選択となる治療法である。胃がんの根治手術は、占拠部位や深達度によって胃全摘術、幽門側胃切除術、噴門側胃切除術が代表的である（図5.9）。また、周辺臓器への浸潤の程度によって、左上腹部内臓全摘術、膵頭部十二指腸切除術などをあわせて拡大手術が選択される。胃がんに対する腹腔鏡手術は侵襲が少なく患者の負担は軽いが、開腹手術と比べて生存の成績が充分でないため、幽門側胃切除術が適応となるステージⅠ期の症例にのみ日常診療に位置付けられている[7]。

　胃全摘術は、腫瘍が胃の広範囲に広がっており、胃中部に存在しているため噴門までの距離が保てないときに選択される。主な再建法はRoux-en-Y法（十二指腸断端を閉鎖し、食道と空腸を吻合）で、逆流性食道炎が起こりにくく、吻合が2カ所という利点がある。

　幽門側胃切除術は、腫瘍が胃の幽門側に存在しており、噴門と距離が離れているときに選択される。主な再建法はBillrothⅠ法（残胃と十二指腸を吻合）とBillrothⅡ法（残胃と空腸を吻合）がある。前者は再建法が単純で合併症が少なく、吻合が1カ所という利点がある。後者は残胃が小さく十二指腸に届かない場合や十二指腸断端にがんが残る可能性がある場合にも適応できる利点はあるが、胆汁や膵液が胃に逆流しやすいこと、輸入脚症候群（残存した十二指腸の癒着や屈曲により腹痛や

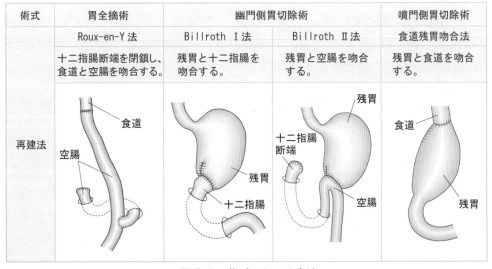

術式	胃全摘術	幽門側胃切除術		噴門側胃切除術
	Roux-en-Y法	BillrothⅠ法	BillrothⅡ法	食道残胃吻合法
	十二指腸断端を閉鎖し、食道と空腸を吻合する。	残胃と十二指腸を吻合する。	残胃と空腸を吻合する。	残胃と食道を吻合する。
再建法				

図5.9　術式別の再建法

嘔吐を生じる）を来しやすいという欠点がある。

　噴門側胃切除術は、がんの部位が噴門部に近いときに選択される。主な再建法は食道残胃吻合法（残胃と食道を吻合）である。この再建法は、食物が十二指腸を通る生理的な経路を維持でき、胃の貯留能や胃酸分泌能を温存できるという利点はあるが、噴門がなくなるため、逆流性食道炎を来しやすいという欠点がある。

　緩和的手術療法には、がんの進行による通過障害に対するバイパス術、腫瘍からの出血時などの腫瘍摘出術（転移部の切除はしない）がある。いずれも、治癒を見込めない症状緩和を目指すものであるが、これらにより栄養状態や貧血状態の改善がされることでがん薬物療法が再開できる、経口摂取が再開できるなどの利点がある。

2）起こりやすい合併症

　胃がんの手術直後に起こりやすい合併症は、後出血、膵液漏、吻合部の縫合不全である。食事再開後に注意が必要な症状は、吻合部狭窄や胆嚢炎、下痢・便秘である。特に、吻合部狭窄は、BillrothⅠ法後に発生しやすい浮腫による一過性の狭窄やリークの後に生じる瘢痕性の高度狭窄がある。前者は食事摂取後 3〜4 日で発生し、腹痛や嘔吐などの症状が出現する。後者は術後 2〜3 カ月後に発生し、内視鏡的拡張術が選択される。

　胃切除により胃容量が減少し、摂取した食物が胃内で留まることなく直接腸内へ排出されることから腸内の浸透圧上昇、腸蠕動の亢進、循環血液量の減少によるさまざまな症状が生じるダンピング症候群を引き起こすことがある（後述の 5.3（2）食事に関するサポート　参照）。

　胃がんの手術は、術後の消化吸収機能に大きな影響を与える。胃切によりタンパク質分解酵素であるペプシンの分泌を担う胃底腺の主細胞が減少することから、タンパク質分解機能が低下する。胃全摘後はこの機能は十二指腸が担うが、十二指腸を通過しない再建法である BillrothⅡ法や Roux-en-Y 法では、タンパク質分解機能がさらに低下する。脂質の吸収は胃内ではほとんど行われないため影響はないが、胆汁や膵液の分泌に影響する拡大手術を選択する場合は、消化障害が起きる。これらの消化障害によって、下痢や腹痛を引き起こすことがある。また、長期的な消化機能の低下による貧血が起きる。胃切により起きる貧血には、胃酸の欠如や食物の通過時間の短縮に伴う鉄の吸収障害が原因となる鉄欠乏性貧血と、胃壁細胞からの内因子の分泌低下に伴うビタミン B_{12} の吸収障害が原因となる巨赤芽球貧血がある。いずれも、自覚症状が現れることは少なく、その発生も前者は術後数カ月後、後者は術後 4〜5 年後と遅発性である。

(2) 内視鏡的治療

　胃がんの内視鏡的治療は、リンパ節転移の可能性がほとんどなく、腫瘍が粘膜固有層に留まる 2 cm 以下の病変で、潰瘍がなく分化型の病変が適応となる。手術療法に比べて処置後に胃が残るため、食生活に対する影響も少ない。内視鏡的に切除した腫瘍は病理診断結果とリンパ節転移の有無とあわせて、必要時は後日に手術療法を追加する。

　内視鏡的治療の種類は、内視鏡的粘膜切除術（EMR）、内視鏡的粘膜下層剥離術（ESD）がある。病変のサイズによって適応できる内視鏡切除術が異なるため、詳細は食道がんの節を参照する。ESD は高い一括切除率や大きな病変も適応となる利点はあるが、EMR と比較すると治療時間が長時間となることや、一定頻度の合併症の可能性がある。起こりやすい代表的な合併症は、穿孔、出血である。特に穿孔は腹膜炎を引き起こし、重症化するため早期に発見し、クリッピングや絶飲食などの保存的治療が選択される。

　緩和的な内視鏡的治療としては、ステント留置がある。これは、腫瘍による消化管閉塞を一時的に改善するための処置で、これに伴い悪心・嘔吐が改善し、経口摂取が可能となる場合がある。

(3) がん薬物療法

　がん薬物療法は、遠隔転移のある胃がんに適応される。胃がんに対するがん薬物療法は、術後補助療法と切除不能・再発胃がんに対するがん薬物療法に大別され、遠隔転移を認める胃がんの第一選択はがん薬物療法である。胃がんに対するがん薬物療法は、フルオロウラシル（5-FU）を中心とした併用療法により、生存率の改善が認められ進められてきた。現在ではカペシタビン、イリノテカン塩酸塩水和物（CPT-11）、テガフール・ギメラシル・オテラシルカリウム配合剤（S-1）、シスプラチン（CDDP）、オキサリプラチン（L-OHP）などの抗がん剤の組み合わせで治療が行われている。前述の病理検査で HER2 陰性の場合は CS 療法（テガフール・ギメラシル・オテラシルカリウム配合剤（S-1）＋シスプラチン（CDDP））が第一選択される。HER2 陽性の場合は、トラスツマブを併用して XP 療法（カペシタビン＋シスプラチン（CDDP））やテガフール・ギメラシル・オテラシルカリウム配合剤（S-1）＋シスプラチンが第一選択となる。トラスツマブは、がん細胞表面の HER2 タンパク質に特異的に作用してがん細胞の増殖を阻害する分子標的治療薬のひとつで、今までは乳がんにのみ適応されていたが、2011 年から進行・再発胃がんへの適応が拡大された。副作用には初回投与時の発熱などの過敏症状、頭痛、悪心・嘔吐、食欲不振がある。

5.3 患者ニーズと看護の実際

　胃がんは、内視鏡的治療や手術療法が適応されれば治癒率は高く、検診も普及していることから早期発見が可能である。一方で初期には症状がないため、診断時に進行していることも少なくない。がんの進行度などの段階によって患者のニーズは異なるため、患者の治療法や進行度にあわせてケアすることが重要である。

(1) 症状マネジメント

　胃がんは手術や病状の進行に伴いさまざまな症状が出現する。そのため、患者は自身に起こりやすい症状や予防法を理解することが求められる。

1) 手術に伴う症状に対するケア

　術後数年経過すると骨代謝障害が出現する。これは胃切後のカルシウムやビタミンＤの吸収障害により生じ骨粗鬆症や骨軟化症を発症して骨折や疼痛を生じることがある。術後 5 年以降は半数以上が発症するため、事前に患者へ症状や予防策を説明する必要がある。具体的な予防には、乳製品やカルシウムの豊富な食事の摂取や、ビタミンＤ製剤の投与が推奨されている。また、前述の手術療法で述べたとおり、胃がんの術後は鉄欠乏性貧血と巨赤芽球性貧血を起こしやすい。そのため、鉄分やビタミンＣ（鉄吸収を促進する）を多く含む食品をとるように説明することが有効である。巨赤芽球性貧血は術後 4～5 年後に発症するため、発症後はビタミン B_{12} を静脈投与する場合がある。患者には、貧血に伴い起こり得る症状や兆候を説明し、定期受診や日常生活における留意点を事前に説明する。

2) 病気の進行に伴う症状に対するケア

　胃がんは、その進行に伴い、悪心・嘔吐などの腹部症状、吐下血、肝転移による症状（腹水貯留、肝腫大）が生じ、強い苦痛をもたらす。腫瘍によるイレウスに対しては、経鼻胃管の留置や胃と空腸のバイパス術が選択されることが多いが、いずれも患者の心身の負担が大きく、近年では消化管閉塞が認められるときはオクトレオチドの投与が選択される。吐下血は腫瘍の進行に伴う消化管穿孔やがんそのものからの出血により生じ、血液を目の前にすることから患者に死への恐怖や強い倦怠感をもたらすため、安楽な体位やリラクゼーションを通して苦痛緩和に努める関わりが重要である。

(2) 食事に関するサポート

1) 食生活の調整

　胃亜全摘の場合は腸蠕動や排ガスを確認後の術後 3～4 日頃、胃全摘は術後 7 日頃に吻合部からの漏出がないことを造影検査で確認してから食事を開始する。水分から開始され、流動、3 分粥と徐々に食事形態を変更する。食事摂取後 3～4 日頃に腹

満や腹痛などの症状が認められた場合は、吻合部の浮腫や瘢痕性の高度な狭窄が生じている可能性があるため、症状を慎重に観察する必要がある。胃がんの術後2～3カ月頃までは、胃液分泌の減少や消化・吸収障害が持続する。そのため、退院前には消化のよい食品や控えめにする食品を具体的に説明し、退院後の食生活をイメージできるように支援する（表5.15）。

　また、消化機能が低下している術後3～4カ月までは5～6回/日の分割食を継続する。その後は通常の3回食に戻すことは可能だが、1回摂取量が少ない場合はおやつを追加するなどの個人差に応じた食事スタイルを検討する。また、それに伴い体重減少が生じることが多い。体重減少は食後の不快な症状を避けるために1回摂取量が低下することや吸収障害により生じる。患者は体重減少に伴うボディイメージの変化により恐怖を抱くことがあるため、体重とともに患者が神経質にならないように支援する。

2）ダンピング症候群に対するケア

　ダンピング症候群は、胃切後に貯留機能が低下することで摂取した食物が小腸内に急速に流入することで生じる病態をさし、早期ダンピング症候群と後期ダンピング症候群がある。早期ダンピング症候群は食直後に生じ、腹痛や動悸、発汗を生じ、後期ダンピング症候群は食後2～3時間後に低血糖症状を来す。いずれも、食事療法や薬物療法を用いて患者の苦痛を緩和し、患者が食事摂取に対して拒否的な感情を抱かないように支援する必要がある（表5.16）。

表5.15　胃がん術後の食事内容

摂取した方がよい食品	消化のよい食品	控えた方がよい食品
◈カルシウムの多い食品 　乳製品 ◈鉄分の多い食品 　ほうれん草 　牛肉・豚肉 　卵 　納豆	◈穀類 　パン、ごはん、うどん、いも類 ◈魚介類 　脂分の少ない魚（鮭、ひらめ等） 　はんぺん、かまぼこ ◈肉類 　脂分の少ない肉（牛肉・豚肉、 　皮なしの鳥肉、ささみ） ◈大豆製品 　納豆、豆腐 ◈野菜 　ほうれん草、にんじん、大根、 　トマト、かぼちゃ等	◈油分の多い食品 　天ぷら、から揚げ、肉の脂身 ◈塩味の強い食品 　塩辛、佃煮、みそ漬け ◈繊維の多い食品 　根菜、山菜 ◈その他 　海藻類、こんにゃく、生菓子、 　コーヒー・紅茶（空腹時）

表 5.16　ダンピング症候群に対する対応

症　状	対　応
早期ダンピング症候群 （食後 20～30 分の顔面紅潮、動悸 冷汗など）	❖1 回の食事摂取量を減らし、食事回数を 5～6 回/日に増やす。 ❖糖分や水分を制限する。 ❖高タンパク・高脂肪・低炭水化物の食事内容を選択する。 ❖食事中の水分を制限して、食物の腸への流入を遅くする。 ❖時間の経過とともに症状は軽減することを説明する。 ❖食後 30 分～1 時間はセミファーラー位で過ごす。
後期ダンピング症候群 （食後 2～3 時間の低血糖症状）	❖食事をゆっくり摂取する。 ❖症状出現時に糖分を補う。

(3) 心理的サポート

　胃がんは、早期発見や内視鏡的治療が進んでいるため、患者への負担が少なく治療を進められるようになっている。一方で手術やがん薬物療法、終末期の苦痛症状に伴う心理的負担は大きいため、治療経過に沿って患者をサポートする必要がある。

　胃がん患者は、術後の消化吸収機能の変調により、食事内容に対して過度に神経質になることや、食後の不快症状（下痢や胃部不快）から、食事に対して否定的な感情を抱くことがある。また、体重減少によるボディイメージの変化に不安を抱きやすい。さらに、食べるという基本的欲求が影響を受けることで、患者のそれまでの価値観や生活スタイルに大きな影響を与える。そのため、患者がゆっくりと現状を受け入れ、生活を再構築することができるように継続的に支援する必要がある。

　早期胃がんの場合、治癒することがほとんどであるが、進行がんは再発率が高く患者は再発に対する不安を抱きやすい。また、がん薬物療法を繰り返すことで、緊張を強いられる生活に見通しがつかず、強いストレスを感じるのである。看護師は患者の不安を継続的に観察し、必要な情報を提供したり、身体的苦痛や副作用症状の緩和を図ることが求められる。胃がんのなかでもスキルス型胃がんは若年の女性に多く、診断時に進行していることが多い難治性のがんである。その 5 年生存率はその他の胃がんに比べて低く、予後不良である。社会的役割を果たしながら闘病生活を送るためには、家族や職場の協力は不可欠であるため、支援が得られるように調整する必要がある。さらに、休職による経済的な不安を抱きやすいため、MSW などの介入を検討することも有用である。

　また、終末期には食事が摂取できないことによる重症感や吐下血に伴う死への恐怖を抱きやすい。医療者は患者の思いに寄り添い、積極的な症状コントロールと並行して意思決定支援や療養場所の選択について十分に話し合う機会を設けることが重要である。

（4）がん薬物療法の副作用に対するサポート

　胃がんに対するがん薬物療法は、S-1 やカペシタビンなどの内服薬を用いることがあるため、患者の内服アドヒアランスが治療継続に影響する。S-1 は内服の抗がん剤で、CS 療法では 21 日間の連続経口投与の後、14 日間の休薬期間が設けられている（図 5.10）。初回投与時は入院管理で行うことが多いが、その後は外来通院となるため、患者には正確な内服管理が求められる。看護師は、患者が 1 日に 2 回の内服が正確にできること、飲み忘れた際や重複内服時の対応、服薬記録で正確な内服管理と有害事象のモニタリングが行えるように薬剤師と協働して支援することが求められる。起こりやすい有害事象は、骨髄抑制や間質性肺炎、下痢、悪心・嘔吐、皮疹、皮膚や爪・指先などの色素沈着がある。いずれも、患者や家族に投与前から症状を説明し、セルフモニタリングが行えるように支援することが必要である。

　胃がんに対するがん薬物療法で用いられるオキサリプラチンは高頻度で末梢神経障害を引き起こし、主に手足や口の周りに出現する。冷感により誘発・増悪することが特徴的である。そのため、夏でも靴下を着用したり、入浴で循環をよくするなどの症状緩和方法を提供するとともに、締め付けのある靴を避ける、日頃から転倒防止に気をつけるなどの予防策を説明することが望ましい。

　また、カペシタビンは手足症候群（Hand-Foot Syndrome：HFS）を引き起こすことがある。手足症候群は、手足の指先や掌などに広範囲に紅斑や色素沈着が起こり、しびれや知覚過敏などを起こしている状態を示す。治療開始後 2 週間程度から出現し、6〜9 週頃まで認められることが多い。この症状は、手足を日常的に使用することで疼痛やしびれを感じることから、患者の日常生活へ大きな影響を及ぼす。そのため、発症前からの角質ケアや保清・保湿、刺激の除去を行い、さらに異常を速やかに発見できるように日頃からのセルフモニタリングが重要である。そのため、投与前から症状の説明をするとともにクリームによる保湿方法や日常生活における刺激の除去について説明することが必要である。

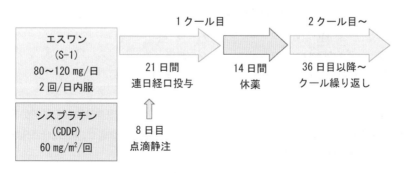

図 5.10　CS 療法の投与スケジュール

(5) 排泄の変化に対するサポート

　胃がんの術後は、食物の通過障害や食事摂取量の低下により排泄パターンに変化を来すことがある。便秘は、食事量の減少や蠕動運動の低下により引き起こされるため、早期離床や下剤を適切に使用しながらコントロールできるように排便状態を観察するように説明する。一方で、食物が食道から直接上部空腸へ排出されて消化液と十分に攪拌されなかったり、胃酸の分泌低下によるタンパク質や脂肪の消化不良により下痢を生じることもある。下痢は、種々の要因によって起こるため、患者の術式や食事摂取内容などから総合的に判断し、頻回な下痢により苦痛が強い場合は止痢剤の使用を促す。

実力養成問題

1　胃がんについて<u>誤っている</u>のはどれか。　　　　　　　　　　　　（第84回国家試験）
1. 早期がんの浸潤は筋層までである。　　2. 進行がんはリンパ節転移が多くみられる。
3. ボールマン4型はびまん浸潤型である。　　4. 組織型では腺がんが多い。

解説　早期胃がんは粘膜下層までに進行が留まっているものを示し、それ以深に浸潤しているものを進行胃がんと分類する。進行がんか否かの判断は、前述の通り浸潤の深達度で分類され、リンパ節転移があるか否かは判断指標に含まれていない。　　　　　　　　　　　　　　　　　　解答 1

2　腫瘍マーカーについて、<u>誤っている</u>のはどれか。　　　　　　　　（自作問題）
1. 肝細胞がん — PIVKA-Ⅱ　　2. 大腸がん — CEA　　3. 膵臓がん — CA-19　　4. 胃がん — AFP

解説　AFPは肝がんの腫瘍マーカーである。胃がんの腫瘍マーカーは、CEAやCA19-9が該当する。　　　　　　　　　　　　　　　　　　　　　　　　　　　　　　　　解答 4

3　胃がんについての組み合わせで正しいのはどれか。　　　　　　　（第103回国家試験）
1. 腎臓転移 ----- Wilms〈ウィルムス〉腫瘍
2. 肝臓転移 ----- Schnitzler〈シュニッツラー〉転移
3. 卵巣転移 ----- Krukenberg〈クルッケンベルグ〉腫瘍
4. 胃周囲リンパ節転移 ----- Virehow〈ウィルヒョウ〉転移

解説　ウィルムス腫瘍は小児の腎臓で発生する腫瘍、シュニッツラー転移は胃がんがダグラス窩に転移した腫瘍、ウィルヒョウ転移は胃がんが左鎖骨下リンパ節に転移した腫瘍で、組み合わせは誤りである。クルッケンベルグ腫瘍は胃がんが卵巣に転移した腫瘍である。　　　　　　　　　　　　解答 3

---

4 手術後にビタミン B_{12} 欠乏症が生じるのはどれか。 （第 92 回国家試験）

1. 胃全摘術　　2. 脾臓摘出術　　3. 胆嚢摘出術　　4. 肝臓部分切除術

解説　ビタミン B_{12} は胃粘膜から分泌される内因子と結合することにより回腸から吸収されるため、胃全摘するとビタミン B_{12} の欠乏が生じる。　　　　解答 1

---

5 上部消化管内視鏡検査を受ける患者への説明で適切でないのはどれか。

1.「検査前日の夜 9 時以降は絶食です」
2.「咽頭麻酔薬はしばらく飲み込まないでください」
3.「検査では胃に空気を入れるので、げっぷを我慢してください」
4.「検査終了後はすぐに食事ができます」

解説　上部内視鏡検査では、咽頭麻酔をして実施する。検査後も麻酔の影響が残っているため、飲食は検査終了後 1 時間程度は控えることが求められる。　　　　解答 4

---

6 A さん（63 歳、男性）は、胃がんにて胃亜全摘出術後 3 カ月目に誤嚥性肺炎で緊急入院した。食物の通過や排便は問題なかったが、食事摂取量が少なく、術前より体重が 10 kg 減少した。総義歯が外れやすく歯科を受診予定であった。A さんの肺炎の原因として考えられるのはどれか。2 つ選べ。

（第 105 回国家試験）

1. 消化管内容物の逆流　　2. 義歯の不適合　　3. 消化吸収障害　　4. 吻合部狭窄　　5. 腸閉塞

解説　A さんは胃がん術後の食事摂取量の低下に伴い、歯肉の退縮が生じ、総義歯が外れやすい状況である。義歯の不適合により咀嚼困難となり誤嚥が起こりやすくなる。また、胃亜全摘後は消化管内容物の逆流による誤嚥性肺炎の原因になり得る。　　　　解答 1、2

---

7 次の文を読み問題に答えよ。 （第 92 回国家試験改変）

52 歳の男性。独身。長距離トラックの運転手で夜間は働いて昼間に睡眠をとる生活をしていた。長引く胃痛で受診したところ胃がんと診断され胃全摘出術を受けた。手術は無事終了し、術後の回復も順調で術後 7 日に 300 mL/日の流動食が開始されることになった。

問題 1　経口摂取を開始するにあたり適切なのはどれか。

1. 流動食 300 mL/日の他に飲水ができる。　　2. 全量摂取を目指す。
3. 摂取後は臥床で過ごす。　　4. 1 回 30 mL 程度に分けて飲む。

問題 2　術後 6 カ月の外来受診時に「仕事は比較的楽な 2 人体制（運転席後方の簡易ベッドで仮眠を取り途中交代する）に切り替えて続けているが、仮眠を取るため食事は勤務中に 1 回しか摂れない。その食事も胸やけのためあまり食べられない。朝食だけはまあまあ食べられるが、不眠がちで、どうしてもウイスキーを飲んでしまい 3 日で 1 本空ける」と看護師に打ち明けた。体重は退院後 5 kg 減った。外来受診時の検査結果で出現する可能性が低いのはどれか。

1. アルブミン低下　　2. ヘモグロビン低下　　3. 白血球数増加　　4. γ-GTP 上昇

問題3　食事指導でアルコール摂取は改善されたが、さらに 1 カ月後の外来受診時「ずっと下痢で悩んでいる」と話した。日頃の食事指導で適切なのはどれか。

1. 食事中の積極的な水分摂取を勧める。　　　2. 植物性脂肪の摂取を勧める。

3. 市販の止痢剤内服を勧める。　　　　　　4. 1 日の食事回数は 3 回以上を目指す。

問題1 解説　胃全摘出術後は、貯留機能の喪失により食事摂取量の低下や、水分の腸への急速な流入によるダンピング症状を起こす可能性がある。そのため、1 回摂取量は少なく分割食とし、食事摂取後は、食物の通過や消化を助けるために上半身を高くした体位が望ましい。　　　　　　　　　　　解答 4

問題2 解説　食事摂取量の低下によるアルブミン低下や、ビタミン B_{12} の吸収障害に伴う貧血（ヘモグロビン低下）も予想される。また、アルコールを過剰に飲んでいる様子から γ–GTP 上昇も予想される。以上より、1. 2. 4. は起こり得る可能性が高い。白血球は感染症やアレルギー反応に伴い増加するが、本事例では、該当するような症状は認められない。　　　　　　　　　　　　　　　　　　　解答 3

問題3 解説　食事中の過剰な水分摂取は、食物の腸への流入速度を速め、消化不良を悪化させる。胃切除により脂肪の消化機能が低下しているため、食物性脂肪であっても摂取は控えることが望ましい。患者の下痢は胃がんの切除術によって起こっているため、医師の指示のもとで内服を検討する必要がある。　　　　　　　　　　　　　　　　　　　　　　　　　　　　　　　　　　　　解答 4

8　次の文を読み問題に答えよ。　　　　　　　　　　　　　　　　　（第 102 回国家試験）

　A さん（40 歳、男性）。入院時体重 65 kg。既往歴に特記すべきことはなく、全身状態は良好である。胃がんのため胃全摘出術を受けた。術中の出血量は 450 mL で輸血はされなかった。術後 1 日、体温 37.5℃、呼吸数 24/分、脈拍 120/分、血圧 162/90 mmHg。Hb14.8 g/dL。経皮的動脈血酸素飽和度〈SpO2〉92%（酸素吸入 3L/分）。尿量 50 mL/時。創部のドレーンからは少量の淡血性排液がある。硬膜外持続鎮痛法が行われているが、創痛が強いため呼吸が浅く、離床はできていない。

問題1　術後 1 日の A さんのアセスメントで適切なのはどれか。2 つ選べ。

1. 体温の上昇は感染による。　　　　　　　2. 脈拍の増加は貧血による。

3. 血圧の上昇は麻酔の影響による。　　　　4. 酸素飽和度の低下は創痛による。

5. 尿量の減少は循環血液量の減少による。

問題2　術後 1 週から食事が開始されたが、毎食後に下腹部痛を伴う下痢があり、A さんは「食事をするのが怖い」と訴えた。看護師が確認する必要があるのはどれか。

1. 食後の体位　　　2. 1 日の歩行量　　　3. 術前の食事の嗜好　　　4. 食事摂取の所要時間

問題3　下痢の回数は減り、摂食も良好で、術後 3 週で退院が決定した。A さんへの退院指導で正しいのはどれか。2 つ選べ。

1. 炭水化物を中心にした食事を勧める。

2. 下痢は 1 カ月程度で収まると説明する。

3. 食事は分割して少量ずつ摂取するよう勧める。

4. 食後に冷汗が出たら水分をとるよう説明する。

5. ビタミン B_{12} が吸収されにくくなると説明する。

問題1 解説　全身麻酔の手術後は、その侵襲による自然な反応として侵襲熱や吸収熱が生じる。本事例では、他の感染兆候は認められない。ヘモグロビンの男性の正常値は13.0〜16.0 g/dLで、正常値内である。術後高血圧は覚醒後30〜60分後に起こる早期高血圧と術後2〜3日後に起こる遅発性高血圧で、本事例は該当しない。　　　　　　　　　　　　　　　　　　　　　　　　　　　　　　　　　　　解答 4、5

問題2 解説　食後の下腹部痛や下痢は、胃切後のダンピング症候群による症状と考えられる。ダンピング症候群を予防するためには、食事に時間をかける、1回の食事量を少量とする、食後は上体を起こして安静にするなどがある。　　　　　　　　　　　　　　　　　　　　　　　　　　　　　　　解答 4

問題3 解説　この患者はダンピング症候群の兆候が認められていたため、炭水化物の摂取は控え、高タンパク高カロリー食が望ましく、1.は不適切である。胃全摘後は消化障害による下痢が起き、下痢症状は1カ月で収まるとはいえないため、2.は不適切である。早期ダンピング症候群予防のために、1日の食事回数を5〜6回に増やし少量ずつゆっくり食べるように指導する。3.は適切である。食後の冷汗は後期ダンピング症候群の低血糖症状であるため、飴や氷砂糖などを摂取する必要がある。4.は不適切である。胃切除後は、胃壁細胞から分泌される内因子が減少するため、ビタミンB_{12}が吸収されにくくなるため。　　　　　　　　　　　　　　　　　　　　　　解答 3、5

MEMO

6　大腸がん

6.1　病態

　大腸は小腸に続いて上行結腸、横行結腸、下行結腸、S状結腸、直腸、肛門へとつながる管腔臓器で、約1.5mある。主に水分の吸収と便の形成・排泄を担っている。

　大腸がんはそれらの管腔臓器に発生するがんを示し、S状結腸と直腸に発生することが多い。進行すると血行性、リンパ行性、播種性に広がり、肝臓や肺、腹膜への転移を起こす。部位別がん罹患者数では、30代後半から増加し、高齢になるほど多くなっている。2017年の新規罹患数は158,000人で、男性で第3位、女性で第2位である[1]。

(1) 危険因子

　大腸がんの発生はライフスタイルの影響を受けており、特に赤肉や加工肉の摂取、飲酒、喫煙により危険性が高まることが明らかとなっている。また、家族からの遺伝性の影響もあるといわれており、家族性大腸腺腫症（FAP）やリンチ症候群の家系では近親者に大腸がんの発生が多い。家族性大腸腺腫症は40歳以上で50%以上、60歳以上で90%が大腸がんに発生するといわれている。

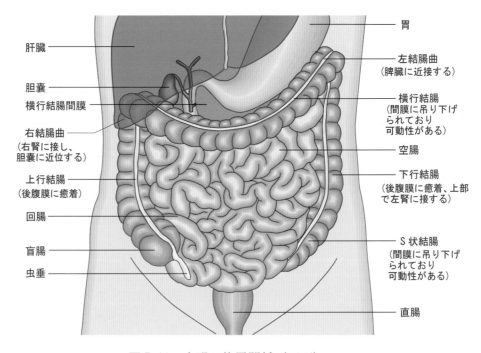

図5.11　大腸の位置関係（正面）

(2) 検査

1) 検診

早期がんでは自覚症状が出現しないため、無症状の時点で発見することが重要である。日本では、早期発見のために大腸がん検診が進められており、広く普及している。大腸がん検診は問診と便潜血検査が行われ、40歳以上の男女は年に1回受診することが勧められている。しかし、集団検診における便潜血反応の陽性率は5%前後でその内の2～3%が大腸内視鏡検査により大腸がんと診断されるため発見率は0.1%前後であると報告されている[2]。便潜血で陽性となっても、その後の検査を受診しない患者の割合も多く、大腸がん検診時のサポートが重要である。

2) 画像検査・内視鏡検査

大腸がんの疑いがあるときは、診断のために注腸X線検査、内視鏡検査が行われる。注腸X線検査はバリウムと空気を肛門から注入後にX線撮影し、病変の位置・大きさ・広がり・深達度・性状を診断する。大腸内視鏡検査は内視鏡を肛門から挿入して直腸と盲腸までの大腸を観察・生検し、病巣の良性悪性の鑑別、粘膜面の広がりを診断する。いずれの検査も前もって腸管内の内容物を空にするために絶食と下剤の前処置が必要である。また、転移巣やがんの広がりを調べるためにCTやMRI、PET-CTも行われる。

3) 腫瘍マーカー

血液検査で測定する大腸がんの腫瘍マーカーはCEA、CA19-9、p53抗体があげられる。CEAやCA-19は複数のがんに陽性を示すことや、早期がんでは反応しないことが欠点である。p53抗体はがんの増殖を抑制する遺伝子のひとつとされ、2007年からは大腸がん、食道がん、乳がんの腫瘍マーカーとして保険適応が認められている。

家族性遺伝で発症する遺伝性非ポリポーシス性大腸がん（HNPCC）や家族性大腸腺腫症（FAP）の可能性が疑われた場合は、MMR遺伝子やAPC遺伝子を検査する遺伝子検査が行われる。

(3) 診断

大腸がんは早期には無症状で、検診で発見されることが多い。大腸がんが疑われる場合は、問診にて血便や便の狭小化などを確認し、下部消化管内視鏡検査と生検で病理学的診断がされる。同時に注腸造影やEUS、CTなどを通してがんの進行度診断が進められる。

1) 発生部位による分類

発生部位による分類は、盲腸がん、上行結腸がん、横行結腸がん、下行結腸がん、

S 状結腸がん、直腸がんに分類される。

2）肉眼的分類

　肉眼的分類は、0 型と 1〜5 型に分けられる。0 型は表在型で、粘膜層や粘膜下層までの早期がんをさし、1〜5 型はその腫瘍の形態によって、1 型：隆起腫瘤型、2 型：潰瘍限局型、3 型：潰瘍浸潤型、4 型：びまん浸潤型、5 型：分類不能型に分けられる。一般的に 4 型が最も悪性度が高く予後不良である。

3）病期分類

　進行度分類は欧米では TNM 分類に従って、T 因子（腫瘍の深達度）、N 因子（リンパ節転移）、M 因子（遠隔転移）の視点からステージが決定される。日本では独自の「大腸癌取り扱い規約」に従って分類されていたが、2018 年の改定により TNM 分類を採用した（表 5.17）。ただし、リンパ節転移に関する分類は独自の分類を用いているため注意が必要である。

表 5.17　大腸がんの進行度分布 [3]

壁深達度		M0				M1		
		N0	N1 (N1a, N1b)	N2a	N2b, N3	M1a	M1b	M1c
						リンパ節転移に関わらず		
	Tis（粘膜内に留まる病変）	0						
壁深達度	T1a/T1b（粘膜下層までの病変）	I	IIIa	IIIa	IIIb	IVa	IVb	IVc
	T2（固有筋層に浸潤する病変）	I	IIIa	IIIb	IIIb	IVa	IVb	IVc
	T3（漿膜下層もしくは外膜に留まる病変）	IIa	IIIb	IIIb	IIIb	IVa	IVb	IVc
	T4a（漿膜表面に露出する病変）	IIb	IIIb	IIIc	IIIC	IVa	IVb	IVc
	T4b（他臓器に直接浸潤する病変）	IIc	IIIc	IIIc	IIIC	IVa	IVb	IVc

4）組織型分類

　組織型分類では、上皮性病変と非上皮性病変に分けられる。上皮性病変は、良性の腺腫、がん、カルチノイドに分けられる。大腸がんは腺がん、扁平上皮がん、腺扁平上皮がんに分かれ、最も多いのは腺がんである。非上皮性病変は、平滑筋腫瘍や神経系腫瘍が含まれる。

(4) 症状

　大腸がんは早期には血便などの自覚症状は一般的にはほとんどない。進行がんとなると便潜血反応や下血などの出血症状、あるいは便秘や下痢、腹部膨満などの腹部症状が出現する。

　がんの出現部位によって症状は異なり、S 状結腸や直腸がんは便の性状の変化や通過障害、出血症状を起こしやすい。一方で、盲腸や上行結腸は管腔が広く、通過

する腸管内容物が液状のため通過障害は起こしにくく、腹部症状が出現する。さらに、がんが進行すると慢性的な出血による貧血や腸の狭窄による腸閉塞、肺や肝臓への転移に伴う症状が生じる。

(5) 予後

予後は腫瘍の深達度と転移の程度によって異なる。また、結腸がんと直腸がんによっても異なる。結腸がんの部位別年間がん死亡数は約 5 万人で、男性で第 3 位、女性で第 2 位である。5 年生存率は男女ともに約 70％の比較的予後のよいがんであるが、各ステージによって 5 年生存率は異なる。ステージ I 以下は 90％以上であるが、II ～ III は 60.0 ～ 84.8％、IV は 18.8％である [4]。

6.2 治療

(1) 手術療法

1) 主な術式

手術療法は、遠隔転移がなく内視鏡的摘出が不可能な 0 期、I 期の病変、II 期の病変、あるいは遠隔転移のある原発巣の切除が可能な病変が対象となる。大腸がんの手術は腫瘍の部位によって結腸右半切除術、横行結腸部分切除術、結腸左半切除術、S 状結腸切除術、腹会陰式直腸切断術、ハルトマン手術とリンパ郭清が選択される。術後の機能障害が生じることは少なく、術後の患者の QOL は比較的保たれる。腹腔鏡下手術も増加しており、早期離床や早期経口摂取開始が可能となっている。

直腸がんの手術は、腫瘍の位置が肛門に近く、肛門括約筋を温存することができない場合は人工肛門の造設が必要である。高位前方切除術、低位前方切除術は肛門括約筋を温存し、直腸切断術（マイルズ手術）は肛門括約筋を摘出し、人工肛門（ストーマ）を造設する。

2) 起こりやすい合併症

大腸手術に関する術後合併症は、術後出血、創感染、縫合不全、イレウス、排尿障害・性機能障害に伴う合併症が代表的である。腹部手術による出血は術後 24 時間以内に発生することが多い。また、下部消化管の手術では、術中に腸管が解放される準汚染手術となるため、術後創感染が発生するリスクが高い。術後の麻痺性イレウスは通常術後 2 ～ 3 日で改善することが多いが、腸捻転や血流障害による腸管壊死を引き起こしていることがあるため、継続的な注意が必要である。直腸の周辺には膀胱や性機能を支配する自律神経（下腹神経、骨盤腔内神経など）が走行しているため、性機能障害や排尿障害が起こる可能性がある。

3）ストーマ造設を伴う手術

（i）造設部位の選択

　手術の1～3日前にストーマを造設する部位に印をつけることをストーマサイトマーキングという。ストーマサイトマーキングは、ストーマ造設後に患者が管理しやすい位置を選択し、患者のQOLを維持することを目的としている。マーキング位置選択の主な原則を表5.18に示す。

表5.18　ストーマ位置決定の原則

(1) 本人が見ることができ、セルフケアしやすい位置
(2) 体位の変化に影響されず一定の平面が得られる位置
(3) 瘢痕や肋骨弓などの骨突出部から離れている位置
(4) 腹直筋を貫く位置
(5) ベルト使用の可能な位置
(6) 患者の日常生活に影響しない位置

（ii）造設後に起こりやすい合併症

　ストーマ造設後に起こりやすい合併症は、術直後の早期から出現する症状と退院後に起こる遅発性の症状がある。主な症状は、ストーマ部の浮腫、血流障害、壊死、粘膜皮膚離開、ストーマの脱落、粘膜部の潰瘍や離開がある。特にストーマの壊死が深層部まで進行し、腸管が腹腔内へ陥入して起こる脱落は緊急性の高い症状で腹膜炎を引き起こす可能性が高いため、速やかに主治医へ報告する必要がある。

(2) 内視鏡的治療

　腫瘍が粘膜下層までに留まり、リンパ節転移のほとんどない早期がんが対象となる。内視鏡的治療にはポリペクトミー、内視鏡的粘膜切除術（EMR）、内視鏡的粘膜下層剥離術（ESD）の3種類ある。病変が2cm以内の場合はポリペクトミーやEMRが選択され、ESDは腫瘍の大きさにかかわらず適応される。患者への侵襲度が少なく、近年施行件数が増えている。

　術後に起こりやすい合併症は、出血や穿孔による腹痛である。穿孔は、腹膜刺激症状を伴う腹痛がある場合に疑われる。穿孔の場合は緊急内視鏡でクリップ術や緊急手術が行われる。

(3) がん薬物療法

　大腸がんのがん薬物療法には、再発率の高い進行大腸がんに対して術後再発抑制を目的として行われる補助がん薬物療法と切除不能な進行性大腸がんに対して行われるがん薬物療法の二者がある。

1) 術後再発予防のための補助がん薬物療法

　再発率の高いⅢ期以降の術後大腸がん患者に対して再発抑制を目的に実施される。補助がん薬物療法は術後 4〜8 週までに開始され、FOLFOX（フロオロウラシル＋レボホリナート＋オキサリプラチン）や CapeOX（オキサリプラチン＋カペシタビン）などを 6 カ月の期間投与することが推奨されている。

2) 切除不能がんに対するがん薬物療法

　切除不能がんに対する抗がん剤のレジメンは多岐にわたっている。1957 年に創薬されたフルオロウラシル（5-FU）が大腸がんに対する唯一の治療薬であったが、その後、イリノテカン塩酸塩水和物（CPR-11）やオキサリプラチン（L-OHP）に代表される複数の薬剤が開発されたことで、飛躍的に治療成績が向上し生存期間の改善に至っている。現在大腸がんに使用される基本的な抗がん剤は、前述したフルオロウラシル（5-FU）、イリノテカン塩酸塩水和物（CPT-11）、オキサリプラチン（L-OHP）の 3 剤である。主に行われるレジメンは FOLFOX 療法（フルオロウラシル＋レボホリナートカルシウム＋オキサリプラチン）で、フルオロウラシル（5-FU）は 46 時間投与するため、皮下埋め込み式ポートから携帯用インフューザーポンプを用いて投与する。特徴的な副作用は、オキサリプラチン（L-OHP）による末梢神経障害、アナフィラキシー、血液毒性、消化器毒性である。

　近年、分子標的治療薬の導入が進められている。分子標的治療薬とは、がん細胞がもつ増殖に関わる分子を標的として、その機能を阻害することで抗腫瘍効果を発揮する薬剤である。大腸がんで使用されることの多い薬剤は、ベバシズマブ、セツキシマブ、レゴラフェニブがある。特にレゴラフェニブは、手足症候群を引き起こしやすいため、患者への手足の保護や保湿などの皮膚ケアに関する指導が求められる。

(4) 放射線療法

　大腸がんに対する放射線治療は、補助放射線療法と緩和的放射線療法がある。補助放射線療法は、切除可能な直腸がんを対象とし、骨盤腔内の再発予防や人工肛門を避けて肛門機能を温存する目的で行われる。緩和的放射線療法は、切除不能な大腸がんや再発大腸がんを対象とし、疼痛や出血などの症状を緩和することを目的に行われる。いずれも、腹部・骨盤部に広く放射線を照射するため、治療中は倦怠感

や吐き気、骨髄抑制などが生じ、治療後は腸管や膀胱からの出血や炎症、隣接臓器との瘻孔の出現などが起こる可能性がある。

6.3　患者ニーズと看護の実際

大腸がんは内視鏡による治療が可能な早期がんから切除不能な進行がんまで治療法がさまざまであり、患者の侵襲が異なる。そのため、患者の病状と治療法を十分に理解して支援することが重要である。特に大腸がんの手術によりストーマを造設した場合、患者が我が身に起きた新たな変化に対応できるように、具体的で分かりやすい説明を必要とする。

(1)　ストーマの管理

1)　ストーマの基本知識

(i)　ストーマの種類と装具

ストーマはその造設期間や部位、開口部などによりさまざまな種類がある。それぞれの種類によっては便の性状や観察ポイントが異なるため注意が必要である（表5.19）。

ストーマ装具は、ストーマに装着して排泄物を収集する装具で、片面が皮膚に密着する粘着性のある皮膚保護剤つきの面板と排泄物を回収するストーマ袋（パウチ）からなる。ストーマ装具は患者のセルフケア状況や排泄物・皮膚の状況にあわせて適切なものを選択する必要があるため、各種類の特徴を理解することが大切である。ストーマ装具の概要について表5.20に示す。

表 5.19　ストーマの分類

分　　　類	ストーマ種類	説　　　明
造設期間	永久ストーマ	肛門機能を温存できない術式や一時的ストーマ造設後に全身状態の悪化などにより閉鎖が不可能となった場合に造設される。
	一時的ストーマ	腫瘍による腸管閉塞時の閉塞部腫瘍切除などの腸管浮腫が強く縫合不全を引き起こす危険から吻合できない場合や肛門周囲の感染の悪化を防ぐために造設され、手術の3〜6カ月後に閉鎖される。
造設部位	結腸ストーマ	左下腹部に造設され、100〜200 g/日のほぼ固形の便が1〜2回/日の概ね決まった時間に排泄される。
	回腸ストーマ	右下腹部に造設され、大腸を経由する前に排泄されるため、1,000〜1,500 mL/日の水様便が3〜4時間ごとに排泄される。
開口部による分類	単孔式ストーマ	腹会陰式直腸切断術やハルトマン手術時に造設される。
	双孔式ストーマ	原発巣の切除困難時や腸管の減圧時に造設される。便の排泄される口側と粘液の排泄される肛門側がある。一時的ストーマであることがほとんどである。

表 5.20　装具の種類[5]

分類	ワンピースタイプ	ツーピースタイプ
説明	面板とストーマ袋が一体型となっている。	面板とストーマ袋が分離している。
利点	・ストーマ袋が外れる心配がない。 ・面板を貼り付けるだけで簡単に装着できる。 ・かさばりがないため服の上から目立ちにくい。 ・安価である。	・面板とストーマ袋を汚染に応じて別々に交換できる ・装着時にストーマを直接観察できる。 ・スポーツや入浴時など TPO にあわせてストーマ袋を変更できる。
欠点	・1 日に何度も交換が必要な場合は、面板ごと交換が必要であるため、皮膚への刺激が強い。 ・面板をカットする際にストーマ袋を切らないように注意が必要。 ・ストーマに高さがないと便漏れしやすい。	・面板とストーマ袋が外れる可能性がある。 ・装着方法の習得がワンピースタイプと比べて難しい。 ・高価である。
図		

（ⅱ）ストーマ装具の管理方法

　ストーマからの排泄は、完全に不随意にガスや便が排泄されるため、患者は自身のストーマ袋からのガス抜きや便抜き、装具交換を行う必要がある。ガス抜きは肉眼的にストーマ袋が膨張しているとき、便抜きはストーマ袋の1/3〜1/2程度排泄物が溜まったときにトイレの便器内にストーマ袋の排泄口から排出する。装具の交換は基本的に2〜3日が設定されるが、装具の種類や皮膚状態によって適切な交換時期を設定する。交換方法の主な手順を表 5.21 に示す。

2）ストーマの観察ポイント

　ストーマの重要な観察ポイントは、ストーマ周辺の皮膚と装具、便の性状があげられる。ストーマ周辺の皮膚には、前述（6.2（1）2）起こりやすい合併症）の造設直後に起こりやすい症状や、ストーマ粘膜皮膚接合部の離開や出血、皮膚保護剤貼付部の糜爛や潰瘍、腹部のしわやくぼみなどが生じやすく注意する必要がある。

　装具の観察ポイントは使用後の面板である。ストーマの面板が何らかの理由で適

表 5.21　ストーマ装具の交換手順

> (1) ストーマ袋の排泄物を捨てて腹部にしわやたるみのできない自然な体位を整える。
> (2) 皮膚に負担がかからないように愛護的に装具を剥がす（必要時は剥離剤を用いる）。
> (3) 剥がした装具の面板を観察し、溶解・膨潤（ふやけている）状況とストーマ周辺の皮膚を観察する。
> (4) ストーマ周辺を低刺激の泡状の洗浄剤で洗浄する。
> (5) ストーマサイズを確認する（ストーマ径、ストーマ基部径、高さを測定する）。
> (6) 計測したストーマ径＋2 mm となるように面板のストーマ孔（面板中央の穴の開いている箇所）をカットする。
> (7) しわにならないように腹部の皮膚を伸ばして新しい装具を装着する。

切に貼付されておらず、便漏れが生じると排泄物が皮膚に直接触れるなど、日常生活に支障を来して患者の QOL 低下にもつながる。そのため、ストーマの定期交換を行う際に、装具の皮膚に接着していた面を観察し、保護剤の溶解・膨潤がストーマ孔を中心に均一であるか（いずれかに偏りが生じていないか）を確認する。保護剤の溶解・膨潤がストーマ孔から約 1 cm 以内で交換することが望ましいため、交換時期の検討の参考にする。ストーマの面板は、水分吸収や緩衝作用のある親水性ポリマーと粘着作用や耐久性のある疎水性ポリマーで構成されている。溶解・膨潤したままで貼付していると水分吸収や緩衝作用が損なわれて皮膚障害が起こりやすくなるため、適切な頻度で交換できるように面板の観察が必要である。皮膚のしわやくぼみ、貼付部の糜爛などの皮膚障害がある場合は、粉状や粘土状の皮膚保護剤を用いて愛護的に装着する。また、実際の貼付状況や管理状況は患者や家族のセルフケアの状況を知るための重要な情報であるため、ストーマ装具の貼付状況からやりにくい点や誤った使用によるトラブルが生じていないかなどをアセスメントする必要がある。

3）ストーマ造設患者に対する心理的サポート

　ストーマを造設することが決定した場合、術前に医師から患者・家族へ説明される。がんと診断された患者は大きな衝撃を受けるなかで手術に関するさまざまな意志決定を求められる。ストーマ造設により、人間の最も基本的な生理的欲求のひとつである排泄機能が変化する身体的変化、常時装具をつけることに伴うボディイメージの変化だけでなく、社会生活復帰や経済的負担、セルフケアへの不安、手術操作に伴う性機能障害や排尿障害が起こるかもしれない恐怖などさまざまな心理的負担が生じる。ストーマを造設する患者の心理段階にはフィンクの危機理論を用いて、心理的側面をアセスメントすることも有用である。

　医療者は患者の意志決定に必要な情報の提供や理解度の確認をしながら患者・家

族に寄り添い、苦悩を共有しながら受容への支援をする必要がある。また、術前の説明で一度は納得したようにみえても、術後に自身のストーマを実際に見たときや退院後に社会生活に戻ったときなどさまざまな段階で新たな拒絶や困惑を抱く可能性がある。そのため、継続的に患者の精神状態をアセスメントし、支援する必要がある。

4) ストーマのセルフケア

　ストーマは造設期間によって永久的ストーマ、一時的ストーマに分けられ、さらに造設部位や開口部の数によりさまざまな種類がある。患者は自身のストーマの特徴を理解し、必要なセルフケアを習得することが必要である。看護師は、術前から患者のストーマの種類にあわせて患者と家族が理解できるように DVD や実際の装具を用いたオリエンテーションを行う。造設直後は看護師が説明とともにストーマ管理を実施するが、徐々に患者が主体的に実施できるように看護師は見守り、不足部分についてサポートする。ストーマ管理方法については、患者の年齢や ADL、家族などのサポート体制、ライフスタイルによって個人差がある。実際に、高齢患者や病状の悪化により自身でストーマ管理を行うことが困難になることがあるため、あらかじめサポート体制を確認し、スムーズに管理できるように支援する。入院中だけでなく退院後も長期にわたってセルフケアを求められるため、患者や家族が不安なくモチベーションを維持してケアを継続できるように、ストーマ外来や患者会の紹介を行うことも有効である。退院後の日常生活に関する指導例を表 5.22 に示す。

表 5.22　ストーマ保有者への日常生活指導

日常生活行動	工夫や留意点
入浴	❖ストーマを外しても水圧よりも腹腔内圧が高いため、お湯がストーマから入ることはないと説明する。 ❖排便の多い時間を外して入浴時間を設定する。 ❖入浴時に便が出たときのためにビニール袋を準備する。 ❖回腸ストーマの場合は、食直前に入浴し、入浴中の排便を防ぐ。 ❖入浴前はストーマ袋を空にする。 ❖ストーマ装具をつけたまま入浴した後は、ストーマ装具周辺や袋の水分をふき取る。 ❖公共浴場では必ずストーマ装具を装着する。入浴用パウチを用いることもできる。
服装	❖ストーマ上にベルトがあたる際は、サスペンダーなどを使用する。 ❖ストーマを圧迫しない服装を選ぶ。 ❖ストーマ袋のビニール部分が汗で蒸れないようにストーマ袋のカバーや下着の工夫を行う。
外出・旅行	❖飛行機などの荷物が手元にない際も交換用具一式は携帯する。その際に、ハサミを使用できないことが多いため、事前に面板をカットしておく。 ❖飛行機では、気圧の変化でストーマ袋が膨張することがあるため、離陸前にストーマ袋を空にしたり、ガスフィルターつき装具を使用する。 ❖出先の宿泊先や店舗の設備（多目的トイレの位置など）を事前に確認し、排泄方法を検討する。 ❖緊急時に連絡できるように、訪問先のオストミー協会の支部の連絡先を持参する。また、海外であれば、自身の受けた術式が分かるような書面を用意する。

　さらに、永久ストーマ保有者は身体障碍者福祉法による福祉サービスや日常生活用具の給付券（ストーマ用品購入のために要した金額の一部を地方自治体が保障する）、障害年金などの社会的サービスを受けることができるため、必要に応じて情報を提供する。

(2) 治療後の栄養管理

　大腸がんに対する手術を受けた患者は、暴飲暴食は避けるべきであるが、原則として食事制限はない。前述の通り手術療法を受ける患者は意思決定や術後のストーマ管理などさまざまな課題を短い入院期間で強いられるため、術後の食事に対する具体的なイメージができないまま、退院後に不安を抱くことがある。そのため、入院中から患者の食生活について情報収集し、繊維質の多い消化の悪い食物や便秘を来しやすい食品など便の性状や消化に影響を与える食事について説明する必要がある。また、ストーマ造設患者は、腹壁の形状の変化によりストーマの陥没が起こる可能性があるため、極端な体重の増減を起こさないように食事指導をすることが重要である。

　がん薬物療法を受けている患者に対しては、有害事象のため食欲が低下する可能性があり、制吐剤を適切に使用して食べやすい食事を摂取できるように支援する。

(3) 治療後の排泄の変化と対処

1）排便

　大腸がんは腸管内に腫瘍が発生することや手術による骨盤腔内操作などの影響により、血便や便の狭小化、便秘が生じることがある。そのため、大腸がんの患者が自身の排便状況（回数、性状、整腸剤の使用など）を観察できるように支援する。また、開腹術後は腸管麻痺やイレウスが高頻度で生じることや、大腸亜全摘術では腸管粘膜の面積減少によって術後消化不良の下痢が続くことがあるため、術式に応じた起こり得る排便障害を予測して介入する。直腸に対する手術では、肛門括約筋の機能低下による便失禁や骨盤底筋群への操作による腹圧のかけにくさにより排便困難が生じる可能性があり、患者の自尊心への配慮や緩下剤の適切な使用を説明する必要がある。

2）排尿

　大腸がんそのものにより排尿障害を生じることは少ないが、直腸がん手術によるリンパ節郭清や末梢神経障害により排尿障害が起こる可能性がある。排尿障害は術式や神経温存の状況により異なるため、術式に応じて排尿状況（自然排尿、残尿の時間と量、尿意など）を確認し、排尿障害が認められる場合は自己導尿法の指導を行うことがある。

(4)　検査や治療における看護

1)　内視鏡検査・治療に伴うケア

　内視鏡検査は術前に下剤を用いて消化管内を空にする前処置が必要であるが、入院日数の短縮化に伴い、検査当日に入院することも多い。そのため、患者は外来で術前の食事制限や下剤の内服について説明を受け、自身で食事の工夫などを行わなければいけない。高齢患者も多いことから、患者や家族に対して安全で確実に治療が受けられるように十分な説明が必要である。また、内視鏡検査は肛門部から内視鏡を挿入するため、患者の羞恥心に配慮した支援が必要である。

2)　がん薬物療法

　大腸がんに対するがん薬物療法で主に用いられるレジメンの FOLFOX は、皮下埋め込み式のポートに専用針を穿刺し、持続注入式のシュアフューザーを用いて投与される。初回投与時は入院管理で副作用症状のモニタリングを行うが、2 回目以降は外来で実施されることが多い。フルオロウラシルの投与時間は 46 時間を要するため、外来にて穿刺・投与開始され、終了後の抜針は患者自身が自宅で行う。そのため、患者・家族が安全に管理できるように、薬剤の投与状況の確認方法や注入速度が遅いときや薬液漏れなどのトラブルが発生した際の対応、抜針方法についてモデルなどを用いて分かりやすく説明することが必要である。

　また、「がん薬物療法」の項で述べた分子標的治療薬のなかでも、レゴラフェニブは手足症候群を起こしやすい。レゴラフェニブによる手足症候群は、胃がん治療などで用いられるフッ化ピリミジン系製剤による症状と異なり、限局性で角化傾向が強く、発赤、過角化、知覚異常、疼痛、水疱へと症状が進む。これらの症状は日常生活への影響が大きいため、積極的に予防的なセルフケアできるように支援する必要がある。具体的なケア内容は「5　胃がん 5.3 (4) がん薬物療法の副作用に対するサポート」を参照する。

実力養成問題

1　大腸がんで正しいのはどれか。　　　　　　　　　　　　　　　　　　　　（第 97 回国家試験）
1.　男性の悪性新生物死亡数で第 1 位である。　　　2.　発生部位では直腸がんの割合が増加している。
3.　食物繊維摂取量を減らすことが予防に有効である。
4.　便潜血反応 2 日法を 1 次スクリーニングに用いる。

解説　大腸がんは 2018 年の男性の悪性新生物死亡数の第 3 位である。結腸がんと直腸がんをあわせて大腸がんとして扱っているが、近年、結腸がんが増加傾向である。そのため、1. 2. は不適切である。大腸がんのリスクを下げるためには、食物繊維を積極的に摂取することが推奨されているため 3. は不適切である。便潜血検査は、大腸がんの検診のひとつとして日本では 2 日法が採用されているため 4. は適切である。　　　解答　4

2　直腸切除術後に最も起こりやすいのはどれか。　　　　　　　　（第 97 回国家試験一部改変）
1.　悪性貧血　　　　　2.　排尿障害　　　　　3.　アカラシア　　　　　4.　ダンピング症候群

解説　術後に悪性貧血を生じやすいのは胃がんであり、直腸がんの術後には生じないため 1. は不適切である。また、ダンピング症候群は食道もしくは胃がんの術後に起こり、アカラシアは食道の運動機能障害を示すため、直腸の手術とは関係しない。そのため、3. および 4. は不適切である。直腸切除術後ではリンパ節郭清や骨盤神経叢、自律神経線維が切断・損傷されることがあるため、排尿障害、性機能障害が生じやすい。　　解答　2

3　直腸がんで低位前方切除術を受けた男性が、退院 1 週間後に 38.5℃の発熱があり救急外来を受診した。自然排尿はあるが下腹部膨満が観察され導尿すると 300 mL の排尿があった。尿は混濁していた。直ちに行うのはどれか。　　　　　　　　　　　　　　　　　　　　　　　　　　（第 92 回国家試験）
　a.　膀胱内留置カテーテルの挿入　　　b.　尿検査　　　c.　膀胱容積の測定　　　d.　自己導尿の指導
1.　a, b　　　　2.　a, d　　　　3.　b, c　　　　4.　c, d

解説　尿の混濁や発熱があることから感染の疑いがあるため、先ずは尿検査を行う必要がある。また、膀胱内留置カテーテルを挿入して、排尿量や性状の観察や尿の貯留による細菌の繁殖を予防する必要がある。　　解答　1

4　人工肛門を造設した患者へのストーマケアの指導内容で適切なのはどれか。2 つ選べ。
1.　装具の交換は便が漏れない限り不要である。　　　　　　　　　　　　　　（第 108 回国家試験）
2.　装具をはがしたときは皮膚保護材の溶解の程度を観察する。
3.　洗浄後のストーマはドライヤーで乾かす。　　　4.　装具の穴はストーマと同じ大きさにする。
5.　装具を貼るときは腹壁のしわを伸ばす。

解説　装具の交換はその種類や皮膚状態などから決定され、便漏れの生じる前に交換するため 1. は不適切である。ストーマの過度な乾燥は粘膜を損傷させる可能性があるため 3. は不適切である。また、粘膜損傷予防を目的に装具の穴はストーマサイズ＋2 mm 程度の大きさとするため、4. も不適切である。ストーマ装具交換時は皮膚保護剤の溶解の程度から交換時期を検討し、装着する際は、便漏れを防ぐために腹壁のしわを伸ばす必要があることから 2. および 5. は適切である。　　　　　　　　　　　　　解答 2、5

5　次の文を読み問題に答えよ。　　　　　　　　　　　　　　　　　　　　（第 98 回国家試験）

48 歳の男性。職場の健康診断で大腸がんが疑われ来院した。検査の結果、下部直腸に腫瘍があり、低位前方切除術が施行された。術前に自覚症状はなく、入院や手術は初めての経験であった。

問題1　術後順調に経過し翌日には離床が可能となった。歩行練習を促したが、患者は創部の痛みを訴え拒否している。術後の痛みに対しては、硬膜外チューブから持続的に鎮痛薬が投与されている。対応で適切なのはどれか。

1. 痛みがある間は歩行できないと説明する。　　2. 歩行練習を 1 日延期することを提案する。
3. 痛みを気にしないで歩くように説明する。　　4. 鎮痛薬を追加使用して歩行を促す。

問題2　腹腔内に留置している閉鎖式ドレーンから褐色で悪臭のある排液が認められた。考えられる状態はどれか。

1. 腸炎　　　2. 腸閉塞　　　3. 縫合不全　　　4. 術後出血

問題3　その後、状態は安定し退院が予定された。説明内容で適切なのはどれか。

1. 便秘は浣腸で対処する。　　　　　　　　　　2. 退院後 1 年は低残渣食とする。
3. 腹部膨満が持続する場合は受診する。　　　　4. 排便回数は術後 1、2 カ月で落ち着く。

問題1 解説　全身麻酔下の術後は長期臥床による無気肺や肺炎の発生率が高まるため、その予防のために早期離床が優先される。疼痛が生じていても、その他の全身状態の経過が良好であれば、鎮痛剤による積極的な除痛を図り離床できるように支援することが必要であるため 4. が適切である。　　　解答 4

問題2 解説　低位前方切除術後に挿入される腹腔ドレーンからの排液は正常時は無臭である。しかし、排液が褐色で悪臭のあることから、下部消化管損傷および縫合不全による腸内容物の混入が考えられ、3. が適切である。　　　　　　　　　　　　　　　　　　　　　　　　　　　　　　解答 3

問題3 解説　低位前方切除術後は肛門周辺に圧をかけることは避けるため 1. は不適切である。退院後は消化不良となりやすい食品を避ける必要はあるが抵残渣食を 1 年間続ける必要はないため 2. も不適切である。直腸手術後は直腸の短小化や骨盤底筋群に対する手術操作により腹圧がかけられず、術後 1～3 カ月は便回数が増える。そのため、4. も不適切といえる。低位前方切除術後は腸管と腹腔内臓器や腹膜が癒着することによるイレウスが起きる可能性がある。腹部膨満はイレウスの症状のひとつであるため、3. が適切である。　　　　　　　　　　　　　　　　　　　　　　　　　　　　　　　　　　　　解答 3

6　次の文を読み問題に答えよ。　　　　　　　　　　　　　　　　　　　　　（第 94 回国家試験）

　59 歳の男性。妻と 2 人暮らし。会社役員。3、4 カ月前から排便が不規則で、便に血液の混入が認められるようになり、妻の勧めで受診した。検査の結果、直腸がんと診断され手術目的で入院した。入院時、身長 170 cm、体重 61 kg。体重はこの 2 カ月で 6 kg 減少した。

問題 1　「医者から話を聞いたが人工肛門のイメージがつかなくて怖い」と話している。手術前の援助で適切なのはどれか。

　1.　妻に説明をし、妻から患者へ説明してもらう。　　2.　退院後の生活についても一度に情報を提供する。

　3.　ストーマサイトマーキングを早めに行う。　　　　4.　ビデオを活用して人工肛門について説明する。

問題 2　入院 4 日に腹会陰式直腸切断術により人工肛門を造設した。手術中の出血量は 900 mL、手術翌日の検査所見は Hb 9.8 g/dL、血清総蛋白 6.0 g/dL であった。その後、順調に経過したが、術後 5 日に 38.4℃で殿部痛の訴えがあった。このときの観察で最も優先度が高いのはどれか。

　1.　尿の性状　　　2.　殿部の褥瘡の有無　　　3.　便の性状　　　4.　会陰創部の状態

問題 3　退院指導で適切なのはどれか。　　　　　　　　　　　　　　　　　　　　　（一部改変）

　1.　将来、人工肛門は閉鎖できると伝える。

　2.　ストーマ装具はまとめて買うよう勧める。

　3.　便漏れがある箇所は、交換時に皮膚保護剤を追加して補強する。

　4.　身体障碍者手帳は申請できないと伝える。

問題 1 解説　患者は「人工肛門のイメージがつかない」と訴えていることから、術前からイメージできるように映像を用いて理解を確認する必要がある。　　　　　　　　　　　　　　　　解答　4

問題 2 解説　発熱と殿部痛を訴えていることから、直腸がん術後合併症の縫合不全が疑われ、先ず創部の状態を観察する。この患者は腹会陰式直腸切除術を受けているため、会陰創部の観察を要するので、4. が適切である。　　　　　　　　　　　　　　　　　　　　　　　　　　　　　　　　　　　　解答　4

問題 3 解説　腹会陰式直腸切断術は直腸下部にできた腫瘍を切除する術式で、肛門部まで切除されるため、人工肛門は永久的であり、1. は不適切である。ストーマ装具は患者の交換手技や皮膚状態、ライフスタイルなどから選択するため、手技や新たな生活様式が確立するまでは必要分のみ購入することを推奨するため、2. も不適切である。永久ストーマ保有者は身体障碍者の申請可能であるため 4. も不適切である。便漏れがある際や皮膚障害があるときは、粉状や粘土状の皮膚保護剤を使用して面板が皮膚に密着するように補強する必要があるため、3. が適切である。　　　　　　　　　　　　　　　　解答　3

MEMO

7　肝がん

7.1　病態

　肝臓は、横隔膜の真下に位置する約 1,000〜1,500 g の大きな臓器で、大部分が臓側腹膜に覆われ、一部は横隔膜に接している。肝臓の主な機能は、糖・脂質・ビタミンの分解・合成・貯蔵を行う「代謝」、有毒な物質の分解・排泄を行う「解毒」、生体防御機能を行う「免疫」、脂質吸収に関わる胆汁の生成と排泄を行う「胆汁生成」である。

　肝がんは原発性と転移性があり、そのほとんどが転移性肝がんである。さらに、原発性肝がんは肝細胞がんと肝内の胆管に発生する肝内胆管がんに分けられる。原発性肝がんの多くは肝細胞がんであること、転移性肝がんは肝細胞がんの治療に準ずるため、本節では肝細胞がんについて解説する。肝細胞がんは肝臓が血管に富んでいることから血行性の遠隔転移と肝内転移を起こしやすい。遠隔転移で最も多いのは肺転移で、次いで副腎転移、骨転移である。部位別がん罹患率では、50 歳代から増加し高齢になるほど多い。2017 年の新規罹患数は約 3.9 万人で、男性で第 5 位、女性で第 10 位である[1]。

(1) 危険因子

　肝細胞がんのリスク因子は、肝硬変、C 型慢性肝炎、B 型慢性肝炎、男性、高齢、アルコール摂取、喫煙、肥満、糖尿病である。日本における肝細胞がんの要因は、C 型肝炎が最も多く、次いで B 型肝炎、アルコールである。

(2) 検査

1) 検診

　肝細胞がんは前述の通り、肝疾患の罹患がリスク要因となるため、前述の危険因子を有する患者に対しては定期的なスクリーニング検査が行われる。肝がんスクリーニング検査は国で定められた検診はないため、ハイリスク群や疑わしい症状のある対象者にスクリーニング検査が適応される。肝がんスクリーニング検査の代表的な検査は、腫瘍マーカーや腹部超音波検査である。ハイリスク群には 2〜6 カ月ごとの腹部超音波検査を施行し、必要時は CT や MRI を追加する。それらの結果で肝細胞がんの診断ができない場合は、血管造影検査や肝生検を追加する。

2) 画像検査・生検

　肝細胞がんに関連する血管造影検査は、肝動脈造影下 CT や経動脈性門脈造影下 CT が代表的で、腫瘍の血流動態などの診断が可能である。肝生検は超音波ガイド下

で腹部を穿刺して肝組織を採取する方法である。検査には局所麻酔を使用するため、生検後は4〜6時間圧迫止血を要し、術後は腹腔内出血や気胸などの合併症に注意が必要である。

3）腫瘍マーカー

肝細胞がんの腫瘍マーカーは、AFP、PIVKA-Ⅱ、AFP-L3の3種類が代表的である。PIVKA-ⅡとAFP-L3はAFPに比べて肝細胞がんへの特異度が高い。肝細胞がんの早期発見や治療効果のモニタリングのためには、これらの腫瘍マーカーのうち、2種類以上を組み合わせて判断することが推奨されている。

4）その他の検査

ICG試験は、肝血流量や肝臓の排泄機能を調べる検査で、肝硬変の診断や肝切除術の術前検査に用いられる。検査は0.5 mg/kgの量のインドシアニングリーン（ICG）という色素を肘静脈から注射し、15分後に反対の肘静脈から採血してその色素消失率や停滞率を調べる方法で実施される。

(3) 診断

肝細胞がんは疾患特異的な症状がないため、肝疾患をもつ肝細胞がんのハイリスク患者に対してスクリーニング検査を行い、その結果で診断される。同時に全身のCTやPET-CT、MRIなどを通して遠隔転移の有無を判断する。

1）病期分類

肝細胞がんの進行度はTNM分類に従って、T因子（局所進展度）、N因子（リンパ節転移）、M因子（遠隔転移）の視点から病期を決定する（表5.23）。肝細胞がんの局所進展度は、腫瘍個数、腫瘍の大きさ、脈管への転移の浸潤の有無の3項目で評価される。

2）肉眼的分類

肉眼的分類ではがんと非がん部の境界線の明瞭さによって分類され、境界が不明瞭なものを早期肝細胞がん、それ以外を進行肝細胞がんと診断される。

表 5.23　肝細胞がんの進行度分類 [2]

		M0		M1
		N0	N1	
局*所進展度	T1（①②③すべて合致）	Ⅰ		
	T2（2項目合致）	Ⅱ	ⅣA	ⅣB
	T3（1項目合致）	Ⅲ		
	T4（すべて合致せず）	ⅣA		

＊「①腫瘍個数：単発、②腫瘍径2 cm以下、③脈管侵襲なし」の3項目で分類される。

3）その他の指標

　肝細胞がんの診断後に治療法を決定するうえで、肝機能の評価が重要である。肝機能の評価には Child-Pugh 分類、原発性肝癌取扱い規約の定める肝障害度が広く用いられている（表5.24、表5.25）。

表5.24　Child-Pugh 分類[2]

		スコア		
		1点	2点	3点
項目	脳症	ない	軽度	ときどき昏睡
	腹水	ない	少量	中程度
	血清ビリルビン（mg/dL）	2.0 未満	2.0〜3.0	3.0 超
	血清アルブミン（g/dL）	3.5 超	2.8〜3.5	2.8 未満
	プロトロンビン活性値（%）	70 超	40〜70	40 未満
スコアリング		A：5〜6点　　B：7〜9点　　C：10〜15点		

表5.25　肝障害度[2]

		A	B	C
項目	腹水	ない	治療効果あり	治療効果少ない
	血清ビリルビン（mg/dL）	2.0 未満	2.0〜3.0	3.0 超
	血清アルブミン（g/dL）	3.5 超	3.0〜3.5	3.0 未満
	ICG R_{15}（%）	15 未満	15〜40	40 超
	プロトロンビン活性値（%）	80 超	50〜80	50 未満

(4) 症状

　肝臓は「沈黙の臓器」といわれ、病変を有していても初期には自覚症状はほとんどない。そのなかでも自覚する症状は、基礎疾患である肝炎や肝硬変の影響による全身倦怠感や腹痛、腹部膨満感である。他覚的な所見としては、肝腫大や腹水、発熱、下肢浮腫、黄疸、クモ状血管腫、手掌紅斑、女性化乳房（男性の場合）が認められることがある。また、腫瘤が巨大な場合は、腹部に腫瘤を触知できる場合や、痛みを訴える場合がある。

(5) 予後

　肝細胞がんの部位別年間がん死亡数は、約2.5万人で、男女ともに5位である。また、根治的治療を受けても新たにがんが発生する確率の高い多中心性発がんという性質をもち、その再発率は年率15〜20%で、5年後の再発率は80%と高値である。5年生存率は男女ともに約35%と低くステージⅠは52.5%、Ⅱは37.4%、Ⅲは12.6%、Ⅳ3.1%である[3]。

7.2 治療

(1) 手術療法

1) 主な術式

　肝細胞がんに対する肝切除術は、肝外転移がなく、主腫瘍および肝内転移巣の占拠範囲が術前評価により手術可能な切除範囲内にある場合に適応される。主な術式は、肝腫瘍核出術、肝区分（亜区域）切除術、肝領域（区域）切除術、片肝（葉）切除術、拡大片肝（葉）切除術である。

　肝臓は細かな血管が密集しているため、肝切除により大量出血を招くことが多かった。しかし、近年の止血技術の進化や肝臓を複数の区域に分けて切除する系統的肝切除の考え方が手術に応用されることで出血量は格段に少なくなっている。また、肝臓は機能代償性の高い臓器であるため、正常肝であれば3/4を切除しても肝機能は障害されることなく肝再生が進み、消化管の再建を必要としないことが多いため、術後は早期に食事摂取が可能である。

2) 起こり得る合併症

　肝細胞がん術後に起こりやすい代表的な合併症は、術直後から3日目頃までは後出血、呼吸器合併症、肺塞栓症、低血糖・高血糖、術後3日目から9日目頃までは肝不全、胆汁漏、感染症（敗血症）である。肝切除後は、血管の離断や肝障害による血液凝固能低下が影響して、重大な術後出血を起こす可能性がある。腹部に留置されているドレーンからの排液の確認や、血圧低下などのショック症状がないかを十分にモニタリングする必要がある。また、肝臓は胆汁を生成する機能をもっており、肝内には多数の胆管が走行している。肝切除でこれらの胆管を切除することにより、その断端部から胆汁が漏れ出す胆汁漏を起こす可能性がある。胆汁漏は、通常は自然に閉鎖することを待つが、重症例では体内に腹腔内膿瘍や重症感染症を引き起こす可能性があるため、再手術が検討される。

　術前から肝予備能が低い、肝切除量が多い、術中出血量が多い、長時間の肝血行遮断・血行再建を要した場合は、術後に肝不全となる可能性が高い。肝不全を引き起こすと、肝性脳症、血清ビリルビン値上昇、出血傾向、多量の腹水、呼吸不全などが現れるため、早期発見が重要である。

(2) がん薬物療法

　がん薬物療法は、肝障害度AあるいはBで、腫瘍数が4個以上の場合に適応される。肝細胞がんに対するがん薬物療法には、全身がん薬物療法と肝動注がん薬物療法に分けられる。

1）全身がん薬物療法

　全身がん薬物療法では、分子標的治療薬のソラフェニブが標準治療である。ソラフェニブは肝切除や肝移植、穿刺局所療法、肝動脈がん薬物塞栓療法が適応とならない進行性の肝細胞がんで、パフォーマンスステータス（Performance Status：PS）と肝機能が維持されている患者が対象となる。他に有効な治療法がない場合に行う治療であり、腫瘍の縮小や治癒を目的とするのではなく、腫瘍の増大を抑制することを目的としている。ソラフェニブは1日2回の投与を継続する経口内服薬で、細胞増殖や血管新生に関わる複数のキナーゼに関与するキナーゼ阻害薬である。主な副作用は、手足症候群（Hand-Foot Syndrome：HFS）や皮膚症状（発疹、掻痒感）、高血圧、消化器症状（下痢、食欲不振、悪心など）、疲労感、頭痛である。なかでもHFS は掌や足の裏に生じる皮膚病変のことを示し、早期は限局的な紅斑で始まり、重症化すると激しい痛みとともに水疱や糜爛、潰瘍、色素沈着を引き起こす。その予防には、内服前からの保湿や刺激の除去、過剰な角質の除去が有効である。

2）肝動注がん薬物療法（Transhepatic Arterial Infusion：TAI）

　TAI（図5.12）は、肝動脈に留置したカテーテルを通して抗がん剤を投与する治療法で、多くは鼠径部にポートを留置して実施する。ステージⅢやⅣといった進行がんでも治療可能で、肝動脈カテーテル療法に治療抵抗性のある症例や特に門脈腫瘍栓のあるがんにも有効である。全身がん薬物療法に比べて副作用が少ないことや、携帯用持続注入用ポンプで注入するため、2回目以降は入院の必要がないことが利点である。主に使用する抗がん剤は、フルオロウラシル（5-FU）＋シスプラチンである。

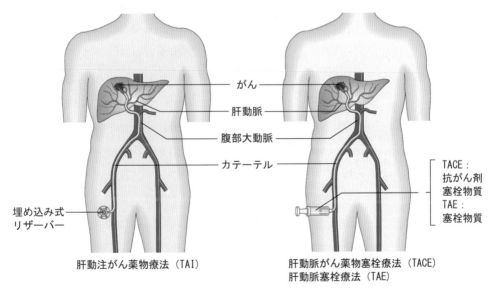

肝動注がん薬物療法（TAI）

肝動脈がん薬物塞栓療法（TACE）
肝動脈塞栓療法（TAE）

図5.12　カテーテルを用いた肝細胞がんの治療

(3) 肝動脈カテーテル療法

　肝臓にできる腫瘍の多くは、腫瘍へ栄養を運ぶための血管を新生している。肝動脈カテーテル治療はその特徴を生かした治療法で、腫瘍栄養血管を塞栓し、腫瘍へ運ばれる栄養を遮断して腫瘍を縮小させることを目的としている。主に肝障害度 A あるいは B で腫瘍が 2、3 個で 3 cm 以上、もしくは 4 個以上の場合に適応される。肝動脈カテーテル療法は、CT 画像上で鼠径動脈からカテーテルを挿入し、肝腫瘍に栄養をもたらしている動脈へ塞栓物質を注入する方法で、主に肝動脈がん薬物塞栓療法（Transcatheter Arterial Chemoembolization：TACE）と肝動脈塞栓療法（Transcatheter Arterial Embolization：TAE）がある（図 5.12）。適応は、肝障害度 A、B もしくは Child-Pugh 分類 A、B の手術不能事例で、かつ経皮的局所療法の適応外の症例である。一方で、腫瘍が門脈などの大きな血管に浸潤している場合は、塞栓することで非がん細胞への栄養供給も遮断されるため、塞栓療法は禁忌となる。

　TACE と TAE はいずれも動脈を塞栓することは同じだが、TACE は塞栓前に抗がん剤（エピルビシン、マイトマイシン、シスプラチン、ミリプラチン）を栄養血管に注入し、その後に塞栓物質で塞栓する。一方で TAE は抗がん剤の注入は行わず、栄養血管を塞栓物質で塞栓する。いずれも X 線透視下で鼠経部から右総大腿動脈へカテーテルを挿入して施術するため、終了後は、4〜5 時間程度は患側を動かさないように安静にする必要がある。術後は、局所麻酔や造影剤、抗がん剤、塞栓物質によるショック症状や穿刺部からの出血、動脈血栓塞栓症に注意が必要である。また、がん細胞の死滅に伴う発熱や炎症に示される塞栓後症候群を発症することが多い。

(4) 経皮的局所療法

　経皮的局所療法は、肝障害度 A あるいは B で腫瘍径 3 cm 以下、腫瘍数 3 個以下が適応される。経皮的局所療法は、肝切除と比べて開腹を要さず、選択的に腫瘍を壊死させる侵襲の少ない治療法で、超音波ガイド下で行う局所治療である。経皮的局所療法には、ラジオ波熱凝固療法（Radio Frequency Ablation：RFA）、経皮的エタノール注入療法（Percutaneous Ethanol. Injection Therapy：PEIT）、経皮的マイクロ波凝固療法（Percutaneous Microwave Coagulation Therapy：PMCT）がある。治療成績が最もよいのは RFA であり、現在の主流となっている。適応は Child-Pugh 分類の A または B のうち、がんの大きさが 3 cm 以下で 3 個以下の場合に行われる。

　PMCT は、超音波/CT ガイド下で腫瘍部分に誘導針を穿刺した後、マイクロ波電極を挿入してマイクロ波を照射して腫瘍を焼灼壊死させる。電極が熊手様の形状をしているため、1 回の照射で焼ける範囲が広い。一方で、PEIT は RFA 同様に超音波の画像で確認しながら長い穿刺針（PEIT 針）を腫瘍に穿刺し、エタノールを注入して

腫瘍を死滅させる。PEIT 針は RFA よりも細い針で穿刺するため、脈管損傷や腹腔内出血を起こす可能性が低い。施行後は、穿刺部からの出血が起こる可能性があるため、治療後 4〜5 時間の安静が求められる。

(5) その他

肝移植は、年齢 65 歳以下、肝障害度 C かつミラノ基準を満たす症例には肝移植が適応される。ミラノ基準とは、「① 腫瘍最大径が 5 cm 以内の単発腫瘍あるいは ② 腫瘍径 3 cm 以下で腫瘍数 3 個以下、③ 脈管侵襲や遠隔転移を認めない」ことである。2019 年 8 月からはこのミラノ基準外であっても、「腫瘍径 5 cm 以内かつ腫瘍個数 5 個以内かつ AFP 500 ng/mL 以下」の症例が適応に追加された。肝移植は肝細胞がんだけでなく、肝臓の基礎疾患も一緒に改善できることが利点で、2004 年 1 月から保険適応となっている。

重粒子線治療は、陽子線に代表される粒子が生体内で停止して高線量のピークを形成する特徴を生かした治療で、病巣への選択的照射が可能である。非がん細胞への影響が少ないため、高齢者や手術を望まない症例に対しても侵襲が少なく治療が可能である。一方で、一部のがん種（頭頸部がんや一部前立腺がんなど）では保険適応となっているが、肝細胞がんに対する重粒子線治療費は先進医療費に該当し、自費診療（約 300 万円）となるため、経済的負担が大きい。

7.3 患者ニーズと看護の実際

(1) 肝庇護のための生活調整

肝細胞がんは、肝硬変やウィルス性肝炎などの基礎疾患に加えて、肝切除や腫瘍自体の影響により肝機能障害が生じ、倦怠感や腹水などの苦痛症状が生じる。そのため、患者は残された肝機能にあわせて生活を調整する必要がある。

1) 肝機能悪化に伴う症状のセルフモニタリング

肝機能が低下すると、肝不全に伴う腹水や倦怠感、易出血、肝性脳症などの症状が出現する。そのため、患者は自身の現在の状態を踏まえて、今後起こり得る症状を理解し、重篤な症状の早期発見に努めることが求められる。特に、肝性脳症は意識障害や異常行動、羽ばたき振戦などのさまざまな精神・神経症状をもたらすため、患者本人では判断できないことがある。そのため、周囲の家族に対して事前に説明し、早期に発見・受診につながるように支援する必要がある。

2) 倦怠感のマネジメント

肝細胞がん患者は、肝機能障害に加えて食欲低下によるエネルギー不足や悪液質によって倦怠感が生じやすく、症状が持続することから日常生活に影響を及ぼしや

すい。そのため、患者とともに今までの生活スタイルを見直し、休息時間の確保やエネルギーを消耗する活動の制限、職場との職務内容の調整や家庭内役割の調整などの新しい生活スタイルの再構築を支援する必要がある。一方で、倦怠感は他者からは把握することが難しく、周囲の人々から苦痛症状として理解されにくい現状がある。そのため、医療者は患者の疾患や症状を理解し支えるとともに、家族や周辺の人々へも起こり得る症状や日常生活を送るうえでの留意点を説明する必要がある。

3) 禁酒と排便コントロール

　肝機能を維持するためには、日常生活においてさまざまな調整を要するが、なかでも重要なのは便秘の予防と禁酒である。肝細胞がんの患者は、腹水貯留や安静による腸蠕動の低下により便秘を起こしやすい。また、食道静脈瘤の合併事例では、過度な怒責による血圧上昇や静脈瘤の破裂を招く可能性がある。肝性脳症の予防には、排便によるアンモニアの排泄が重要となるため、日々の排便状態の観察や積極的な緩下剤の活用を患者・家族へ説明する必要がある。さらに、肝細胞がん患者のなかには、多量な飲酒習慣のある患者も少なくないことから、肝細胞障害を促進しないためにも禁酒できるように、必要時は心理士などの多職種と連携して支援することが求められる。

(2) 栄養状態の変化に対するサポート

　肝細胞がんの進行や肝切除により、糖質、脂質、タンパク質分解・合成機能、ビタミン代謝が低下する。そのため、慢性的なエネルギー不足や代謝の低下による解毒や栄養成分の代謝、血糖の調整が障害される。患者は自身の肝予備能を理解しながら、食事内容を自ら選択することが求められる。肝細胞がん患者に対する食事療法は、その多くの患者が肝硬変を併発していることから肝硬変の食事療法に準ずることが多い。具体的には、過剰に摂取したタンパク質はアンモニアへ代謝されるため、肝性脳症を予防するためにも低タンパク質が望まれる。また、アンモニアの解毒を助けるためにBCAAを多く含む栄養剤や食事（マグロやカツオ、ささみ、牛乳など）が推奨されている。特に肝細胞がんを含む肝疾患を有する患者は、健常者に比べてエネルギー代謝が亢進しているため、高カロリーの食事摂取が推奨される。さらに、肝臓のグリコーゲン貯蔵量が減少するため、食事の間隔が長くなる夜間から早朝にかけて飢餓状態になりやすい。そのため、就寝前に約200Kcalの食事を摂取するLES（Late Evening Snack）が推奨されるが、栄養過多にならないように1回の食事量を減らして夜食に配分する。また、浮腫や腹水が著明に認められる場合は、塩分制限を行う必要がある。

(3) 心理的サポート

　肝細胞がんは、前述のとおり肝硬変やウィルス性肝炎の基礎疾患から進展して発症することが多い。患者は肝細胞がんにならないように肝疾患の自己管理や検診を受けていてもがんと診断されたことに対してショックや後悔が生じやすい。また、長期に肝細胞がんの治療に取り組んでいても再発を繰り返すことから、無力感を抱き、いつ再発するのか分からない不確かさのなかで日々を過ごすことから抑うつや不安に陥りやすい。医療者は診断早期から患者の闘病体験に寄り添い、患者が現状を受け止め、精神的な安寧を得られるような支援が必要である。

　また、終末期には腹水貯留や疼痛、呼吸困難などの身体症状や、肝性脳症に伴う異常行動や意識障害が出現することから患者や家族は不安を抱きやすい。病状からの影響や今後起こり得る症状を説明するとともに十分な苦痛緩和を図り、症状に伴う精神的負担へアプローチする必要がある。

(4) 症状マネジメント

　肝細胞がんは、終末期には腹水貯留や転移による疼痛、呼吸困難、黄疸などの苦痛症状が生じる。また、易出血や腹腔内圧の上昇に伴う食道静脈瘤の破裂から生じる吐下血などの症状が起きる。苦痛が強く、死を連想させる症状が生じることは、身体だけではなく精神的苦痛も強い。そのため、積極的な症状コントロールに努めることが必要である。

　また、黄疸に伴う掻痒感、分子標的治療薬の副作用、浮腫の影響で皮膚障害が生じやすい。皮膚障害を生じることで、褥瘡や感染を引き起こすだけでなく、分子標的治療薬の治療中断につながる。そのため、普段からのスキンケアが重要であり、治療開始前から保湿剤の塗布や皮膚の観察を説明し、患者がセルフケアできるように支援する必要がある。また、掻痒感に対しては、皮膚の保清や刺激の少ない衣類やリネンの選択、外傷予防のために爪を短く切るなどの予防行動について説明することも重要である。

実力養成問題

1　肝細胞がんで正しいのはどれか。　　　　　　　　　　　　　　　　　（第 96 回国家試験）

1. 早期から黄疸が出現する。　　　　　2. 肝硬変を併発していることが多い。

3. 特異性の高い腫瘍マーカーは CEA である。

4. わが国では B 型肝炎ウイルスに起因するものが最も多い。

解説　肝細胞がんは早期に自覚症状がなく、進行とともに黄疸や腹水などの症状が出現するため、1. は不適切である。肝細胞がんに用いられる腫瘍マーカーは、AFP と PIVKA-Ⅱ であるため、3. も不適切である。肝細胞がんのリスク要因は、肝硬変やウィルス性肝炎であり、国内のウィルス性肝炎のほとんどは C 型肝炎が多い。以上より、4. は不適切で、正しい解答は 2. である。　　　　　　　　　　　**解答 2**

2　右大腿動脈からの肝動脈塞栓術施行後の対応で適切なのはどれか。　　（第 98 回国家試験）

1. 右足背動脈を触診し拍動を確認する。　　　　　2. 施行後 24 時間は絶対安静とする。

3. 帰室後の排便はポータブルトイレを使用する。　　4. 鎮痛薬は肝臓への負担があるため使用できない。

解説　肝動脈塞栓術後は血栓塞栓症を起こす可能性がある。下肢に血栓塞栓症が出現すると下肢の激しい疼痛や血流障害が起こるため、施行後は足背動脈の拍動を確認することは適切であり、1. は適切である。穿刺部の血腫や再出血を予防するために、止血されるまでの 4～5 時間程度の安静が必要である。そのため、2. と 3. は不適切である。患者の肝予防能に影響されるが、医師の許可のもとで鎮痛剤の使用は制限されないため、4. は不適切である。　　　　　　　　　　　　　　　**解答 1**

3　肝性脳症の看護で<u>誤っている</u>のはどれか。　　　　　　　　　　　（第 94 回国家試験）

1. 高タンパク食にする。　　2. 粘膜保護薬を与薬する。　　3. 尿量の管理を行う。　　4. 便通を整える。

解説　肝性脳症は高い血中アンモニア値が影響し、高タンパク質の摂取はアンモニア産出量増加を引き起こす。患者は低タンパク食が推奨されるため、1. は不適切である。肝性脳症が生じると門脈圧が亢進し、消化管への血流障害に伴う潰瘍が生じる。その予防に、粘膜保護薬を内服するため、2. は正しい。肝性脳症の誘因に便秘や利尿薬の過剰投与があるため、3. 4. も適切である。　　　　　　　　　**解答 1**

4　肝生検後の看護で重要なのはどれか。　　　　　　　　　　　　　　　（第 90 回国家試験）

a. 呼吸音を聴取する。　b. 腹痛について問診する。　c. 腹式深呼吸を促す。　d. 血尿の有無を確認する。

1. a、b　　　2. a、d　　　3. b、c　　　4. c、d

解説　肝生検は穿刺時に気胸や腹腔内出血を引き起こす可能性があるため、検査後の呼吸状態や腹痛の有無を確認する必要がある。肝生検は穿刺時に呼吸性の臓器の移動を止めるために 10 秒程度呼吸を止める必要があるが、施行後に腹式呼吸をする必要はない。腎生検後は血尿が出現することがあるが、肝生検では起こる可能性は低い。以上より、a. b. が適切な項目である。　　　　　　　　　**解答 1**

---

5 ICG 検査（indocyanine green test）の方法で正しいのはどれか。 （第 97 回国家試験）

1. 投与量は体表面積によって算出される。　　2. ICG 静脈内注射前と 2 時間後の 2 回採血する。

3. 採血と採血の間に 500 mL 飲水する。　　4. ICG を静脈内注射した反対側の静脈から採血する。

解説　ICG 試験は、ICG を体重 1 kg 当たり 0.1 mL の割合で肘窩皮静脈内に注入し、15 分後に他側の肘窩皮静脈より採血、ICG の注射前に採取した血液と注射 15 分後に採取した血液の検査結果を比較する方法で行われる。ICG 検査は空腹時に実施するため絶食となるが、水分の制限はない。以上より正しい解答は 4. である。　　　　　　　　　　　　　　　　　　　　　　　　　　　　　　　解答 4

---

6 次の文を読み問題に答えよ。 （第 99 回国家試験）

　60 歳の男性。会社役員。10 年前に C 型肝炎と診断され通院治療を続けている。1 カ月前の定期受診で肝細胞がんを指摘され、TAE（肝動脈塞栓療法）を受けることとなった。

問題 1　TAE の説明で適切なのはどれか。2 つ選べ。

1. 腹部を穿刺して行う。　　2. 治療後 5〜6 時間穿刺部を圧迫する。　　3. 治療後 1 日は絶食である。

4. 治療後に発熱することがある。　　5. 治療ではエタノールを使用する。

問題 2　治療前の血液検査ではアルブミン 2.8 g/dL、AST〈GOT〉123 IU/L、ALT〈GPT〉130 IU/L、プロトロンビン活性〈PT%〉58%（基準 80〜120）であった。TAE 後の状態で正しいのはどれか。2 つ選べ。

1. プロトロンビン活性が改善する。　　2. 血栓が発生する危険性がある。

3. 止血しづらい可能性がある。　　4. タンパク質合成機能が改善する。　　5. ALT 値が改善する。

問題 3　順調に経過し、明日退院予定となった。退院指導で適切なのはどれか。

1. むくみや体重の変化に注意する。　　2. 食直後の運動は効果的である。

3. 食事で鉄分の摂取を増やす。　　4. 半年間の休職を勧める。

問題 1 解説　TAE は鼠経部の大腿動脈からカテーテルを挿入して腫瘍栄養血管塞栓するため、腹部に穿刺しない。施行後は、再出血防止のため 5 時間程度の安静が必要であるが、食事は当日から可能である。TAE 後は塞栓物質や造影剤に対する反応や、がん細胞の死滅に伴う発熱が生じることがある。TAE の治療に用いるのは、ゼラチンスポンジやリピオドールなどの塞栓物質でエタノールは用いない。エタノールを使用する肝細胞がんへの治療法は、経皮的エタノール治療法（PEIT）である。　　　　　　　解答 2、4

問題 2 解説　TAE の治療により、腫瘍と同じ栄養血管の正常組織も影響を受けるため、凝固機能やタンパク質合成機能などの肝機能は一時的に低下する。また、肝細胞が壊れることで、ALT 値は上昇する。血液凝固能を示すプロトロンビン活性が基準値以下で易出血状態であることが示唆されているため、止血しづらい可能性がある。TAE は動脈からカテーテルを挿入して施術するため、施行後に起こり得る合併症は血栓塞栓症である。以上より、2. と 3. が適切である。　　　　　　　　　　　　　解答 2、3

問題 3 解説　肝機能低下によりタンパク質合成能が低下するため、腹水が溜まり体重が増加することがある。食直後の運動は肝臓への血流量が低下するので、肝臓再生の観点から適切でない。鉄分の摂取を増やす必要はなく、肝機能の状態に応じて塩分の制限をする。職場復帰の時期は患者の肝予備能や退院後の回復状況によるので、指導としては適切でない。以上より、1. が正しい解答である。　　　　　　解答 1

8　膵がん

8.1　病態

　膵臓は胃の裏側に位置する 15〜20 cm 程度の大きさの臓器で、食物を分解・消化吸収する膵液の分泌機能（外分泌機能）と、血糖調節に必要なホルモンの分泌機能（内分泌機能）を有する。膵がんは、膵臓に生じた悪性腫瘍で、その発生部位により膵頭部がん、膵体部がん、膵尾部がんに分けられる。発生頻度は膵頭部がんが最も多く、膵体部がんと膵尾部がんは同程度である。

　膵臓の周辺には大血管や臓器が複数存在するため、浸潤しやすく、進行すると周辺の神経叢や臓器、リンパ節へ血行性・リンパ性・播種性に転移する。なかでも肝臓や肺、骨へ転移しやすい。部位別がん罹患者数では、60 歳頃から増加し、高齢になるほど増加している。2017 年の新規罹患数は 40,980 人で、男女ともに第 6 位である [1]。

(1) 危険因子

　膵がんの主なリスク因子は、家族歴、合併疾患、喫煙である。家族歴は、家族の膵がんや遺伝性膵がん症候群（遺伝性膵炎、家族腺腫性ポリポーシスなど）の罹患歴が影響する。合併疾患は、糖尿病や肥満、慢性膵炎が該当する。特に糖尿病は膵がん患者の約半数以上に認められる。

(2) 検査

1) 検診

　わが国では、がんの早期発見・治療を目指して厚生労働省の定めるがん予防重点健康教育およびがん検診実施のための指針で検診方法が決められている。しかし、膵がんについては、現在、定められている検診はない。

2) 画像検査・内視鏡検査

　膵がんのスクリーニング検査で行われるのは膵酵素（アミラーゼ、リパーゼなど）と腫瘍マーカーの検査および腹部超音波検査である。これらで膵がんの疑いがある場合は、画像検査や内視鏡検査が行われる。通常、スクリーニング検査で疑いがある場合は、CT や MRI を施行し、腫瘍の存在の確認、他臓器への転移、腹水の有無を確認する。さらに、進展度の確定および確定診断のために内視鏡検査や核磁気共鳴胆管膵管撮影（Magnetic resonance cholangio pancreatgraphy：MRCP）が行われる。内視鏡検査には超音波内視鏡（Endoscopic ultrasonography：EUS）、内視鏡逆行性膵胆管造影検査（Endoscopic retrograde cholangiopancreatography：ERCP）があ

る。EUS は消化管内から臓器の超音波断層像を確認するもので、胆管や膵管内に挿入して壁の構造を確認できる。ERCP はファーター乳頭からカニューレを挿入して X 線透視下で膵管・胆管を造影する。いずれも同時に生検することが可能であるため、細胞診から確定診断することが可能である。内視鏡検査は事前の絶食や入院管理を必要とするため患者の負担は少なくなく、特に ERCP では膵炎などの重篤な有害事象が発生する可能性がある。

3) 腫瘍マーカー

腫瘍マーカーは CA-19-9, Dupan-2、Span-1、CEA、Ca-50 がある。しかし、早期がんでは陽性率が低いことから診断の補助的な役割を果たす。

(3) 診断

膵がんは初期には無症状であることが多く、進行とともに症状が出現する。そのため、早期で発見されることは少なく、危険因子のある患者や糖尿病の急激な悪化などが出現した際にスクリーニング検査で診断される。

1) 病期分類

膵がんの病期分類は TNM 分類に従って、T 因子（腫瘍の深達度）、N 因子（リンパ節転移）、M 因子（遠隔転移）の視点から病期を決定する。膵がんの病期分類は膵癌取扱い規約の病期分類と UICC の TNM 分類の 2 種類があるため、さまざまな検査結果を総合して治療前の病期診断を行う。進行度分類を表 5.26 に示す。組織型分類では、管状腺がんが大部分を占める。

(4) 症状

初期には症状は出現しないが、進行するに伴い腹部症状を中心としたさまざまな症状が出現する。最も多いのは腹痛で、次いで黄疸、背部痛、糖尿病のコントロール悪化が出現する。しかし、約 15% は無症状で発見されることもあるため、膵がんに特異的な症状はない[3]。膵がんの出現部位によって出現する症状が異なり、膵頭

表 5.26　進行度分類

		M0		M1
		N0	N1	N3
	Tis（非浸潤がん）	0		
深達度	T1（腫瘍径が 2 cm 以下で膵内に限局した病変）	I A	II B	IV（リンパ節転移に変わらず）
	T2（腫瘍径が 2 cm を超え膵内に限局した病変）	I B	II B	
	T3（がんの浸潤が膵内胆管、十二指腸、膵周囲組織のいずれかに及ぶ病変	II A	II B	
	T4（がんの浸潤が隣接する大血管、膵外神経叢、他臓器のいずれかに及ぶ病変）	III（リンパ節転移に変わらず）		

部がんは胆管閉塞に伴う黄疸、膵体尾部がんは腹痛を起こしやすい。

(5) 予後

　膵がんは、皮膜や粘膜筋板が周辺にないため浸潤しやすく、診断時は進行していることが多い。膵がんの部位別年間がん死亡数は約 3.5 万人で、男性で第 4 位、女性で第 3 位である。5 年生存率は男女ともに約 10%以下の予後不良のがんである[1]。各ステージにおける 5 年生存率は、ステージ I は 37.9%、ステージ II は 17.2%、ステージ III は 5.2%、ステージ IV は 1.5%である[4]。

8.2 治療

(1) 手術療法

　膵がんの外科治療は上腸間膜動脈および総肝動脈・固有肝動脈へ浸潤のない、ステージ IVa までの病変が適応となる。膵頭部は十二指腸や胆管と分けることができないため、膵頭部を切除する際はそれらを同時に切除する方法が選択され、膵頭十二指腸切除術、幽門輪温存膵頭十二指腸切除術、亜全胃温存膵頭十二指腸切除術が選択される。これらは、消化管の再建が必要となるため、術後に吻合部からの膵液漏や膵液が胃十二指腸動脈を破綻させることによる腹腔内出血が起こる可能性がある。膵体尾部に発生した場合は、消化管の同時切除は必要ないため、膵体尾部切除＋脾臓摘出が標準的な術式である。膵臓全体に腫瘍が広がっている場合には膵全摘が選択されることもあるが、術後に膵臓が担う外分泌内分泌機能が廃絶するため、インスリンや消化酵素の補充療法を生涯続けることになる。

　その他、根治は見込めないが、膵がんの進展により閉塞性黄疸や消化管閉塞が生じた場合に、減黄や食事摂取の再開を目的に消化管のバイパス術を施行することがある。

(2) がん薬物療法

1) 術後補助がん薬物療法

　膵がんは手術により根治切除をした後も再発率が高く、術後に再発予防を目的としたがん薬物療法施行が推奨されている。主な術後がん薬物療法は、テガフール・ギメラシル・オテラシルカリウム配合剤（TS-1）単剤療法か、ゲムシタビン（GEM）単剤治療である。テガフール・ギメラシル・オテラシルカリウム配合剤（TS-1）は経口内服薬で、主な副作用に吐き気や骨髄抑制、下痢、発疹などがある。ゲムシタビン（GEM）は点滴静注薬で、骨髄抑制や間質性肺炎などの副作用が起こる可能性がある。

2) がん薬物放射線療法

　切除不能の進行性膵がんもしくは再発した場合に症状緩和目的で放射線療法と同時に実施されることが多い。以前はフルオロウラシル（5 FU）が主に使用されていたが、近年ではゲムシタビン（GEM）の有効性が明らかとなり、広く用いられている。主ながん薬物療法のレジメンは、FOLFIRINOX（フルオロウラシル＋レボホリナートカルシウム＋イリノテカン＋オキサリプラチン）、GEM＋nab/PAC（ゲムシタビン＋ナブパクリタキセル）、S-1、GEM＋エルロチニブ（ゲムシタビン＋エルロチニブ）である。特に FOLFIRINOX で用いるフルオロウラシルは 46 時間かけて投与されるため、皮下埋め込み式ポートから携帯用インフューザーポンプを用いて投与する。そのため、外来がん薬物療法中は患者が薬液の流量確認や注入終了時の自己抜針などの管理をすることが求められる。

(3) 内視鏡的治療

　膵がんに対する内視鏡的治療は、腫瘍そのものに対する根治的な治療ではなく、腫瘍により閉塞された種々の消化管に対する処置として実施される。代表的な治療は、腫瘍による胆管閉塞により生じた閉塞性黄疸に対する内視鏡的胆管ドレナージ術（Endoscopic biliary drainage：EBD）である。内視鏡的胆道ステント留置術（Endoscopic biliary stenting：EBS）は EBD の一種であり、うっ滞した胆汁が消化管内に流れるようにステントを用いて行う内瘻術である。その他の内視鏡治療は、内視鏡的経鼻胆道ドレナージ術（Endoscopic nasobiliary drainage：ENBD）や内視鏡的経鼻膵管ドレナージ術（Endoscopic nasopancreatic drainage：ENPD）があり、これらはドレーンを経鼻から挿入し、胆汁や膵液を体外へ排出する外瘻術である。

(4) 放射線治療

　膵がんに対する放射線治療は、局所進行切除不能膵がんに対する局所治療として用いられている。日本で行われた複数の研究で放射線単独治療よりもがん薬物放射線療法群の生存期間が有意に良好であったことから、現在はがん薬物放射線療法が標準治療とされている。以前は消化管を広く含む照射野であったため、それに伴う有害事象が多く報告されていたが、近年では病変部のみに照射できるため、がん薬物療法と併用しても安全に実施できる。標準的な照射量は、1 回に 1.8-2 Gy を総線量 50.4-4 Gy で行うことが推奨されている[2]。

8.3 患者ニーズと看護の実際

(1) 心理的サポート

　膵がんは早期診断が困難であるため、発見時には進行していることが多い。また、根治には外科的治療が必須であるが、複数の臓器を合併切除するため侵襲が大きく、大幅な術後回復遅延が生じやすい。手術を終えても再発率は依然として高く、患者の予後やその後に続くがん薬物療法への不安が大きい。さらに、体重減少によるボディイメージや社会復帰への影響、終末期の黄疸や激しい疼痛などの苦痛症状により患者の心理的負担が大きい。膵がんは予後不良のがんであるため、苦痛症状のマネジメントとあわせて診断早期から患者や家族とともに残された人生への希望や価値観を尊重した関わりをすることが重要である。

(2) 症状マネジメント

1) 黄疸

　膵がんはその進行に伴い黄疸や経口摂取困難、悪液質が生じる。黄疸は、膵頭部の腫瘍増大により胆管を閉塞することに伴い生じ、胆汁酸が皮膚の末梢神経を刺激することにより掻痒感を感じる。対症療法として内視鏡的経鼻胆道ドレナージなどの対応が行われるが、掻痒感が夜間の睡眠障害につながることもあるため、重曹タオルを用いた清拭や皮膚保護、刺激の少ない衣類を選択することが重要である。

2) 悪液質

　終末期には悪液質を生じることが多い。悪液質は、がんに対する免疫反応やがん細胞由来物質によるタンパク質分解因子の増加により、脂肪組織や筋肉の減少に代表される代謝障害症候群のひとつで、倦怠感や身の置き場のなさを引き起こす。体位や寝具の工夫やマッサージなどの援助で苦痛緩和に努めるとともに、医師や緩和ケアチームと協働して鎮痛剤や鎮静剤の使用を検討することが必要である。

3) 疼痛

　膵臓は周辺に神経叢が多いことや周辺臓器に転移しやすいことから、病気の進行に伴い激しい背部痛や腹痛が生じることが多い。疼痛に対しては、オピオイドを用いた薬物療法や、腹腔神経叢ブロックが選択される。そのため、十分な疼痛アセスメントや患者の日常生活にあわせた薬剤の選択、ポジショニングや温罨法などの非薬物療法を取り入れ、苦痛緩和に努めることが重要である。

(3) 消化吸収の変化に対するサポート

　膵臓から分泌される膵液は、糖質・タンパク質・脂質の消化酵素を含んでいるため、膵がん発症は消化・吸収機能の低下をもたらす。さらに、腫瘍増大やがん性腹膜炎、がん薬物放射線療法による悪心・嘔吐により食欲低下を起こしやすい。経口

摂取困難は、身体だけではなく精神的な苦痛が大きいため、消化機能低下にあわせた低脂肪食や患者の食べやすいものの選択、流動食などで味覚を楽しめるように配慮する。加えて、栄養補給ができるように補液や栄養補助食品の活用を検討することも有効である。また、手術療法により胃切除などを同時に行っている場合は、1回の摂取量を少なめに数回に分けて食事をするなどの胃切後の食事療法に則った対応が必要である（5節　胃がん　参照）。

　膵がんの発生、手術による膵臓の切除により、日々の血糖コントロールが必要となる可能性がある。患者はがんの治療を継続するとともに、血糖測定方法や血糖降下薬の使用に伴う低血糖の対処法を習得することが求められる。患者のレディネスにあわせて家族とともに血糖コントロールができるように支援する必要がある。

実力養成問題

1　Aさん（56歳）は、膵がんで幽門輪温存膵頭十二指腸切除術を受け、膵臓は約1/3になった。経過は良好である。Aさんの消化吸収機能で正しいのはどれか。　（第103回国家試験）

1. 脂肪吸収が低下する。　　　　　　　2. ビタミンの吸収障害が起こる。
3. タンパク質が小腸粘膜から漏出する。　　4. 炭水化物を消化する能力は低下しない。

解説　幽門輪温存膵頭十二指腸切除術は、膵頭部、胆管の一部、胆嚢、十二指腸を切除し、幽門を含む胃を温存する術式である。膵臓の一部を切除することから、糖質・タンパク質・脂質の消化酵素を含む膵液の分泌量が少なくなる。　　　　　　　　　　　　　　　　　　　　　　　　解答 1

2　次の文を読み問題に答えよ。　（第106回国家試験）

　Aさん（53歳、男性、会社員）は、1週前から倦怠感が強く、尿が濃くなり、眼の黄染もみられたため、近くの医療機関を受診し黄疸と診断された。総合病院の消化器内科を紹介され受診した。時々、便が黒いことはあったが、腹痛はなかった。既往歴に特記すべきことはない。来院時のバイタルサインは、体温36.8℃、脈拍68/分、血圧134/82 mmHgであった。血液検査データは、アルブミン4.2 g/dL、AST〈GOT〉69 IU/L、ALT〈GPT〉72 IU/L、総ビリルビン14.6 mg/dL、直接ビリルビン12.5 mg/dL、アミラーゼ45 IU/L、Fe27μg/dL、尿素窒素16.5 mg/dL、クレアチニン0.78 mg/dL、白血球9,200/μL、Hb11.2 g/dL、血小板23万/μL、CRP2.8 mg/dLであった。

問題1　Aさんのアセスメントで正しいのはどれか。2つ選べ。

1. 脱水がある。　　　　　　2. 閉塞性黄疸である。　　　　　　3. 膵炎を発症している。
4. 急性腎不全を発症している。　　　　5. 鉄欠乏性貧血の可能性がある。

問題2　腹部造影 CT にて膵頭部がん（pancreatic head carcinoma）が疑われ、内視鏡的逆行性胆管膵管造影〈ERCP〉が行われ、膵液細胞診と膵管擦過細胞診とが行われた。また、内視鏡的経鼻胆道ドレナージ〈ENBD〉が行われ、ドレナージチューブが留置された。処置後 18 時間、チューブからの排液は良好で、腹痛はなく、A さんはチューブが固定されている鼻翼の違和感を訴えている。バイタルサインは、体温 37.1℃、脈拍 76/分、血圧 128/80 mmHg であった。血液検査データは、総ビリルビン 11.2 mg/dL、直接ビリルビン 8.2 mg/dL、アミラーゼ 96 IU/L、白血球 9,800/μL、CRP 3.5 mg/dL であった。このときの A さんへの看護で正しいのはどれか。

1. 禁食が続くことを伝える。
2. ベッド上安静が必要であることを伝える。
3. 鼻翼にドレナージチューブが接触していないか確認する。
4. ドレナージチューブを持続吸引器に接続する準備をする。

問題3　細胞診の結果、クラス V で膵頭部がんと診断された。上部消化管内視鏡検査で十二指腸に出血を伴う膵がんの浸潤を認め、胃切除を伴う膵頭十二指腸切除術が行われた。術後、中心静脈栄養法〈IVH〉を行ったがインスリンの投与は必要ないと判断された。経過は良好であり、食事が開始された。このときの A さんに対する説明で適切なのはどれか。

1. 便秘が起こりやすい。　　　　2. 脂質の制限は不要である。
3. カロリー制限が必要となる。　　4. ダンピング症状が起こりやすい。

問題1 解説　総ビリルビン 14.6 mg/dL のうち直接ビリルビン 12.5 mg/dL が高く胆道閉塞が示される。Hb 11.2 g/dL、Fe 27μg/dL、黒色便により、消化管出血による鉄欠乏性貧血の可能性がある。以上より、正しい解答は 2. と 5. である。アミラーゼ、BUN・Cr が正常で脱水兆候も認められないため、膵炎や急性腎不全、脱水は生じていない。　　　　　　　　　　　　　　　　　　　解答 2、5

問題2 解説　腹痛や発熱、アミラーゼ上昇が認められないことから膵炎の兆候はみられないため、経口摂取、歩行とも可能である。また、胆管ドレナージは自然排出するため吸引器に接続しない。鼻翼に違和感があることから、ドレナージチューブが鼻翼に接触している可能性が高く、対応が必要である。　　　　　　　　　　　　　　　　　　　　　　　　　　　　　　　　　　　　　解答 3

問題3 解説　膵臓からの消化液の分泌低下に加え、胃切除により未消化の食物が小腸に流動することで下痢を起こしやすい。膵頭十二指腸切除術では胆汁分泌やリパーゼ分泌が低下するので、脂肪の消化吸収能が低下するため、脂質制限が必要でカロリー制限はない。本事例では胃切を伴うため、ダンピング症候群を起こしやすい。以上より、正しい解答は 4. である。　　　　　　　　　　　　　解答 4

MEMO

9 子宮がん・卵巣がん

9.1 病態

　子宮がんは発生する部位により、子宮頸がんと子宮体がんの2つに分けられる。

　子宮頸がんは子宮の頸部にできるがんである。約75%が扁平上皮がん、約25%が腺がんであり、年々腺がんが増加傾向にある。子宮頸がんの発生にはヒトパピローマウイルス（HPV）が関与していることが明らかになっており、性交経験のある女性の約80%は発がん性HPVに一度は感染するといわれている。その感染のほとんどは一過性であるが、持続感染した一部の女性で、子宮頸がんの前駆病変である子宮頸部上皮内腫瘍（CIN）を経てがん化する。好発年齢は30〜60歳代と比較的若く、最近20年では20〜30歳代の若年層で急増している。

　子宮体がんは子宮体部の子宮内膜細胞から発生するがんであり、その約95%を腺がんが占めている。好発年齢は40〜60歳代で、閉経前後での発症が多い。子宮体がんのうち約80%は、エストロゲンの刺激により子宮内膜増殖症を経由してがんに至る。残りの約20%はエストロゲン非依存性であり高齢者に発症し、診断時には深い筋層浸潤やリンパ節転移を伴っており予後不良であることが多い。

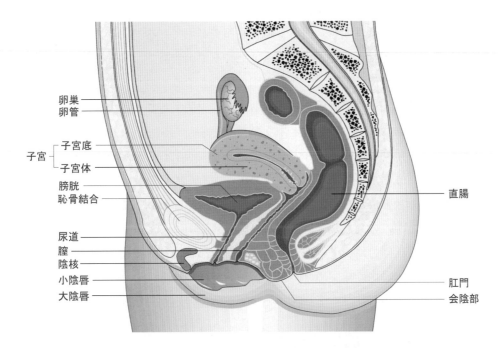

図5.13　女性の泌尿器・生殖器

　子宮がんの2017年の新規罹患数は約28,000人で第5位であるが、死亡率は他の疾患と比べると低い[1][2]。40歳代では子宮がんの罹患数や死亡数割合は高いものの、高齢になるほど子宮がんの罹患数、死亡数ともに減少する。

　一方、卵巣がんは上皮性腫瘍、性索間質性腫瘍、胚細胞腫瘍の3つに分けられ、その約90%は上皮性腫瘍である。発症のピークは50〜60歳代で、罹患数は増加傾向にある。初期には症状が乏しく気がつかないうちに進行してしまうため、発見時にはⅢ、Ⅳ期の進行がんとなっている場合があり、死亡率も高い。

(1) 危険因子

　子宮頸がんはヒトパピローマウイルス（HPV）の持続感染が原因で発症することから、性交渉の相手が多い、妊娠・出産回数が多いなど感染が起こりやすい状況にあることが危険因子となる。

　子宮体がんは、生活習慣の欧米化に伴って罹患数が増加しており、肥満、高血圧、糖尿病は危険因子となる。また出産経験がないことやエストロゲン製剤の長期使用なども子宮体がんの発症に関係しているといわれている。

　卵巣がんも生活習慣の欧米化や肥満、出産経験がないことやホルモン補充療法などがあげられる。また、遺伝的因子として、乳がん・卵巣がんの家族歴があると、BRCA1/2遺伝子変異による卵巣がん発症のリスクがあるといわれている。

(2) 検査

　婦人科領域の診察は、問診、内診、超音波検査が主である。内診では、内診台に座った状態で椅子が動き、足を大きく広げた砕石位の状態で、視触診や経腟超音波検査を行う。この体位は患者に羞恥心を強く感じさせるものであるので、露出部分を最小限にし、不安感や緊張感を和らげるように援助することが大前提である。必要に応じて、内診台に座る際も付き添うなどの配慮をする。

　子宮がんは、早期の治療によって長期にわたり生活することが望める疾患であることから早期発見が重要である。このためがん検診が広く普及し、市区町村による対策型検診の対象部位となっており、子宮頸がん検診における子宮頸部上皮内腫瘍（CIN）を含めたがんの発見割合は、がん検診の部位別にみて最も高いといわれている。子宮頸がん検診では、子宮の入り口である頸部をブラシで擦って細胞を採取し顕微鏡で調べる擦過法の細胞診と、視診・触診が行われる。子宮頸がん検診で結果を受けて異常が認められなくても、1年〜3年間隔での定期的な検診が推奨されている[5]。

　頸部細胞診で病変が確認された場合はコルポスコピーと頸部組織診を行い、異常所見を詳細に観察し病理分類される。コルポスコピーは、腟拡大鏡を用いて子宮頸

部を拡大して観察するものである。子宮頸がんが頸部を越えて広がっている可能性がある場合は、直腸診や、MRIやCTによる画像検査、膀胱鏡や腎盂造影検査などを行いがん病変の浸潤の程度を観察する。

　子宮体がんも同様に、子宮腔内に擦過用ブラシを挿入し内膜細胞診を行う。経腟超音波検査も重要な検査であり、細長いプローベ（図5.14）を腟内に挿入し子宮体部全体を観察する。経腟超音波検査は画像検査などと比較して侵襲が少ないことから、婦人科での診察においてよく行われる。

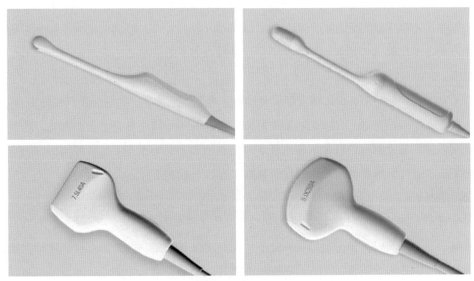

プローベ：上段は体腔内(経腟)。下段は腹部エコー用。

出典）コニカミノルタ HP　https://www.konicaminolta.com/jp-ja/index.html

図5.14　産婦人科で用いる超音波機器、プローベ

　血液検査で測定する腫瘍マーカーは、子宮頸がんでは SCC 抗原、子宮体がんでは CEA、CA125、CA19-9 である。しかし、腫瘍マーカーだけでは他のがんとの鑑別ができないため、細胞診や経腟超音波検査、画像検査などを行い総合的に判断される。

(3) 診断

　子宮頸がんは子宮頸部細胞診によって病理診断がされ、前駆病変である子宮頸部上皮内腫瘍を CIN 分類で3つに分けた異形成と、扁平上皮がん、上皮内腺がん、腺がんに診断される。進行期分類は、がんの広がりの大きさによって I ～IV期のステージが決定される。

　子宮体がんも、子宮内膜細胞診によって組織学的に診断される。類内膜腺がんは、充実性増殖の割合と核異型度により高分化型、中分化型、低分化型に分類され、高分化型は比較的予後が良好といわれている。高分化型の類内膜腺がんはがん周辺部

に子宮内膜増殖症を発症していることが多いため比較的早期に診断されることも多い。進行期分類は、がん病変の大きさや深さ、リンパ節転移の有無により決まる。

(4) 症状

子宮頸がんの前駆病変である子宮頸部上皮内腫瘍や上皮内がんであるうちは症状を呈することはないが、進行すると接触出血などの不正性器出血がみられる。また、がんの浸潤する側の腰痛が出現することもある。

子宮体がんでは、初期には閉経後の不正性器出血や水様性の帯下が主な症状である。がんが子宮体部を越え骨盤内組織に浸潤するようになると疼痛が出現する。

卵巣がんは症状が乏しいため初期には気づかれにくく、腫瘍の増大や腹水貯留を伴ったときに腹部の膨満感や食欲不振、便秘などを自覚することで発見されることが多い。

子宮がんの転移は、がん病変が膣や膀胱、直腸、腹膜などに直接浸潤する場合と、血液やリンパ液を通してリンパ節や肝臓、肺、骨へ転移する場合とがある。膀胱や直腸に浸潤した場合には血尿や血便がみられることがある。また、腫瘍が尿管を圧迫することで腎機能低下や水腎症を発症することもある。

(5) 予後

子宮がんは、早期であれば手術のみで5年生存率90%と比較的予後はよいものの、組織型や発見時のステージによって5年生存率は異なる。卵巣がんは発見時に既に進行している場合が多いことから転移や腹腔内播種を来しやすく、卵巣がんⅢ期の場合、5年生存率は40%である。

9.2 治療

(1) 手術療法

子宮がん、卵巣がんともに、第一選択は手術療法である。婦人科手術は、開腹して手術を行う腹式、膣を経由して手術をする膣式、腹部に小孔を開け鏡視下で行う腹腔鏡式がある。膣式や腹腔鏡式での手術の体位は砕石位をとる。

1）子宮頸がんに対する手術療法 （図5.15）

子宮頸部上内皮腫瘍（CIN）に対する術式は子宮頸部円錐切除術である。これは膣式手術で、子宮頸部を円錐型にくりぬくように切除する方法である。この術式は異形成の検査・治療だけでなく、子宮頸がんの微小浸潤がんの診断を行う検査として行うこともある。子宮を温存できるため、挙児希望のある患者に適応されることがある。

子宮頸がんに対する基本術式は広汎子宮全摘出術であり、子宮、卵管、卵巣、膣

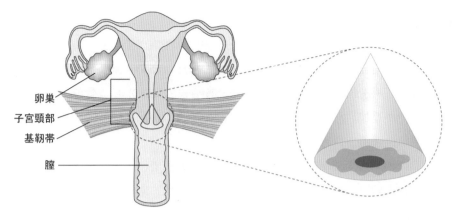

a　円錐切除術の切除範囲

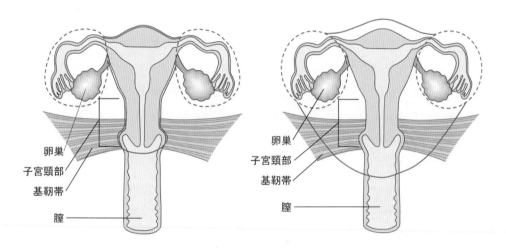

b　単純子宮全摘出術の範囲　　　　c　広汎子宮全摘出術の切除

出典）国立がん研究センター　がん情報サービス

図 5.15　子宮頸がんに対する手術療法の種類

　および子宮周囲の組織を含めた広い範囲で子宮を摘出する。通常、骨盤内リンパ節郭清術も行う。

　広汎子宮全摘出術では、尿管のすぐそばを広い範囲で剥離するため、尿路系の損傷を来しやすい。また、膀胱や直腸に分布する自律神経を損傷しやすく術後に排尿障害や排便障害を生じることがある。膀胱神経麻痺による排尿障害に対して、術後は尿意の有無や尿量の観察を行い、必要に応じて用手膀胱圧迫や残尿測定、自己導尿の訓練を行う。

　また、リンパ節郭清をすることでリンパ液の流れが滞り、リンパ路のうっ滞によるリンパ浮腫を生じる。

2）子宮体がんに対する手術療法

　子宮体がんに対しては腹式子宮全摘出術と両側付属器摘出術が基本術式である。子宮体がんは、手術で摘出した子宮の病理所見から進行期を判断し、再発リスクを評価して術後の治療を決定している。術前に診断された結果から、骨盤・傍大動脈リンパ節郭清術が追加される場合がある。早期の子宮体がんに対して腹腔鏡を使用した腹腔鏡下悪性腫瘍手術も行われている。

　子宮体がんの前駆病変である子宮内膜異型増殖症の患者にも子宮全摘出術が推奨されるが、子宮を切除せず妊孕性温存の希望がある患者に対して、エストロゲンを抑制するホルモン剤によるホルモン療法（内分泌療法）を行うこともある。

3）卵巣がんに対する手術療法

　卵巣がんの初回治療は手術療法であり、早期では両側付属器摘出術、子宮全摘出術、大網切除術が基本術式である。加えて、手術後に進行期を診断するため腹腔細胞診や骨盤・傍大動脈リンパ節郭清を行う。進行がんでは、手術時に残存病変が少なくなるように腹腔内の播種病変を最大限に切除する腫瘍減量術を行うこともある。また、腫瘍が大きい場合には、術前にがん薬物療法を行い腫瘍の大きさを小さくしてから摘出手術を行うこともある。

(2) がん薬物療法

　子宮がんのがん薬物療法は、手術療法後の再発予防を目的に補助療法として行う場合や、手術適応ではない進行したがんに対して行う場合がある。

1）子宮頸がんに対するがん薬物療法

　子宮頸がんⅠB期〜Ⅱ期では、広汎子宮全摘出術後に再発リスク分類に基づいて同時化学放射線療法（CCRT）が行われる。同時化学放射線療法（CCRT）は化学（がん薬物）療法と放射線療法を同時に行う治療法で、使用する薬剤はシスプラチン単剤が標準治療とされている。CCRT でのシスプラチンは 6 週間投与する。Ⅲ期以上の子宮頸がんでは、初回治療として同時化学放射線療法（CCRT）が選択される。進行がんや難治症例に対してはシスプラチンとパクリタキセルを併用することもある。シスプラチンの特徴的な副作用は腎障害であり、投与前後の十分な補液や水分摂取、尿量測定を行い、全身状態の観察を行う。

2）子宮体がんに対するがん薬物療法

　子宮体がんに対するがん薬物療法は、主に再発中・高リスクであった場合に術後補助療法として使用され、パクリタキセルとカルボプラチンの併用療法（TC 療法）を 6 カ月の期間投与することが最もよく行われている。パクリタキセルはタキサン系抗がん剤のひとつで、高頻度で起こる副作用は骨髄抑制や末梢神経障害である。

また、進行がんや再発がんに対してはドキソルビシンとシスプラチン（AP 療法）やドセタキセルとシスプラチン（DC 療法）が使われる。

　近年、免疫チェックポイント阻害薬が開発され、子宮体がんに対しても抗 PD 1 抗体であるペムブロリズマブ（キイトルーダ®）の適応が拡大している。

3）卵巣がんに対するがん薬物療法

　卵巣がんの初回がん薬物療法の標準的レジメンは、3 週ごとのパクリタキセルとカルボプラチンの併用療法（TC 療法）である。再発治療はがん薬物療法が主たる治療法となり、前回がん薬物療法終了後から再発までの期間によってレジメンが異なる。

(3) 放射線療法

　子宮頸がん扁平上皮がんには放射線療法が高い治療効果を発揮する。子宮がんに対する放射線療法は、膣内、子宮腔内から照射する腔内照射と、体外から照射する外部照射がある。腔内照射は、子宮および膣内に線源を挿入し、病巣に直接照射することができる。病巣への照射線量も大きいが、子宮口を広げるための前処置が必要でしばしば苦痛を伴うことがある。外部照射は広い範囲を照射することができ、子宮傍結合組織やリンパ節転移巣への照射も行える。子宮頸がんに対して行う同時化学放射線療法（CCRT）では外部照射が一般的で、1.8 Gy×28 回（計 50.4 Gy）がよく用いられる。放射線療法の合併症は早期合併症と晩期合併症があるが、早期合併症で多いものは下痢である。

9.3 患者ニーズと看護の実際

　子宮がんはがん検診の普及により早期に発見されることが増え、治療後も長期にわたって生活することが望める疾患である。そのため、患者が治療を完遂できるように、副作用に対する援助が重要となる。また、患者が子宮や卵巣を摘出した後の卵巣欠落症状と付き合って生活していけるよう援助する。

　子宮がん・卵巣がんの患者は、がんや治療そのものへの不安のみならず、性や妊娠、出産、家族のことや夫婦関係のこと、女性性に関する不安や悲嘆、喪失感を経験する。診断時には、治療に関する情報だけでなく、治療が与える性や妊孕性への影響について十分に説明するとともに、患者の辛い思いを理解し、共感的態度で接する。

(1) 治療の副作用への援助

1）手術療法患者への援助

　子宮がん、卵巣がんともに腹式あるいは腹腔鏡下で子宮や卵巣を摘出する。手術後は、全身状態をアセスメントしながら早期離床を進める。性器出血の有無や創部

の観察を行うとともに、子宮頸がんの患者に対しては膀胱神経麻痺の有無や程度を
アセスメントし、必要に応じて自己導尿指導を行う（図 5.16）。膀胱神経麻痺を生
じた患者は、手術を無事終えた後に残尿測定や自己導尿を行わなければならず、身
体的にも精神的にも苦痛を感じやすい。

　また、開腹術後に腹腔内の癒着によって小腸や大腸の内腔が閉塞し、通過障害が
起こることがあり、これを腸閉塞あるいはイレウスとよぶ。閉塞部位より口側には
腸管内容液やガス、便などがたまって拡張し腹痛や吐き気を伴うことがある。手術
後は、麻酔薬によって抑制された腸蠕動を回復させるため早期離床をすすめる。手
術後の軽度の腸閉塞であれば、食事や水分をやめて腸管を休め、脱水に対する十分
な補液や必要に応じてパントテン酸製剤を投与する。腸閉塞は開腹術後の癒着によ
る腸閉塞だけでなく腫瘍が腸管を圧迫し閉塞することによっても起こり得るため、
再発や残存腫瘍のある患者などでは継続的な観察が必要である。

　骨盤内・傍大動脈リンパ節郭清術を行った場合、リンパ節を複数摘出することで
リンパ液のうっ滞が起き下肢リンパ浮腫を発症する。初期には大腿内側に発症し、
両下肢、腹部、腰部、臀部へと広がることが多く、広がり方は左右非対称である。
リンパ浮腫は一度発症すると治癒は望めないことから、発症予防や悪化予防のため
に患者によるセルフケアが重要となる。セルフケアの基本は、皮膚の保清・保湿・
保護といったスキンケアや体重管理、疲労を蓄積しないことなどであり、患者が日
常生活を送りながら意識的にセルフケアができるよう指導することが大切である。
リンパ浮腫が増強した場合は、着圧ストッキングや弾性包帯を用いた圧迫療法や用
手的ドレナージ、理学療法などを行うこともある（図 5.17）。

2）がん薬物療法、放射線療法への援助

　子宮がん、卵巣がんのがん薬物療法や放射線療法は、6 週間〜6 カ月の期間をかけ
て行われる。最近では治療の場が入院から外来へ移行し、外来がん薬物療法や外来
放射線療法など日常生活を送りながら治療を続けている患者も多い。特にがん薬物
療法投与後はさまざまな副作用症状が出現するが患者は自宅で対処しなければなら
ないため、患者自身が症状マネジメントできるように援助する必要がある。

(2) 卵巣欠落症状と性生活への支援

　卵巣は卵子の生成、成熟、排卵を行う生殖器官であるとともに、エストロゲンや
プロゲステロンといった性ステロイドホルモンを分泌する器官でもある。一般的に、
女性は卵巣機能が徐々に低下し閉経に至るが、子宮がんや卵巣がんで手術により卵
巣を摘出した外科的閉経では、卵巣欠落症状や抑うつ・不安などが生じ QOL に影響
を与える。子宮頸がんの術後がん薬物療法に用いられるシスプラチンや、卵巣がん

	時刻	排尿量 (mL)	導尿量 (mL)	気づいたこと（残尿感、血尿、尿漏れなど自由に記入してください。）
1	7:00	50	230	
2	10:00	0	200	白濁尿
3	12:40	20	180	残尿感あり
4	:			
5	:			
6	:			
7	:			
8	:			
9	:			
10	20:30	50	220	
11	23:00	0	150	
12	:			
13	:			
14	:			
15	:			
合計		260	1530	

排尿日誌　2007 年 2 月 8 日　起床時間 7:00　就寝時間 23:00

自力で排尿した場合は、排尿量の欄に〇m 1と尿量を記入しましょう。
排尿後に導尿した場合、導尿のみの場合は導尿量の欄に〇m 1と尿量を記入しましょう。
残尿感や尿意の有無、尿もれ、尿の色（白濁尿、血尿など）、尿の臭いなどを気づいたことの欄に記入しましょう。

出典）UROBID　自己導尿教室　http://www.dounyou.net/nisshi.html

図 5.16　自己導尿をする患者の排尿日誌の例

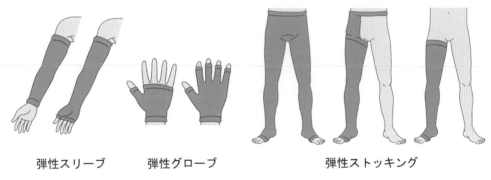

弾性スリーブ　　弾性グローブ　　　　弾性ストッキング

出典）国立がん研究センター　がん情報サービス

図 5.17　弾性着衣の種類

の治療に用いられるシクロフォスファミドなどは性腺毒性が強く、内分泌療法で用いられる LH-RH アゴニスト製剤は、膣潤滑低下や膣粘膜の伸展性低下などを引き起こす。

　卵巣欠落症状は更年期症状ともよばれ、のぼせ、ほてり、発汗、イライラ感などが現れる。外科的閉経は、自然に閉経した場合に比べて卵巣欠落症状が強く出やすいといわれている。また、放射線療法も膣粘膜の萎縮や乾燥をもたらし、膣内の線維化を来す。これらの卵巣欠落症状や膣粘膜の変化によって、性交時には膣の短縮

感や強い性交痛を伴う可能性がある。また、手術をしたことで性器挿入に対する恐怖や膣縫合部刺激への不安、がん薬物療法や放射線療法による全身倦怠感や諸々の副作用症状などにより、患者は性的欲求の減退を自覚し性交渉への意欲を大きく損なう人もいる。

　性交痛に対しては、患者とパートナーに水様性の潤滑ゼリーの使用を紹介するとよい。患者の体調にあわせ、スキンシップから少しずつ、ゆっくり始めることを推奨する。膣奥の縫合部は傷が完治していれば性交で破れることはないが、出血が長く続く場合などは医師に相談するように伝える。がん薬物療法による強い骨髄抑制が起きて免疫力が低下している時期は性交渉を控えるよう助言し、回復したら再開してよいこともあわせて伝える[6]。

　手術後は、患者の身体の形態的変化や起こり得る性的変化について、パンフレットなどを用いて年齢や婚姻状況にかかわらずすべての患者へ情報提供することが大切である。患者にとって性的な側面が重要ではなかったり、そのときは優先度が低い場合は無理に性の話題を掘り起こす必要はないものの、なかには性生活について医師や看護師に相談しづらいと感じ一人で悩みを抱えている患者もいることを理解する必要がある。性に関する患者のニーズは個別性が高いことを考慮して、情報提供の際には、医療者はいつでも患者の性の悩みについて相談に応じる旨を伝える。

　また、子宮がんは患者だけでなくパートナーにとっても大きな衝撃を与え、理解し適応することに時間を要する。女性のがん発病によって夫婦・カップル間の関係性に変化が生じる場合もある。性交渉によってがんが進行したりパートナーに伝染することはないということを伝え、今後の治療予定や考えられる副作用、日常生活での制限についてはパートナーへも指導する必要がある。患者とパートナーが、状況にゆっくり慣れながら治療後も良好な関係を築けるように支援することが大切である。

(3) 患者家族への心理社会的ケア

　手術により生殖器である子宮や卵巣を摘出することは、患者が妊娠・出産を望めなくなるだけでなく、女性としての自己概念を大きく揺るがす出来事である。子宮を摘出したことで患者にとって「女性でなくなった」と感じることもある。がん薬物療法による陰部の脱毛や下腹部の放射線による皮膚の変化が、パートナーに見られたくないという思いから性生活を避けたいという思いに変わることもある。また子宮頸がんはヒトパピローマウイルス（HPV）の持続感染が影響すると考えられていることから、「お盛んだったから」などという社会が抱く印象を気にしてしまう人もいる。

　手術後の患者は、がんという疾患を発症したことや治療・将来への不安を抱えるだけでなく、女性としての自分自身を再認識し、新たな性的価値観に適応していく段階にある。患者の思いを理解し寄り添いながら患者のありのままの姿や価値を受け止め、患者が経験する辛さに共感し適応する過程を支援することが重要である。

　さらに、子宮がんの発症年齢が比較的若いことから、家事育児をする母親であったり、高齢の両親の介護をしているなど家族のなかで中心的な役割を担っている患者も少なくない。患者の子どもが幼い場合は患者以外の大人の協力が得られるかどうかや、患者が主たる介護者である場合は社会資源の利用も考慮し、患者が治療を続けながら日常生活を送れるように援助する。同時に、家族が抱えている悩みや不安を理解し、家族全員をケアしていく必要がある。

　また、仕事面でも働き盛りの年代であるが、「がんになったから」と仕事を諦めようとする患者もいる。しかし、患者家族には治療費や通院費など新たに経済的負担が加わるため、慎重な判断をすべきである。実際に20歳〜40歳未満の患者の医療費や生活費などの経済面の情報ニーズや支援ニーズは、他の世代よりも高いといわれている。したがって、患者が治療をしながら仕事が継続できるように、副作用症状のマネジメントや治療スケジュールを調整したり、家族や職場の人にどのようにがんを伝えるかなどの相談にのったりすることも社会的支援のひとつである。

(4) 再発・緩和ケア

　子宮がん、卵巣がんが再発した場合には、がん薬物療法や放射線療法など新たなレジメンを用い治療を行う。症状緩和を目的としたがん薬物療法に切りかえたり、積極的ながんの治療を行わず、苦痛な症状を取り除き QOL（生活の質）を高めることを目的とする緩和ケアを行うなど、患者らしく過ごせるよう援助していく。

実力養成問題

1　子宮頸がんについて誤っているものはどれか。

1. ヒトパピローマウイルスの持続感染から前駆病変を経て発症する。

2. 好発年齢は 30～60 歳代である。

3. がん検診で早期発見が可能である。

4. 標準的な化学療法はシスプラチンである。

5. 術後は迷走神経障害による排尿障害の有無について観察する。

解説　子宮頸がんについて 1～4 はすべて正しい。子宮頸がんに対する広汎子宮全摘出術後は、膀胱神経麻痺による排尿障害が起こりやすいため、尿意や残尿量を確認し必要に応じて自己導尿指導をする。

解答 5

2　子宮頸がんに比べて子宮体がんの特徴はどれか。　　　　　　　　　　（第 94 回国家試験）

1. 好発年齢が低い。　　　　2. 分娩回数の多い人が罹患しやすい。

3. 早期発見率が低い。　　　4. 放射線療法が有効である。

解説　子宮体がんの好発年齢は 40～60 歳代であり、子宮頸がんよりも高年齢である。子宮体がんは妊娠回数の少ない人、肥満、高血圧症などの既往のある女性に発生率が高いといわれている。子宮体部は子宮頸部に比べて深層であるため、早期発見が難しい。放射線療法が有効なのは子宮頸がんである。解答 3

3　卵巣がんの特徴はどれか。　　　　　　　　　　　　　　　　　　　（第 100 回国家試験）

1. 20 歳代での発症が多い。　　　　　　2. 初期の段階では無症状の場合が多い。

3. ホルモン療法には腫瘍縮小効果がある。　4. ヒトパピローマウイルス感染が関与している。

解説　卵巣がんは 40 歳代～50 歳代の発症が多い。卵巣がんは初期の段階では無症状の場合が多く、進行してから発見されることが多い。症状として、腹部膨満、腹痛、胃腸障害、頻尿、体重減少などがみられる。卵巣がんではホルモン療法は効果がなく、基本的に手術療法と化学療法を組み合わせて治療される。ヒトパピローマウイルスの関与が指摘されているのは子宮頸がんである。　　　　　解答 2

4　Aさん（42 歳、女性）は、2 週前から腰痛と坐骨神経痛とを発症し整形外科で処方された鎮痛薬を内服している。帯下が増えて臭いもあるため婦人科を受診し、子宮頸がんと診断された。進行期を決めるために A さんに行われる検査で適切なのはどれか。　2 つ選べ。　　　　（第 105 回国家試験）

1. ヒトパピローマウイルス検査　2. 小腸内視鏡検査　3. 腎盂尿管造影　4. 脊髄造影　5. CT

解説　子宮頸がんの進行は骨盤腔内検査で確認し、CT で腫瘍の大きさや深さを調べる。骨盤壁や周辺臓器まで浸潤・圧迫している場合は、尿管圧迫があるため、腎盂尿管造影で腫瘍による圧迫の有無を確認する。脊髄造影は骨髄転移が疑われる際に行う。　　　　　　　　　　　　　　　　解答 3、5

5　子宮頸がんの検査について正しいのはどれか。
1．子宮頸がん検診ではコルポスコピーを行う。　2．MRI 検査では、がんの広がりの程度を観察する。
3．子宮頸がんの診察では経腟超音波検査を行わない。4．血液検査で分かる腫瘍マーカーは CEA である。
5．子宮頸がん検診を受けて異常がなかったら、もう検診しなくてもよい。

解説　子宮頸がん検診では、視診・触診と同時に綿棒やブラシを用いて頸部を擦って細胞を採取する。頸部細胞診で病変がみられた場合に、精密検査としてコルポスコピー検査を実施する。血液検査で分かる子宮頸がんの腫瘍マーカーは SCC 抗原である。　　　　　　　　　　　　　　　　　解答 2

6　広汎子宮全摘出術後の排尿障害への対応で適切なのはどれか。　　　　（第 98 回国家試験）
1．排尿時に用手膀胱圧迫を行う。　　　　　　2．残尿があるうちは飲水を制限する。
3．残尿量 100 mL を残尿測定中止の目安とする。　4．尿意が分かるまで膀胱留置カテーテルを使用する。

解説　広汎子宮全摘出術後、7 病日目頃に膀胱留置カテーテルを抜去する。その後は排尿障害の有無や程度を観察するための残尿測定を行う。尿意を感じなくても決められた時間間隔で排尿を試み、導尿により膀胱内の残尿量を測定する。残尿量が 100 mL 以下となることが残尿測定中止の目安とする。水分を十分に取り、排尿筋の活動を促すことが大切である。　　　　　　　　　　　　　　　　　解答 1

7　67 歳の患者。広汎性子宮全摘出術によって生じやすい症状はどれか。　　（第 92 回国家試験）
　　a．下痢　　b．排尿困難　　c．下肢浮腫　　d．卵巣欠落症状
1．a、b　　　2．a、d　　　3．b、c　　　4．c、d

解説　手術による排尿障害、循環不全やリンパ液貯留による浮腫が生じやすい。広汎性子宮全摘出術では卵巣も摘出するが、患者は 67 歳で既に閉経し卵巣機能は低下していると考えられるため、卵巣欠落症状はほとんど出現しない。　　　　　　　　　　　　　　　　　　　　　　　　　　　解答 3

8　A さん（52 歳、女性）は、子宮頸がんで広汎子宮全摘術後に排尿障害を発症した。退院に向けて自己導尿の練習を開始したが、39.0℃の発熱と右背部の叩打痛が出現した。A さんの症状の原因として考えられるのはどれか。　　　　　　　　　　　　　　　　　　　　　　　　（第 104 回国家試験）
1．膀胱炎　　　2．虫垂炎　　　3．腎盂腎炎　　　4．骨盤内膿瘍

解説　腎盂腎炎は悪寒・戦慄を伴う高熱、腎部叩打痛、腰部・背部に持続性・緊張性の鈍痛、下腹部への放散痛などの症状がみられる。排尿障害があり自己導尿を行っていたことから、尿路感染から腎盂腎炎へ発展したと考えられる。　　　　　　　　　　　　　　　　　　　　　　　解答 3

9　広汎子宮全摘出術後の看護で<u>適切でない</u>組み合わせはどれか。　　　　　（第 88 回国家試験）

1.　深部静脈血栓症の予防　─　早期離床

2.　膀胱機能の観察　─　残尿測定

3.　骨盤内死腔貯留液の排液促進　─　骨盤底筋群の収縮訓練

4.　手術後イレウスの予防　─　体位変換

解説　広汎子宮全摘出術後は膀胱神経麻痺により尿排泄が困難になることがあるため、尿意や残尿量の観察を行う。手術後の安静により深部静脈血栓症や運動機能低下を招くことがあるため、早期離床を促す。術後はダグラス窩といわれる死腔に貯留した血液や浸出液を排出する目的でドレナージを留置する。排液促進のためには体位変換や早期離床が効果的である。　　　　　　　　　　　　　　　解答　3

10　骨盤内リンパ節郭清術後に発症するリンパ浮腫について正しいのはどれか。

1.　発症したら、弾性ストッキングを履くことで治癒できる。

2.　リンパ浮腫を発症しないためには、術後から毎日ランニングをするとよい。

3.　下肢に疲労感を感じたら、手全体を使って強くマッサージをする。

4.　リンパ浮腫の発症の早期発見のために、患者のセルフケアが大切である。

5.　下肢の末梢から浮腫がみられ、徐々に大腿へ広がる。

解説　術後のリンパ浮腫発症を予防し悪化させないためには、皮膚の保清・保湿・保護が重要であり、毎日ケアをして観察することが重要である。過度な運動は疲労がたまり、浮腫を増強させる可能性があるため避ける。下肢の疲労感は、就寝時にクッションなどを用いて足を高くして休むと効果的である。力強いマッサージもかえってリンパ浮腫を増強させる可能性があるので、マッサージは軽くさするように行う。リンパ浮腫は大腿内側から末梢に向かって左右非対称に広がっていく。　　　　　解答　4

11　子宮頸がんの放射線療法について<u>誤っている</u>のはどれか。

1.　化学療法と併用し同時に行うことがある。

2.　腟や子宮腔内に線源を入れて照射する方法がある。

3.　放射線治療による副作用で多いものは皮膚障害である。

4.　放射線治療の晩期障害には腟の線維化がある。

解説　子宮頸がん扁平上皮がんのⅡ期以上、あるいはⅢ期以上の腺がんに対して、同時化学放射線療法（CCRT）を行うことが推奨されている。腟や子宮腔内に線源を入れて照射する腔内照射を行う事もある。放射線治療による急性期障害で頻度が高いものは下痢であり、晩期障害では粘膜障害が起き、腟の線維化や萎縮が起こる。　　　　　　　　　　　　　　　　　解答　3

12　卵巣がんの化学療法について正しいのはどれか。

1.　手術をする前に、腫瘍を小さくする目的で化学療法を行うこともある。

2.　よく使われる抗がん剤はシスプラチンである。　　　3.　放射線療法と同時に行うと効果が高まる。

4.　化学療法を終えてからの期間に関係なく、再発すると同じ薬剤は投与できない。

5.　パクリタキセル投与後に、高頻度で起こる副作用は、腎障害である。

解説　卵巣腫瘍は発見時に進行し腫瘍が大きくなっていることがあり、術前に化学療法を行い腫瘍を小さくしてから開腹手術を行う場合がある。よく使われる抗がん剤はパクリタキセルとカルボプラチンの併用レジメンであり、化学療法投与終了後から6カ月以内に再発した場合、その抗がん剤は効果がなかったものとみなし他のレジメンを行う。放射線療法が効果的なのは子宮頸がんである。パクリタキセル投与後に、高頻度で起こる副作用は、骨髄抑制と末梢神経障害である。　　　　　　　　　　　解答 1

13　子宮摘出術を受けた患者の性生活の退院指導で正しいのはどれか。　　（第94回国家試験）

1.　「術後3週から性生活は可能です。」

2.　「腟用ゼリーを使用してもよいです。」

3.　「性交時の性器出血は問題ありません。」

4.　「性交後2、3時間安静にしてください。」

解説　手術により腟が乾燥することがあるので、腟用ゼリーを用いるとよい。手術後は腟断端部の創部の治癒を医師の診察で確認してから性交を再開するべきである。性交時の性器出血は創部の損傷の可能性があるため、長く続く場合などは医師の診察をすすめる。　　　　　　　　　　　　　解答 2

14　広汎子宮全摘術後の性機能障害に対する看護で適切なのはどれか。　　（第103回国家試験）

1.　性生活に関する指導はパートナーにも行う。

2.　性行為は手術後約2週間で再開できると説明する。

3.　腟が乾燥している場合は、性行為を避けるよう説明する。

4.　性に対する不安を患者が表出するまで、性の話題を避ける。

解説　性行為は最低でも1カ月以上後が望ましい。腟の乾燥があるときは、潤滑剤を使用する。性に対する不安は人に話しにくく、パートナーも悩みや疑問を抱えているため、看護師がいつでも相談にのれることを患者とパートナーに伝えることが大切である。　　　　　　　　　　　解答 1

MEMO

10　前立腺がん

10.1　病態

　前立腺（図5.18）は、男性の尿道を取り囲むように存在する臓器である。クルミ大で形状は栗の実に似ている。内部は、尿道を取り囲む内腺（中心領域・移行領域）と外腺（辺縁領域）により構成される。前立腺の主な機能は、精子の運動を助ける前立腺分泌液の分泌である。前立腺の成長や働きはアンドロゲンにより維持される。前立腺の後面には精囊が左右に存在する。精囊からの導管は、精管と合流し射精管となる。膀胱から連なる尿道が前立腺を貫いている部分を前立腺部尿道という。射精管は前立腺を後方から貫き、前立腺部尿道のほぼ中央に開口し、射精時にはここから精液が射出される。前立腺部尿道の遠位には外尿道括約筋が存在する（図5.18）。

　前立腺がん細胞は発生初期にはテストステロンの増殖刺激を受けるホルモン依存性の高いがんであるが、進行に伴いホルモン依存性は失われ、より悪性度の高いがん細胞へと進展する。辺縁領域に好発するが前立腺のどの部位にも発生する。早期発見により治癒可能であり、多くの場合比較的ゆっくり進行する。前立腺がんのなかには、進行が遅く寿命に影響しないと考えられるがんもある。死後の解剖によりはじめて見つかるがんをラテントがんという。

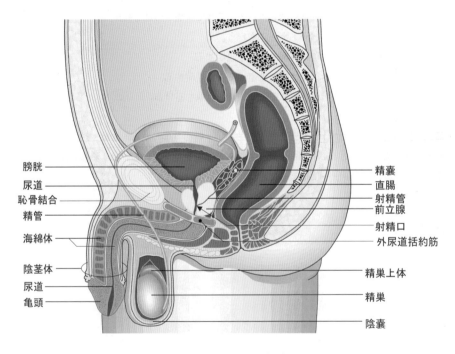

図5.18　男性の泌尿器・生殖器

(1) 危険因子

　発生の決定的因子は不明である。人種、食生活、加齢、遺伝的要因との関連性が推測される。

(2) 検査

1) 直腸診

　前立腺全体の大きさ、前立腺全体に占める腫瘍部分の広がり、直腸面の性状、腫瘍部分の硬さ、精囊浸潤の有無を観察する。

2) 前立腺特異抗原

　PSA（prostate specific antigen）とは前立腺上皮で分泌されるタンパク分解酵素である。正常組織、良性疾患でも分泌されるが、前立腺がんではさらに多く分泌される。前立腺がんのスクリーニング検査でも利用され、4.0 ng/mL 以上の場合異常値として精密検査が勧められる。

3) MRI

　前立腺被膜の断裂の有無、精囊浸潤などを調べる。

4) 経直腸的超音波検査（TRUS）

　肛門からプローブを挿入し前立腺被膜の断裂の有無、精囊浸潤などを調べる。

5) 前立腺針生検

　前立腺針生検は、経直腸的超音波プローブを肛門から挿入し、前立腺超音波画像を確認しながら、経直腸的あるいは経会陰的に前立腺を穿刺して行う。経直腸的アプローチでは、直腸出血や急性前立腺炎を生じることがある。経会陰的アプローチは生検時の疼痛が強い。

6) CT・骨シンチグラフィー

　CT では、前立腺の大きさ、腫瘍の被膜進展や膀胱精囊への浸潤の有無、骨盤内リンパ節腫脹などの所見を確認する。骨シンチグラフィーでは骨転移の有無を確認する。これらは前立腺がんの病期診断に必要である。

(3) 診断

1) グリーソンスコア

　グリーソンスコアとは、前立腺がんの悪性度を表す指標である。前立腺針生検で採取したがん細胞の組織構造をパターン 1～5 に分類する。「1」は正常に近く「5」は最も悪性度が高い。前立腺がんは同じ前立腺のなかに悪性度の異なるがんが発生する。がん細胞の組織構造を調べ、最も面積の大きい組織型と 2 番目に大きい組織型（もしくは一番悪性度の高い）のパターンを合計しスコアを算出する。「4＋3＝7」「3＋4＝7」のように表記され、この場合、合計が同じ 7 であっても前者の方が悪性

度は高い。

2）前立腺がんの病期分類

　TNM 分類は原発巣の広がりや浸潤度（T）、所属リンパ節転移（N）、遠隔転移（M）により分類される。前立腺癌取り扱い規約第 4 版の TNM 分類を**表 5.27** に示す。

(4) 症状

　症状は早期には自覚されないことが多く、検診で発見された人の多くは無症状である。がんが局所進展し、排尿痛や血尿、尿閉、水腎症、腎不全などを来すことがある。また、骨転移では転移部位の疼痛や脊髄圧迫による下肢麻痺、リンパ節転移では下肢のリンパ浮腫や水腎症が起こり得る。

10.2 治療

　限局性前立腺がんの治療方針は、PSA・グリーソンスコア・臨床病期などを組み合わせて検討される。わが国において広く用いられている D'Amico のリスク分類（**表 5.28**）を示す。実際の治療方針決定には期待余命や治療侵襲・QOL などが考慮される。期待余命 10 年以上の初期治療方針決定のフローチャートを**表 5.29** に示す。

表 5.27　前立腺がんの TNM 分類

T **原発巣**	Tx	原発腫瘍の評価が不可能
	T0	原発腫瘍を認めない
	T1	触知不能、または画像診断が不可能な臨床的に明らかでない腫瘍 　T1a：組織学的に切除組織の 5% 以下の偶発的に発見される腫瘍 　T1b：組織学的に切除組織の 5% を超える偶発的に発見される腫瘍 　T1c：PSA の上昇などのため、針生検により確認される腫瘍
	T2	前立腺に限局する腫瘍 　T2a：片葉の 1/2 以内の進展 　T2b：片葉のみ 1/2 を超え広がるが、両葉に及ばない 　T2c：両葉への進展
	T3	前立腺被膜を超えて進展する腫瘍 　T3a：被膜外へ進展する腫瘍。顕微鏡的な膀胱頸部浸潤を含む 　T3b：精嚢に浸潤する腫瘍
	T4	精嚢以外の隣接組織に固定、または浸潤する腫瘍
N **所属リンパ節転移**	Nx	所属リンパ節転移の評価が不可能
	N0	所属リンパ節転移なし
	N1	所属リンパ節転移あり
M **遠隔転移**	M0	遠隔転移なし
	M1	遠隔転移あり 　M1a：所属リンパ節以外のリンパ節転移 　M1b：骨転移 　M1c：リンパ節、骨以外の転移

表 5.28　D'Amico のリスク分類

リスク分類	PSA (ng/mL)	グリーソンスコア	T 病期
低リスク	≦10	≦6	T1〜T2a
中間リスク	10.1〜20	7	T2b
高リスク	20＜	≧8	T2c

❖ 低リスクはすべての条件を満たすことが必要。
❖ 高リスクは 1 因子でも満たせば高リスクとなる。
❖ 中間リスクは低・高リスク以外に分類されるもの。

出典) D'Amico AV et al., Biochemical outcome after radical prostatectomy, external beam radiation therapy, or interstitial radiation therapy for clinically localized prostate cancer. JAMA 280(11), 969-974, 1998

表 5.29　前立腺がんの初期治療体系（期待余命 10 年以上）

病　　期	限局がん			局所進行がん	転移がん
リスク分類	低リスク	中間リスク	高リスク		
監視療法	←——→				
組織内照射	←————————→		- - - - - →		
放射線外照射	←————————→		- - - - - →		
手術療法	←————————→			- - - - - →	
放射腺＋ホルモン療法		← - →			
ホルモン療法				←————————————→	
がん薬物療法					←——→

出典) 市川智彦他編、赤倉功一郎著「前立腺がんのすべて」p.176　メディカルビュー　2019

(1) 手術療法：前立腺全摘除術

　開腹術、内視鏡手術、ロボット支援手術が広く行われている。前立腺を膀胱および尿道と離断し、精囊とともに摘出した後、膀胱と尿道を吻合する（図 5.19）。通常、前立腺の側面を走行している陰茎海綿体神経も切除するが、神経温存が可能な場合もある。経尿道的に前立腺の内部だけを切除する前立腺肥大症に対する手術とはまったく異なる。

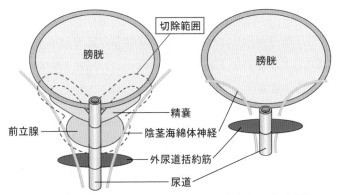

出典) 前田俊浩「泌尿器 Care&Cure Uro-lo 21」p.68　一部改変　メディカ出版　2016

図 5.19　前立腺全摘除術

(2)　放射線療法

1)　放射線外照射

外照射は体外から前立腺に放射線を照射する治療法である。X 線治療と粒子線治療に分類されるが、X 線外部照射が普及している。通常照射、立体的に照射すべき範囲を認識できる三次元原体照射（3D−CRT）、複雑な腫瘍の形にあわせビームの強度を変えて多方向から照射できる強度変調放射線治療（IMRT）がある。3D−CRT では 70 Gy 程度の総線量での照射が多いが、IMRT では直腸への線量が抑制でき、局所には 74〜80 Gy の高線量照射が可能である。

2)　組織内照射

組織内照射には、80 個前後のヨウ素 125（^{125}I）の線源を前立腺に永久に埋め込んで照射する低線量率組織内照射と、イリジウム 192（^{192}Ir）による線量率の高い線源を短期間留置する高線量率小線源治療がある。国内において高線量率小線源治療が実施できる施設は少ない。低線量率組織内照射は、麻酔下で経直腸的超音波により断層画像で位置を確認しながら、針状の挿入装置を用いて会陰部から前立腺に粒状の線源を配置する。尿道、直腸、膀胱などへの照射線量を抑制し前立腺には十分な線量を照射する線源配置が可能である。

(3)　内分泌療法

前立腺がんは、男性ホルモンに依存して増殖する。血液中の男性ホルモンの 95% は精巣から、残りの約 5% が副腎などから産生される。視床下部から放出される LH−RH（黄体形成ホルモン放出ホルモン）が下垂体で LH−RH 受容体に結合することで黄体形成ホルモンが産生され、これが精巣に作用することでテストステロンが分泌される。内分泌療法は、男性ホルモンを抑制することで前立腺がんの増殖を抑える治療であり「外科的去勢術（両側精巣摘除術）」と「LH−RH アゴニスト・アンタゴニスト」による薬物療法に大別される。「LH−RH アゴニストと抗アンドロゲン薬」を併用する治療方法もある。

両側精巣摘除術は最も安価で永続性のある確実な方法であるが、精巣を摘出することによる身体的および精神的苦痛が問題になる。LH−RH アゴニストは、下垂体において持続的に受容体を刺激し受容体の感受性を低下させることで、黄体形成ホルモン分泌抑制、テストステロン合成を阻害する。投与直後に一過性にテストステロンが増加し、病状が悪化することがある（flare up 現象）。LH−RH アンタゴニストは、受容体と拮抗し黄体形成ホルモンの合成を抑制する。抗アンドロゲン薬は、精巣から分泌されるテストステロンと副腎から分泌される副腎性アンドロゲンが前立腺のアンドロゲン受容体に結合するのを抑制する（図 5.20）。

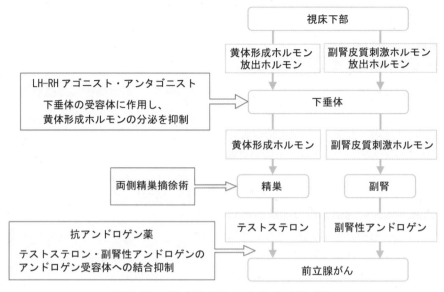

図 5.20　前立腺がんの主な内分泌療法

　内分泌療法が奏功し病状が改善しても、しだいに腫瘍は治療抵抗性を獲得し、血清テストステロンが 50 ng/dL 未満であるにもかかわらず病状の増悪やPSA の上昇を認める去勢抵抗性前立腺がんへ進展する。

(4) 監視療法・待機療法

　監視療法とは、前立腺がんが確定診断されている患者に対し、無治療で PSA 測定と前立腺針生検による経過観察をし、病勢進行の予兆を捉えて根治的治療を行う方法である。根治的療法による副作用の回避や QOL の維持が可能となる。待機療法とは、症状が出るまで何もしない方法で、対象は高齢者である。

10.3 患者ニーズと看護の実際

(1) 治療方法を決定する際の患者ニーズと看護

　前立腺がん治療は選択肢が多岐にわたる。治療方法は病態のみならず、患者の年齢や希望などにより選択される。通院治療が可能な放射線外照射を希望する人、短期間の入院で治療可能な手術を希望する人、将来再発した後の治療法も考慮して初期治療を検討する人などさまざまである。また、患者自身は性機能を温存したいと考えていても、パートナーはがんをすべて取り除いてほしい気持ちから性機能は不要と考える場合もある。性機能の変化は、患者とパートナーの関係性に影響を及ぼすこともある。患者のみならずカップルで納得した治療選択ができるよう、十分な情報提供と話し合いを促す支援が必要である。

(2) 前立腺全摘除術に伴う患者ニーズと看護

1) 術後合併症の早期発見・対応

　前立腺は骨盤の最深部に位置し表面は陰茎背静脈で覆われているため、術中に偶発的に血管を損傷し後出血が生じることがある。また、剥離操作時に直腸損傷や膀胱損傷が生じることもある。膀胱尿道吻合部縫合不全が生じることもある。バイタルサイン、疼痛、排液量・性状をアセスメントし合併症を早期発見し医師と協働することが重要である。

2) 術後排尿障害・性機能障害に対する看護

　前立腺部尿道の遠位には外尿道括約筋が存在する。手術時の外尿道括約筋損傷や、内尿道口への操作により尿失禁が生じることがある。処方された薬物療法と骨盤底筋体操を継続して実施する。必要時には尿取りパッドを使用する。

　根治的前立腺全摘術では、精管が切断されるため射精障害が必発する。前立腺側方を走行する陰茎海綿体神経が損傷されることにより勃起障害が発生する可能性がある。勃起機能を温存するために、神経温存前立腺全摘除術が可能な場合もある。勃起治療薬は、既往や薬歴を考慮して処方されるため、希望するときは遠慮せず医師に相談するよう説明する。

(3) 放射線外照射に伴う患者ニーズと看護

1) 照射精度を高めるための看護

　前立腺は膀胱や直腸に隣接しているため、膀胱内の尿や直腸内の便・ガスの貯留により、前立腺の位置が変化する。膀胱や直腸への照射を低減し、クルミ大の前立腺に適切に照射されるよう、照射期間中は毎日排便があるように心がけ、照射時には膀胱内尿量を一定に保つ必要がある。

　患者の排尿・排便状況、食生活に応じ、ガスが発生しやすい食物を控える、便秘予防のために適度な運動や水分摂取、便意を我慢しないことなどを説明する。

2) 有害事象に対する看護

　急性有害事象には、頻尿、排尿時痛、排便時痛などがあるが、可逆的である。処方された薬物療法を行うこと。水分を控えると尿は濃縮され尿路感染のリスクが高まるため、水分摂取は極端に控えないよう説明する。肛門周囲の皮膚を清潔に保つため、刺激の少ない石鹸をよく泡立てて優しく洗うことや温水洗浄便座による洗浄は強度を弱めて使用するよう説明する。

　晩期有害事象は、照射された部位の組織の繊維化や、リンパ管や血管が狭窄・潰瘍化することで生じる。膀胱壁が硬化し容量が小さくなることでの頻尿や、潰瘍からの出血で血尿が発生することがある。また、腸管狭窄により排便障害や腸閉塞、

肛門括約筋が減弱し便失禁を起こす。難治性の直腸炎では、出血や潰瘍、穿孔を起こすことがある。早期対応ができるよう、患者に出現しやすい時期と症状を説明しておく（表5.30）。また、治療の手段があることを説明し、精神的なサポートを行う。

表5.30　前立腺がんの放射線外照射による有害事象

有害事象出現時期	症　状
急性有害事象 治療開始後数週間〜3カ月	❖膀胱炎（頻尿、排尿時痛、残尿感、血尿など） ❖直腸粘膜炎（排便時の違和感、便意切迫、疼痛、出血など） ❖放射線皮膚炎
晩期有害事象 治療開始後約3カ月後〜数年	❖排尿異常（排尿時痛、血尿、頻尿など） ❖排便異常（血便、下痢、下腹部痛など） ❖性機能障害（勃起障害、射精障害など）

(4) 組織内照射に伴う患者ニーズと看護

1) 放射線が及ぼす周囲への影響に関する不安に対する看護

　体内に放射線源を埋め込んだ患者は、自身から発する放射線が他者に影響を与えないか不安をもつこともある。体外への放射線放出量は微量であり、周囲の人に悪影響を及ぼすものではないこと。念のため、放射線がほとんど照射されなくなるまでの1年間は、子どもを長時間膝に乗せることや、妊婦と長時間接触することは避けるようにすること。性交は治療後2〜3週後から可能であるが、最初の5回はコンドームを使用すること。排尿や射精により線源が排出されたときは、専用容器に入れて医療機関へ持参すること。治療後1年以内に死亡した際は、前立腺ごと線源を回収するため主治医に連絡をすることなどを説明する。また、線源は放射線探知機に反応するため、渡航時は英文の治療証明書を持参することも説明する。

2) 有害事象に対する看護

　組織内照射は、線源が体内で患部と密着しているため、少量の線量で高い治療効果を上げることが可能である。そのため、周辺臓器を照射することが少なく合併症は少ない。早期合併症として、頻尿や排尿困難などがある。晩期合併症としては直腸出血や勃起障害などが起こることがある。

(5) 内分泌療法に伴う患者ニーズと看護

1) 有害事象に対する看護

　内分泌療法の有害事象は、ホットフラッシュ、性機能障害、抑うつ、筋量低下・脂肪量の増大、骨粗鬆症、心血管障害、貧血、糖尿病などである。体重増加と筋力の低下は、骨粗鬆症と相まって転倒や骨折のリスク上昇につながる。また、脂質代

謝異常により虚血性心疾患を併発することもある。

　ホットフラッシュに対しては、吸湿性がよく洗濯しやすい木綿性などの下着や寝衣を用い、発汗時は蒸しタオルで清拭し、冷却したタオルなどでほてりを抑える。骨粗鬆症予防のために、カルシウム、ビタミンＤの摂取、適度な運動、日光にあたる、転倒を予防する必要性を説明する。虚血性心疾患予防のためには、適度な運動、適切な栄養素・カロリーの食事摂取とともに、高血圧・脂質異常症・糖尿病などの既往がある際は、薬物療法継続の必要性を説明する。性機能障害、体形の変化、筋力の低下などにより、男性としての自信を失っていることもある。患者の自尊心を傷つけないように細心の注意を払い、患者が相談しやすい体制を整える。

実力養成問題

1　前立腺がんの病態に関する記述である。正しいのはどれか。1つ選べ。

1. 前立腺がんは、前立腺の中心領域、移行領域、辺縁領域のうち移行領域に好発する。
2. 前立腺がんのスクリーニング検査として直腸診が行われる。
3. 前立腺針生検を行い採取したがん細胞の組織構造を調べ、グリーソンスコアを算出し悪性度を判定する。
4. 前立腺がんの早期にみられる症状として、血尿や下肢のリンパ浮腫が多い。
5. 骨転移の有無は CT で確認する。

解説　前立腺がんは前立腺の辺縁域に好発する。PSA が前立腺がんのスクリーニング検査で利用される。前立腺針生検を行い採取したがん細胞の組織構造を調べ、グリーソンスコアを算出し悪性度を判定する。症状は早期には自覚されないことが多い。CT では、前立腺の大きさ、腫瘍の被膜進展や膀胱精嚢への浸潤の有無、骨盤内リンパ節腫脹などの所見を確認する。骨シンチグラフィーでは骨転移の有無を確認する。　　　　　　　　　　　　　　　　　　　　　　　　　　　　　　　　　　解答　3

2　前立腺がんの治療に関する記述である。正しいのはどれか。1つ選べ。

1. 前立腺全摘除術は、経尿道的に前立腺の内部を切除する手術である。
2. IMRT は局所への十分な高線量投与と直腸線量抑制の両立が可能である。
3. 低線量率組織内照射は、ヨウ素 125 （^{125}I）を短期間留置する放射線治療である。
4. 抗アンドロゲン薬は、下垂体において持続的に受容体を刺激し受容体の感受性を低下させることで、黄体形成ホルモン分泌抑制、テストステロン合成を阻害する。
5. 監視療法とは、症状が出るまで何もしない方法で対象は高齢者である。

解説 前立腺がんの手術は、前立腺を膀胱および尿道と離断し、精嚢とともに摘出した後、膀胱と尿道を吻合する。IMRT は局所への十分な高線量投与と直腸線量抑制の両立が可能である。低線量率組織内照射は，80 個前後のヨウ素 125（^{125}I）の線源を前立腺に永久に埋め込んで行う放射線治療である。抗アンドロゲン薬は、精巣から分泌されるテストステロンと副腎から分泌される副腎性アンドロゲンが前立腺がん細胞に結合するのを抑制する。監視療法とは、前立腺がんが確定診断されている患者に対し、無治療で PSA 測定と前立腺針生検による経過観察をし、病勢進行の予兆を捉えて根治的治療を行う方法である。 　　　　　　解答 2

3 前立腺がん患者ニーズと看護に関する記述である。正しいのはどれか。1つ選べ。
1. 根治的前立腺全摘術では、性機能障害が生じる可能性があり、骨盤底筋体操を実施する。
2. 放射線外照射により、頻尿が生じた際は水分摂取を控えるよう説明する。
3. 放射線源を前立腺内に埋め込んでも、体外への放射線放出量は微量であり、周囲の人に悪影響を及ぼすものではない。
4. 組織内照射は線源が体内にあるため、周辺臓器への照射量が多く合併症が発生しやすく重症化しやすい。
5. 内分泌療法では、骨粗鬆症予防のために、カルシウム、ビタミンKの摂取、適度な運動、日光にあたる、転倒を予防する必要性を説明する。

解説 手術時の外尿道括約筋損傷や、内尿道口への操作により尿失禁が生じることがあるため、処方された薬物療法と骨盤底筋体操を継続して実施する。必要時には尿取りパッドを使用する。放射線外照射で頻尿が生じた際は、水分を控えると尿は濃縮され尿路感染のリスクが高まるため、水分摂取は極端に控えないよう説明する。組織内照射は、線源が体内で患部と密着しているため、少量の線量で高い治療効果を上げることが可能である。そのため、周辺臓器を照射することが少なく合併症は少ない。骨粗鬆症予防のために、カルシウム、ビタミンDの摂取、適度な運動、日光にあたる、転倒を予防する必要性を説明する。 　　　　　　解答 3

4 前立腺がんについて正しいのはどれか。 （第 101 回国家試験）
1. 骨への転移はまれである。　　　2. 血清 PSA 値が上昇する。
3. 内分泌療法は無効である。　　　4. α交感神経遮断薬が有効である。

解説 前立腺がんは骨・リンパ節へ転移が起こる。PSA は前立腺がんの早期発見や病気の推定、治療効果判定、予後予測に用いる。がんの進行には、男性ホルモンが関与しているため抗アンドロゲン薬や女性ホルモン製剤などが治療に用いられる。α交感神経遮断薬が有効なのは前立腺肥大症である。 解答 2

5 前立腺がんの治療薬はどれか。 （第 104 回国家試験）
1. インターフェロン　　2. α交感神経遮断薬　　3. 抗アンドロゲン薬　　4. 抗エストロゲン薬

解説 男性ホルモンが関与しているため抗アンドロゲン薬が治療に用いられる。 　　　　　　解答 3

6　前立腺がんで前立腺全摘出術後に起こりやすいのはどれか。　　　　（第98回国家試験）

1. 跛行　　　2. 尿失禁　　　3. 女性化乳房　　　4. 排便回数の増加

解説　前立腺を周囲の臓器ごとすべて摘出後、膀胱と尿道をつなぎ排尿路を確保するため、排尿障害が起こりやすい。　　　　　　　　　　　　　　　　　　　　　　　　　　　　　　　　解答 2

7　次の文を読み問題に答えよ。　　　　　　　　　　　　　　　　（第93回国家試験）

　63歳の男性。2年前から徐々に排尿困難を自覚するようになり受診した。検査の結果、前立腺特異抗原（PSA）8.0 ng/mL で前立腺左葉にがんが認められたため根治的前立腺全摘除術目的で入院した。入院時の検査結果は、白血球 6,400/μL、Hb11.6 g/dL、血清総蛋白 5.6 g/dL、血圧は 126/74 mmHg であった。

問題1　術後に予測される症状で誤っているのはどれか。

1. 勃起不全　　　2. 血尿　　　3. 尿失禁　　　4. 女性化乳房

問題2　入院後4日で根治的前立腺全摘除術が行われ、膀胱尿道吻合部にドレーンを2本、膀胱内留置カテーテルはバルーンの蒸留水 30 mL で留置した。術後2日の検査結果は Hb10.2 g/dL、CRP1.4 mg/dL、血清総蛋白 5.0 g/dL、アルブミン 2.4 g/dL であり、歩行が開始された。最も注意すべきことはどれか。

1. 呼吸音　　　2. 創部の状態　　　3. 尿路感染　　　4. 高血圧

問題3　術後4日。「手術してからずっと尿意が続いている。管を抜いてほしい」と訴えがあった。対応で適切なのはどれか。

1. バルーンの蒸留水を 10 mL 抜く　　　2. カテーテルの再挿入を行う。
3. 抜去できない理由を説明する。　　　4. カテーテルの絆創膏固定をはずす。

問題1 解説　根治的前立腺全摘除術の合併症として、勃起不全・血尿・尿失禁が生じやすい。女性化乳房はホルモン療法に関連する。　　　　　　　　　　　　　　　　　　　　　　　　　解答 4

問題2 解説　栄養状態を示す血清総蛋白が術前から 6.0 g/dL 未満であり、術後は蛋白異化反応の影響もあり、血性総蛋白、アルブミンともに低下している。栄養状態の低下は感染に対する抵抗力の低下や免疫能の低下、術後の創傷治癒の遅延を生じやすい。　　　　　　　　　　　　　　　　　　解答 2

問題3 解説　根治的前立腺全摘除術は、前立腺を膀胱および尿道と離断し、精嚢とともに摘出した後、膀胱と尿道を吻合する。膀胱留置カテーテルは吻合部の安静を保つために挿入されている。癒合確認後（術後7日目頃）カテーテルを抜去する。カテーテルの再挿入は、吻合部を突き破る恐れがある。解答 3

MEMO

11　白血病

11.1　総論

(1)　造血器

　すべての血液細胞は、骨髄にある、ひとつのおおもととなる造血幹細胞に由来する。正常な造血幹細胞は、生体の必要性に応じて造血因子の刺激を受け、分化を繰り返しながら、次第に成熟して機能を有する成熟血球となり、生体の機能を保とうとしている（図 5.21）。

(2)　造血器腫瘍

　造血器腫瘍とは、遺伝子異常から血液細胞が腫瘍化し、増殖する疾患であり、白血病や悪性リンパ腫などの病態を引き起こす。

　正常な場合、造血幹細胞→幼若細胞→成熟細胞へと血球分化する。どの段階で腫瘍化するのか、腫瘍化した細胞に分化能があるのかどうかで、いくつかの増殖パターンがある（表 5.31）。

　造血器腫瘍は増殖する細胞の違いから、骨髄系とリンパ系に大別される。ただし、急性骨髄性白血病（Acute Myeloid Leukemia：AML）と急性リンパ性白血病（Acute Lymphoblastic Leukemia：ALL）は増殖する細胞は異なるが、しばしば日単位で悪化する病態が類似しているため急性白血病としてまとめて扱われる（図 5.22）。

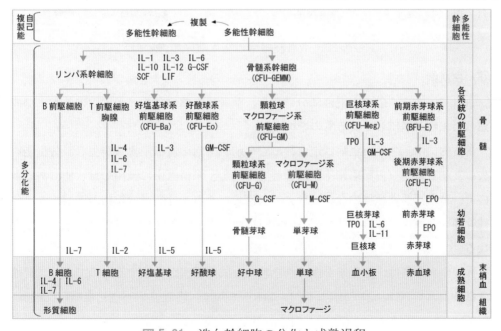

図 5.21　造血幹細胞の分化と成熟過程

表 5.31　造血器腫瘍の細胞増殖パターン[1]

造血器腫瘍の細胞増殖パターン	疾患例
分化能が失われた増殖（成熟細胞に分化できず、幼若細胞のみ増殖）	急性白血病
分化能が保たれた増殖（分化は正常であり、幼若細胞・成熟細胞ともに増殖）	骨髄増殖性腫瘍（慢性骨髄性白血病など）
成熟細胞の腫瘍化（細胞が成熟後に腫瘍化するため、成熟細胞のみ増殖）	慢性リンパ性白血病 成人 T 細胞白血病/リンパ腫

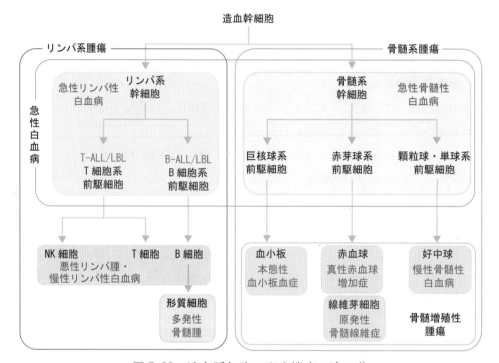

図 5.22　造血腫細胞の発生機序の違い[1]

(3) 白血病

　白血病は大きく急性と慢性に分けられ、前者は未熟の細胞、後者は未熟および成熟した細胞が増殖しているものをいう。

　具体的には、急性白血病は造血幹細胞・前駆細胞に遺伝子異常が生じ、分化能を失った幼若細胞（白血病細胞）が骨髄で増殖し、末梢血中に流出した状態にあるもので、造血器悪性腫瘍のなかで代表的な疾患である。骨髄系の細胞が増殖すれば急性骨髄性白血病（AML）、リンパ系の細胞が増殖すれば急性リンパ性白血病（ALL）となる。

　慢性の白血病は、分化能が保たれた幼若・成熟細胞が増殖するものである。慢性骨髄性白血病（Chronic Myeloid Leukemia：CML）、慢性リンパ性白血病（Chronic Lymphocytic Leukemia：CLL）が例にあがる。

　日本において白血病は、2018年の新規がん罹患数では約1.4万人で、年々罹患率は上昇している。発生頻度は、AMLは50歳以降がピークで男性に多く、ALLは10歳未満に多い。一方、CMLは成人白血病の約20％を占め、50歳代に発症のピークがある。CLLは、欧米に比して日本ではきわめて少ない。

11.2　検査、診断、症状

(1)　危険因子

　造血器腫瘍は遺伝子異常の蓄積が原因となる。遺伝子異常を引き起こす要因と考えられているものは、過去のがん薬物療法や放射線療法、原爆または放射能による曝露、骨髄異形成症候群などの血液疾患、ウイルスの感染既往などがあげられる。しかし、原因が解明されていないものが多い。なお、成人T細胞白血病の発生に関しては、HTLV-1ウイルス感染の関与が明らかとなっている。

(2)　検査

1)　検診

　造血器腫瘍は、固形がんとは異なり、定まった検診はない。貧血症状や感冒様の発熱などの自覚症状の出現から発見される場合が多いが、最近では健康診断の発達で無症状でも検査値異常で発見される場合もある。

2)　末梢血検査

　末梢血液中の各血球数や、白血球の量的・質的異常などを調べる。急性白血病の末梢血液の特徴は、成熟な血球（白血球、赤血球、血小板など）の減少とともに白血病細胞増多があり（白血病裂孔[*1]）、多くはDICを合併している。一方、CML（慢性期）では、血小板が増加するとともに、幼若な骨髄芽球から成熟好中球まで、さまざまな成熟段階の白血球の増加があり、白血病裂孔が存在しないことが急性白血病との鑑別となる。

3)　骨髄検査・骨髄生検

　骨髄の細胞密度や造血細胞の構成を調べることが目的で、白血病の診断には必須となる。経皮的に骨髄液や骨髄組織を採取する。白血病細胞の増殖の高度化、骨髄の線維化のため、骨髄穿刺での検体採取が困難な場合には骨髄生検を行う。採取した骨髄検体を、染色体検査、細胞表面マーカー、遺伝子検査などの検査へすすめる。急性白血病では骨髄に異常な芽球（白血病細胞）が占め、正常な芽球[*2]は少数認め

　[*1] **白血病裂孔**：骨髄内の異常造血幹細胞による白血病細胞の増殖の占拠から、正常な成熟血球の造血抑制が起こる。結果として、末梢血中には、正常な成熟血球の減少（汎血球減少）と白血病細胞増多による白血球数増加が生じ、中間段階の血球がみられなくなる現象である。

　[*2] **芽球**：血球の分化段階の未熟な細胞のことである。臨床では、白血病細胞についても、芽球と表現することもある。

るのみとなる。

4）染色体検査

　多くの造血器腫瘍では、特徴的な染色体異常をもつ。染色体異常を見つけ、診断、病型分類を行い、予後予測、治療方針の決定に用いる。染色法には G-Band 法や FISH 法などがある。AML では t（8；21）、t（15；17）、inv（16）などの病型に特異的な染色体異常、CML ではフィラデルフィア（Philadelphia：Ph）染色体が認められる。

5）細胞表面マーカー検査

　フローサイトメトリーを用いて、個々の細胞表面に発現している抗原を、蛍光色素で標識したモノクローナル抗体（クローンとして作成された特定の抗原に対する抗体）で染色し、解析する方法である。顕微鏡での観察と比して、非常に多くの細胞を調べることができる。白血病細胞やリンパ腫細胞に特異的に発現している抗原で診断や治療効果判定などを行うことができる。末梢血幹細胞移植採取時の CD34 陽性細胞数の測定にも使用する。

6）遺伝子検査

　PCR 法を用いた遺伝子異常の検出は造血器腫瘍の診断に重要である。検出力が非常に高く、治療後の微小残存病変の検出にも有効である。AML では重要な予後因子となる FLT-3 重複変異や KIT 変異の確認を、CML では BCR-ABL1 融合遺伝子の確認を行う。

(3) 診断と分類

　急性白血病の場合、多くは急激に症状出現し、貧血、発熱、紫斑・歯肉出血などの出血傾向を呈する。

　骨髄増殖性腫瘍（かつての慢性白血病）のひとつである CML の場合は、病初期は自覚症状に乏しいが、無治療の場合 3〜5 年持続する慢性期を経て、急性転化し死亡に至る。

　造血器腫瘍の多くは、病型分類し、迅速な診断と治療開始を要する。

1）病型分類

　白血病は、もともとフランス（F）、アメリカ（A）、イギリス（B）の共同研究グループ考案による形態学的な疾患ごとの FAB 分類が、国際的な標準分類として広く用いられてきた。2001 年、腫瘍化する細胞の系統や腫瘍化の背景にある染色体・遺伝子異常をもとに造血器腫瘍を包括的に分類した WHO 分類第 3 版が提唱された（図 5.23）。これは、腫瘍の原因に基づいた分類となり、的確な治療や予後の推定にも役立っている。近年も分子遺伝情報が積極的に導入され、2008 年に第 4 版、2017 年には第 4 版改訂版が発刊された。今後も、診断技術や治療の発展により、分類の展開

が予想される。

　ALL は FAB 分類では AML とあわせ急性白血病のカテゴリーにまとめられていたが、WHO 分類第 3 版から切り離され、リンパ系腫瘍の　群として提示されることになった（図 5.24、図 5.25）。CML も慢性白血病から骨髄増殖性腫瘍にまとめられた（表 5.32）。

　WHO 分類は複雑であるが造血器腫瘍の主たる診断分類となる。しかし、AML や WHO 分類で分類不能の病態などは、従来の FAB 分類も使用されている。

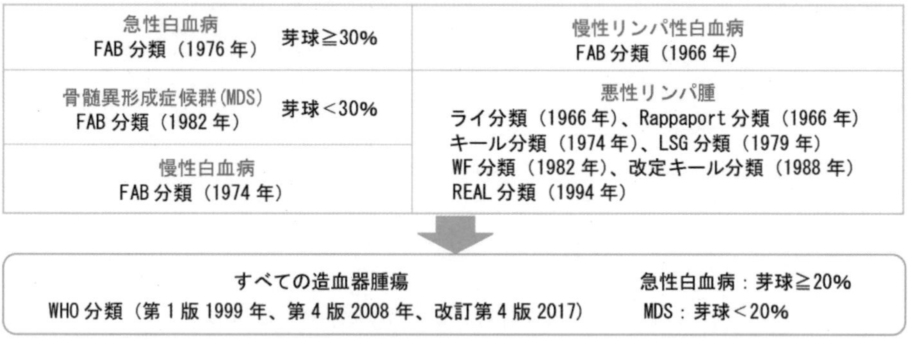

急性白血病 FAB 分類（1976 年）　芽球≧30%	慢性リンパ性白血病 FAB 分類（1966 年）
骨髄異形成症候群(MDS) FAB 分類（1982 年）　芽球<30%	悪性リンパ腫 ライ分類（1966 年）、Rappaport 分類（1966 年） キール分類（1974 年）、LSG 分類（1979 年）
慢性白血病 FAB 分類（1974 年）	WF 分類（1982 年）、改定キール分類（1988 年） REAL 分類（1994 年）

すべての造血器腫瘍
WHO 分類（第 1 版 1999 年、第 4 版 2008 年、改訂第 4 版 2017）　　急性白血病：芽球≧20%
MDS：芽球<20%

図 5.23　造血器腫瘍の分類 [2]

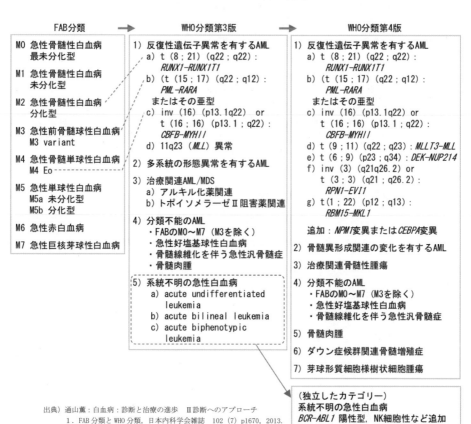

出典）通山薫：白血病：診断と治療の進歩　Ⅱ診断へのアプローチ
　　　1．FAB 分類と WHO 分類, 日本内科学会雑誌　102（7）p1670, 2013.

図 5.24　急性骨髄性白血病の分類の変遷

FAB分類 →	WHO分類第3版 →	WHO分類第4版
L1 小型で均一，核小体不明瞭 L2 大小不同，核小体明瞭 L3 空胞顕著（Burkitt 型）	BおよびT前駆細胞腫瘍 1）B前駆細胞リンパ芽球性白血病/リンパ腫（B前駆細胞ALL） 2）T前駆細胞リンパ芽球性白血病/リンパ腫（T前駆細胞ALL） 成熟B細胞腫瘍のカテゴリー Burkitt リンパ腫/白血病	前駆リンパ系細胞腫瘍 1）Bリンパ芽球性白血病/リンパ腫（下記以外のもの） 2）反復性遺伝子異常を有するBリンパ芽球性白血病/リンパ腫 a）t（9；22）（q34；q11.2）：*BCR-ABL1*（Ph陽性ALL） b）t（v；11q23）：*MLL*異常 c）t（12；21）（p13；q22）：*TEL-AML1* d）高二倍体染色体型 e）低二倍体染色体型 f）t（5；14）（q31；q32）：*IL3-IGH* g）t（1；19）（q23；p13.3）：*E2A-PBX1* 3）Tリンパ芽球性白血病/リンパ腫 成熟B細胞腫瘍のカテゴリー Burkitt リンパ腫/白血病

出典）通山薫：白血病：診断と治療の進歩　Ⅱ診断へのアプローチ　1．FAB分類とWHO分類，日本内科学会雑誌　102（7）p1671，2013.

図 5.25　急性リンパ性白血病の分類の変遷

表 5.32　骨髄増殖性腫瘍の WHO 分類（第 4 版）

慢性骨髄性白血病	Chronic myelogenous leukemia, *BCR-ABL1* positive（CML）
慢性好中球性白血病	Chronic neutrophilic leukemia（CNL）
真性赤血球増加症	Polycythemia vera（PV）
原発性骨髄線維症	Primary myelofibrosis（PMF）
本態性血小板血症	Essential thrombocythemia（ET）
慢性好酸球性白血病（特異的遺伝子異常なし）	Chronic eosinophilic leukemia, not otherwise specified（CEL, NOS）
肥満細胞増殖症	Mastocytosis
骨髄増殖性腫瘍（分類不能型）	Myeloproliferative neoplasm, unclassifiable（MPN, U）

出典）通山薫：白血病：診断と治療の進歩　Ⅱ診断へのアプローチ　1．FAB 分類と WHO 分類，日本内科学会雑誌　102（7）p1672，2013.

2）診断

AML は、①骨髄における白血病細胞の存在（WHO 分類：20％以上、FAB 分類：30％以上）、②白血病細胞が骨髄系起源であること、③白血病細胞の染色体解析、④FLT-3 重複変異や KIT 変異の確認等の遺伝子変異などの解析が行われる。その後、WHO 分類・FAB 分類によって診断される。

ALL は、WHO 分類にてリンパ系腫瘍の中の「前駆リンパ系細胞腫瘍」として、白血病細胞のもつ細胞表面マーカーにより、B 細胞系と T 細胞系に大別され、それぞれ B リンパ芽球白血病/リンパ腫、T リンパ芽球性白血病/リンパ腫などに診断される。

ALL で 2 割以上と最も多い染色体異常である Ph 陽性の有無や BCR-ABL1 融合遺伝を確認する。

CML は、WHO 分類にて骨髄増殖性腫瘍として分類される。ほとんどは Ph 染色体陽性であり、Ph 染色体上の BCR－ABL1 融合遺伝子の確認と、慢性期・移行期・急性転

化期のいずれかに病期分類し診断される（表5.33）。

表5.33　CMLのWHO病期分類の基準[1]

	所　見
慢性期	❖末梢血あるいは骨髄中の芽球割合＜10% ❖Ph染色体
移行期	❖末梢血あるいは骨髄中の芽球割合 10〜19% ❖末梢血中の好塩基球割合≧20% ❖治療抵抗性の白血球増加（1万/μL以上） ❖治療に無関係な血小板減少（10万/μL未満） ❖治療抵抗性の血小板増加（100万/μL以上） ❖持続あるいは増強する脾腫 ❖付加的染色体異常の出現
急性転化期	❖末梢血あるいは骨髄中の芽球割合≧20% ❖髄外病変の出現 ❖芽球の集積像

●CMLの病期は、WHO分類やELN分類によって基準が定められており、芽球割合や血球の値によって慢性期、移行期、急性転化期に分類される。
●それぞれの基準においていずれかの所見が認められた場合に、その病期であると診断される。

出典）増田亜希子, 松村讓兒, 鈴木隆浩ら　監修：病気がみえるVol.5　血液, 第二版, p.149, 医療情報研究所, 2018.

(4) 症状

1) 骨髄変化由来の注意すべき症状

正常白血球減少：感染症状（発熱、炎症など）

赤血球減少：貧血症状（眩暈、動機、疲労感など）

血小板減少：出血傾向（鼻出血、歯肉出血、点状出血、性器出血など）

2) 白血病細胞の増殖由来の注意すべき症状

臓器浸潤：肝脾腫（季肋部痛、腹部膨満感、食欲不振など）、リンパ節腫大、
　　　　　髄膜浸潤（頭痛、嘔気、複視、顔面神経麻痺、難聴など）、歯肉腫脹、
　　　　　皮膚浸潤（皮疹、皮下腫瘤）、縦隔浸潤（咳嗽、呼吸困難感など）

脳や肺などの梗塞［細胞の増多による毛細血管の閉塞（白血球数＞10万/μL）］

脳出血・消化管出血［白血病細胞血管壁の破壊＋血小板減少＋DIC］

腎不全［白血病細胞の崩壊増多による尿酸代謝異常］

DIC［白血病細胞が産生する物質により併発］

(5) 予後

　急性白血病の5年生存率は、成人では平均約30〜40%程度である。しかし、小児ALLの場合は、約80%程度で治癒の可能性が高い。AMLのうち10〜15%を占める急性前骨髄球性白血病（APL）は分化誘導療法により、初回寛解率は90%以上、5年生存率は約80%である。CMLはBCR-ABLチロシンキナーゼ阻害薬（BCR-ABLTKI；TKI）の登場により約80〜90%の8年生存率と劇的に治療成績が向上している。

　上記のように、白血病は、さまざまな治療法の開発により、治癒可能な病気にな

りつつある。治癒は難しいが、治療により長期延命が可能となる白血病のタイプも増えている。一方、治療による晩期障害への対策が課題となってきている。

11.3　治療

(1)　がん薬物療法

　急性白血病の治療は、Total cell kill（白血病細胞の撲滅）を理念とし、治癒を目的に設定される。ただし、65 歳以上の高齢者や臓器障害をもつ人などには、患者にあわせた目標を決める。

　治療の進め方は、①まずは完全寛解（Complete remission：CR）、すなわち「骨髄における造血機能が回復し、異常検査所見や白血病による症状が消失した状態にすること」を目的とした寛解導入療法を行い、②完全寛解へ到達したら、残存している白血病細胞を根絶させ、再発を防ぐことを目的とした寛解後療法（地固め療法、維持強化療法）を行い、治癒を目指す（図 5.26）。詳細は、11.4 患者ニーズと看護の実際の (1) 1) 症状、病気にあわせた症状マネジメント支援で、後述する。

　AML は寛解導入療法に、ダウノビシン（DNR）とシタラビン（Ara-C）などを用い

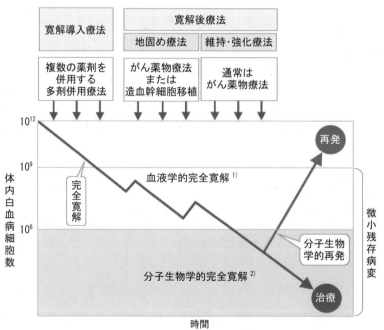

1)　血液学的完全寛解：急性白血病の場合、骨髄の白血病細胞が 5%以下で、かつ末梢血が正常化している状態。
2)　分子生物学的完全寛解：10^9 個レベル以下の白血病細胞は形態学的に評価することができない。形態学的に完全寛解と判断され、RT–PCR 法で白血病に由来する融合遺伝子の mRNA が確認されない場合をいう。

出典）飯野京子, 木崎昌弘, 長岡波子, 森文子：系統看護学講座　専門分野 II　成人看護学[4]　血液・造血器, p.101, 医学書院, 2018.

図 5.26　急性白血病のがん薬物療法と体内白血病細胞数

た強力な多剤併用療法を行う。完全寛解導入後は、寛解導入に用いた薬剤の組み合わせ、あるいはその他の組み合わせで地固め療法を行う。FLT3遺伝子変異陽性が同定された再発・難治性症例については、2種のFLT3阻害薬（ギルテリチニブ、キザルチニブ）の使用が可能である。キザルチニブはFLT3-ITD変異陽性例のみに適応がある。

ALLの寛解導入療法は、ドキソルビシン、ビンクリスチン（VCR）、L-アスパラギナーゼ（L-Asp）、プレドニゾロン（PSL）などが用いられる。Ph陽性ALLであれば第一世代TKI（イマチニブ）や第二世代TKI（ダサチニブ）を併用したがん薬物療法が推奨される。地固め療法では、シタラビン（Ara-C）、メトトレキサート（MTX）などが追加される。寛解期に入った後は、ALLでは中枢神経系への再発頻度が高いため、予防的に抗がん剤を髄腔内に注入する。髄注可能な薬剤は、メトトレキサート（MTX）、シタラビン（Ara-C）、ステロイドなどがある。

慢性の白血病のひとつであるCMLの治療目的は、白血病細胞のコントロールと病期進行の回避、症状緩和や長期の延命を図ることである。慢性期CMLの治療の第一選択は、第一世代TKI（イマチニブ）や第二世代TKI（ニロチニブ、ダサチニブ）となる。急性期転化期CMLの治療は、TKI単剤もしくは急性白血病に準じたがん薬物療法併用で治療する。

(2) 造血幹細胞移植 (Hematopoietic Stem Cell Transplantation：HSCT)

造血幹細胞移植とは、造血機能異常があり、正常な血液細胞をつくることができなくなった患者に、正常造血幹細胞（骨髄、末梢血、臍帯血など）を移入し、造血機能の正常化を図る治療法である（表5.34）。

1) 対象

造血幹細胞移植の対象は、造血幹細胞に異常がある非腫瘍性疾患と腫瘍性疾患がある（表5.35）。

腫瘍性疾患に用いる場合、移植による正常造血の回復が期待できる。そのため、通常では投与不能な大量の抗がん剤薬（移植前処置）が使用可能となり、腫瘍細胞の徹底的な排除が可能となる。移植前処置の副作用、移植後の移植片対宿主病（graft-versus-host disease：GVHD[*3]）などのリスクを伴うため、すべての患者が適応になるわけではない。原則は、65歳以下で、他の治療では改善できない場合に適応となる。

[*3] GVHD（移植片対宿主病）：ドナー由来のリンパ球が、患者（宿主）を非自己として認識して攻撃する病態である。

表 5.34　骨髄移植・末梢血幹細胞移植・臍帯血移植の比較

	骨髄移植（BMT[1]）	末梢血幹細胞移植（PBSCT[2]）	臍帯血移植（CBT[3]）
細胞数	1回の採取で必要数を ほぼ確保できる	1回の採取で必要数を 確保できないことがある	移植可能な細胞数が 限られている
ドナー側の負担	大きい（全身麻酔が必要）	比較的小さい（G-CSF 使用）	なし
ドナーリンパ球 輸注（DLI）	可能	可能	不可能
HLA 適合の必要	原則一致	原則一致	不一致でも可
移植準備期間	約1カ月（血縁） 3〜6カ月（非血縁）	約1カ月（血縁）	約3週間
生着までの時間	普通（2〜3週間）	早い（2週間程度）	遅い（3〜4週間）
生着不全	少ない（<3%）	少ない（<3%）	多い（10〜20%）
急性 GVHD	普通（20〜40%）	やや多い	やや少ない
慢性 GVHD	普通（40%）	多い	少ない

[1] BMT : Bone Marrow Transplantplantation　　[2] PBSCT : Peripheral Blood Stem CellTransplantation
[3] CBT　: Cord Blood Transplantation

出典）増田亜希子, 松村讓兒, 鈴木隆浩ら　監修：病気がみえる Vol.5　血液, 第二版, p.203, 医療情報研究所, 2018.

表 5.35　造血幹細胞移植の対象となる疾患

腫瘍性疾患	非腫瘍性疾患
急性骨髄性白血病　　急性リンパ性白血病 骨髄異形成症候群　　悪性リンパ腫 多発性骨髄腫　など	再生不良性貧血 重症複合免疫不全症　など

2）造血幹細胞移植の種類

　HLA[*4]の一致したドナーの造血幹細胞を用いる同種移植と、自らの幹細胞を用いる自家移植がある（表 5.36）。

表 5.36　自家移植と同種移植の違い[1]

	自家移植（auto-）	同種移植（allo-）
誰から	患者自身	ドナー
方法	完全寛解期の患者自身から造血幹細胞を採取し、凍結保存し、再輸注する方法	ドナーに造血幹細胞を提供してもらい、輸注する方法
利点	・拒絶、GVHD のリスクがない ・ドナーを探さなくてよい	・GVL 効果[1]、GVT 効果[2]が期待できる
欠点	・自己の造血幹細胞に腫瘍細胞が混入している可能性から、再発リスクがある。 ・GVL、GVT 効果がない	・GVHD のリスクがある ・免疫抑制剤使用のため、感染症にかかりやすい ・非血縁者間で HLA が適合する確率がきわめて低く、ドナーが見つからない場合も

[1]GVL（graft versus leukemia：抗白血病）効果：移植後に残存した白血病細胞をドナー由来のリンパ球が、攻撃し、再発率を低下させる。
[2]GVT（graft versus tumor：移植片対腫瘍）効果：残存する腫瘍細胞を同種免疫反応でコントロールしていく。

出典）増田亜希子, 松村讓兒, 鈴木隆浩ら　監修：病気がみえる Vol.5　血液, 第二版, p.201, 一部改変, 医療情報研究所, 2018.

3) 造血幹細胞移植のながれ

① 移植前処置：大量がん薬物療法や全身放射線療法（Total Body Irradiation：TBI）などで、腫瘍細胞や免疫担当細胞の根絶を図る。

② 移植：造血幹細胞を輸注し、患者の造血機能を回復させる。

③ 移植後管理：移植後合併症に対して、予防・治療を行う。

　感染症に対しては、抗菌薬投与や無菌室入室などの感染管理、GVHD に対しては免疫抑制薬や副腎皮質ステロイド投与を行う。また、前処置による副作用対策も行う。（図 5.27、表 5.37）

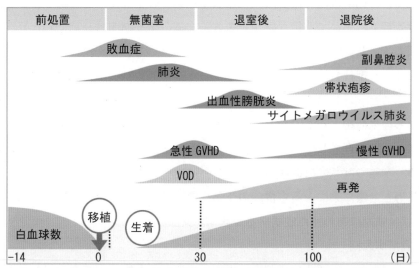

※VOD（veno-occulusive disease 肝中心静脈閉塞症）：移植の前処置（がん薬物療法、放射線治療）により合併する。肝類洞の内皮障害および閉塞により肝細胞の虚血・壊死が生じ、重篤な病態となりやすい。

出典）増田亜希子　松村讓兒　鈴木隆浩ら　監修「病気がみえる Vol.5　血液　第二版」p.87　医療情報科学研究所　2018

図 5.27　同種造血幹細胞移植の合併症

表 5.37　急性 GVHD と慢性 GVHD の違い

分　類	主な発症時期	障害臓器（症状）	治療・予後
急性 GVHD	100 日以内	肝臓（黄疸）皮膚（皮疹）消化管（下痢）	▪ ステロイドの追加投与 ▪ 多くは軽快するが、ステロイド抵抗性の場合は予後不良
慢性 GVHD	100 日以降	腺・粘膜（眼・口の乾燥、呼吸障害）皮膚（皮膚硬化、色素脱失、爪の変形・剥脱）	▪ 免疫抑制剤の増量やステロイドの追加投与 ▪ 長期化することが多く、QOL へ影響

＊4 HLA：ヒトが自己と非自己を認識するうえで最も重要な抗原であり、移植の成否に関わるものであり、拒絶や GVHD に関連する。HLA が一致する確率は同胞（兄弟）で 4 分の 1 だが、非血縁者では 1 万分の 1 以下といわれる。

(3) 支持療法

　白血病の治療を行う際には種々の支持療法が必要になる。これには、正常な血液細胞が減少するために必要となる輸血、がん薬物療法剤投与に伴う副作用対策のための抗生物質、制吐剤などがある。支持療法の多くはがん薬物療法に関する内容と共通するため、第 2 章 2 のがん薬物療法に準ずる。

11.4 患者ニーズと看護の実際

　造血器腫瘍は血液の機能が著しく低下し、多様な症状・徴候を呈する。その治療は、多くの薬剤を併用するがん薬物療法や造血幹細胞移植などであり、患者は高度な治療管理下において重篤な副作用を体験する。治療期間は長期にわたり、患者は身体面の苦痛だけでなく、血液の悪性疾患を罹患したという精神的な苦痛や、生活者としての心理社会的な課題も抱える。また、治療の発展に伴う治療方法の選択肢が広がることに対し治療選択する苦悩や、長期サバイバーともなると晩期症状を抱えながらの生活をすることなど、患者のもつ課題は多岐にわたっていく。病気のなりゆき、病期を理解しながら、患者の個別的な状態を踏まえてケアすることが重要となる。本稿では急性白血病の看護を中心に述べる。

(1) 疾患と治療由来による合併症の予防への支援

1) 症状・病期にあわせた症状マネジメント支援

(ⅰ) 寛解導入期

　寛解導入期とは、病状の寛解を目指すためにがん薬物療法である寛解導入療法を行う時期のことである。

　急性白血病の患者は、がん薬物療法開始前より既に血液細胞が減少している状況にあり「Total cell kill（白血病細胞の撲滅)」を目標とするがん薬物療法を行うことで、当然、重篤な骨髄抑制を引き起こすことになる。この時期の出血と感染は、いずれも生命をおびやかす状態を引き起こす。したがって、感染予防対策と出血予防対策が寛解導入期の最重要課題となる。がん薬物療法の症状マネジメントについては第 2 章 2 のがん薬物療法に準じ、白血病に特化した内容について、次に述べる。

　感染は、白血病の死因の 1 位であり、確実な感染予防対策が必要となる。バイタルサインや感染徴候の観察とともに、末梢血データもモニタリングしながら、予測的に対応していく。呼吸器感染を減少させるために、著しい顆粒球数の低下の際は、個室や準無菌室などの個室隔離の検討が必要である。骨髄中の白血病細胞が十分に減少していない、または、末梢血中に白血病細胞が認められる状態の AML では、白血病細胞の増殖を刺激するため G-CSF の使用は避けられ、骨髄回復の自然経過を待

つことになる。

　出血傾向は、多くは DIC を合併するため、高度に生じる。わずかな外力で出血し、止血しにくい状態となる。そのため、出血の予防と、出血時の確実な止血確認が必要である。予防については、活動に伴う機械的刺激を避けることが大切である。例えば、便秘では努責に伴う血圧上昇や、硬便による肛門出血も生じやすいため、排便コントロールを積極的に行う必要がある。また、転倒・打撲などによる出血を回避するため、ヘモグロビン値や貧血の自覚症状を確認し、患者へゆっくり動作してもらうなど注意喚起を行い脳貧血発作予防を図ることも大切である。止血確認については、採血・骨髄穿刺などの処置において、穿刺部位を 3〜5 分圧迫後、止血確認をしてから圧迫解除していく。脳出血も合併しやすく、頭痛、嘔気などがあれば速やかに頭蓋内亢進症状を疑った対応も必要となる。あわせて、中枢神経細胞浸潤することも多く、神経症状にも注意していく。

　この時期を乗り越えると、治療効果があった患者は寛解に至る。一方では、強力な治療を行っても寛解に至らず、重篤な状態に陥る患者もいる。

（ii）CR 期（完全寛解期）

　完全寛解（CR）とは、治療により骨髄の造血機能が回復されたことにより、末梢血液像が正常化し、白血病細胞による症状は消失した状態のことである。CR では、骨髄で幼若な芽球が 5 ％未満となっている。白血病細胞の根絶（分子生物学的 CR）のため、さらなる追加治療が必要となる。この時期に行われる治療は、寛解後導入療法といわれ、地固め療法や維持・強化療法とよばれるがん薬物療法が行われる。急性白血病の場合、病態や症状の程度によって異なるが、通常は数年にわたる。

　CR 期は自宅療養も可能な体調に回復しているが、急性白血病の寛解後導入療法は、入院下で行われることが多い。CR 期は、寛解導入期に比べ急変リスクは少なくなるが、がん薬物療法の副作用症状とともに、感染・出血のリスクや、再発リスクがある。看護として、依然、副作用の症状緩和への支援、異常時の速やかな対応が求められる。入退院を繰り返すことに伴い、患者が治療時間と生活時間の間で副作用のセルフケアマネジメントの緩急バランスがとれるように、闘病意欲が維持できるように、支援することが重要である（これらの対応については、以後の項で述べる）。また、白血病治癒を目指すため造血幹細胞移植を行う場合は、準じたケアや対応が必要となる。

　以上のように、行われる治療の特殊性、副作用の症状や時期を理解し、支援を展開する。

2) 長期治療にむけた患者・家族へのセルフケアマネジメント教育

　白血病の治療を安全に確実にすすめるには、医療者による長期的な治療管理と専門的支援とともに、患者・家族のセルフケアマネジメントが重要な要素となる。合併症や副作用を完全に避けることは難しいが、予防行動と早期発見・早期対応がなされることで、患者の苦痛は最小限となり、致死的状況の回避も図ることができるからである。

　急性白血病患者は、疾患や治療により、生命を脅かす状態に置かれやすい一方で、自覚症状に乏しいという特徴がある。強力ながん薬物療法が行われることで、さまざまな副作用症状の苦痛や生活制限を伴うことが多く、患者の意欲低下も生じやすい。このような患者の状況を理解しながら、患者が能動的にセルフケアマネジメントできるよう教育支援することが、看護として重要となる。具体的には、診断時から始め、治療経過を通じて行うことが大切である。一度に行うのは効果的でなく、病院生活での実践を通し、セルフマネジメントの動機づけと、行動を意識づけしていく。具体的には、患者・家族に対し、病気の症状や治療方法の知識の向上をはかりながら、感染・出血予防と対処療法、医療者に知らせるべき情報（異常症状の早期報告、等）、内服薬の管理などの説明をし、理解の伴った行動が身につくよう教育していく。

　退院後の生活に向けて、患者の背景を踏まえ、個別的ニーズに即した生活指導を行う。血液データで感染や出血が低リスクであるときは、普通の生活をしてよいことを保証するとともに、定期受診と異常時の早期受診の必要性を伝える。患者・家族は、日常生活（食事、活動、内服、感染予防など）について多くの戸惑いが生じることが多い。日常生活の調整と家族の協力などについて、患者・家族と話し合い、生活に落とし込めるよう教育的に関わっていく。

　外来通院中は、心配な点や疑問点などはメモに書き、受診時に医療従事者に尋ねるよう助言する。さらに、がん薬物療法を受ける白血病患者では、定期的な入院治療を繰り返す。入院ごとに、生活上の問題や不安などをフォローし、継続した看護を提供していく。

(2) 予期せぬ疾病罹患〜長期治療に伴う心理社会的苦痛への支援

1) 状況への適応を促す精神支援

　急性白血病患者は初発症状から医療機関受診後、採血や骨髄検査などで確定診断され、告知後、間もなく治療開始となる。短期間で、患者とその家族は、一刻も早く治療を受けなければ致死的な状態になるなど疾患の重大さを知らされるものの、病気の受容も進まないまま、強力ながん薬物療法を受けるか否かの決断をしなけれ

ばならない。このような危機的な状態に置かれる患者と家族の心理状態の理解に努め、早期より精神支援に留意していく必要がある。患者は、医師の説明も十分に理解できないまま、先が見えず、悪い方向に思考をしやすい。また、自分の感情の整理がつかないまま、漠然とした不安や恐怖から、抑うつ的な状態に陥ることも少なくない。感染予防対策目的の個室や無菌室などの特殊な閉鎖環境の入室も、これらの状況を助長させる場合もある。看護として、患者や家族の感情を敏感に察知し、傾聴や寄り添いのケア、理解不足からの感情であれば補足説明や医師からの再説明の場を設けることも検討する。そして、これらの反応は当然の反応であることを伝え、気持ちが言語化できるように傾聴を含めた精神的な支援に努めていく。また、家族や友人など、サポーターを増やし、相談や支援の機会を増やしていけるよう促す。不眠、食欲低下、集中力の低下など、生活への支障が強く生じていたら、臨床心理士や精神科医の介入も検討する。

2) 将来の不確かさの軽減を促す精神支援

寛解に入りがん薬物療法が繰り返される時期に入ると、身体的な症状で動揺することは少なくなる一方、再発への不安に悩むことになる。看護の役割として、患者の不安を十分に引き出しながら、遠い将来ではなく、今何ができるかを考えることに視点を置くよう働きかける。これは不確かさの増幅を防ぐとともに、患者自身のコーピングが進むことへとつながる。このような思考で過ごすことの重要性について、患者自身が理解し身につけることは重要であるため、家族や支援者と連携しながら、導いていく。

また、正しい情報を提供し、見通しを伝えることは、患者や家族の未知への不安緩和の一助となり大切である。具体的には、治療予定と予想される経過だけでなく、日常的な検査や処置などの必要性や、方法や内容も分かりやすく説明していく。このような関わりは、患者や家族が病気の理解をすすめ、少し先を予測する力を身につけることにつながる。そして、不安を緩和するだけでなく、セルフマネジメント能力を高め、闘病意欲を持続させる支援となりうる。

白血病による長期入院治療は、患者の仕事や家庭での役割遂行を困難にさせる。看護師は、患者の社会的役割の理解に努め、治療中も社会とのつながりを閉ざさないよう、適宜、傾聴や助言を行っていく。

造血器腫瘍は新薬の開発や造血幹細胞移植の進歩など、治療の発展が著しいことも特徴である。患者や家族は、複数の治療方法からの選択に悩むことも多い。また、治療と終末期医療との境が非常に曖昧で、緩和的がん薬物療法ともいうべきものが造血器腫瘍の患者には存在する。どの治療を受けるのか、いつまで治療を続けるのか

という倫理的側面に直面することも少なくない。そのため、病状や病気のなりゆき、患者・家族の心理社会面を理解しながら支援していくことが必要である。

(3) 造血幹細胞移植を受ける患者への看護支援

　造血幹細胞移植（移植）は白血病の根治を目指す治療法で、自己の造血幹細胞を用いた自家移植と、血縁者もしくは非血縁者の造血幹細胞を用いた同種移植に大別される。同種移植は、大量がん薬物療法や全身放射線照射（TBI）による強いダメージだけでなく、ドナーリンパ球による免疫反応やさまざまな合併症リスクも高いため、長期的経過を視野に入れるとともに患者と家族のQOLを考慮した、密度の高い専門的な看護が要求される。

1) ドナーに対するケア

　同種移植では、ドナーの協力なくして同種移植は成立せず、ドナーのケアにおける倫理的配慮も重要である。患者はドナーに対し、期待とともに、身体的苦痛や幹細胞採取による時間的拘束を強いることなどへの気兼ねや申し訳なさが生じる。特に血縁ドナーの場合であると、元来の家族関係から生じる葛藤など、患者の心境は複雑である。以上のような点に留意しながら移植支援をしていく必要がある。

2) 移植準備への看護支援

　移植治療の決定に至るまでの患者・家族への対応、また治療中に次々と起こる副作用や合併症にも迅速、適切に対処できるよう専門的な看護支援が求められる。

　患者と家族は移植の治療内容や特殊性の説明を受ける。具体的には、移植の成功率、前処置、移植後に生じるGVHDや成長・発達障害や不妊などの身体的問題、社会復帰までの経過などの内容とともに、死を覚悟するほどの厳しい内容になる。患者・家族の多くは、期待と不安のなかで説明を聞くため、一度では十分な理解は得られないことも多い。看護師は、患者と家族の心情を察しながら、医師の説明をイメージできるよう補足説明し、インフォームドコンセントが進められるよう支援を行う必要がある。

　同種移植の前処置である大量がん薬物療法および全身放射線照射（TBI）の実施においては、異常の早期発見や苦痛症状の緩和と、強い骨髄抑制による易感染状態への感染予防（抗生物質、抗菌薬などによる身体の無菌化、加熱食への変更、移植病室への移動、感染予防行動の徹底など）が看護のポイントとなる。

　これらの前処置を円滑にすすめるため、かつ、患者・家族が移植に伴う合併症や長期療養に対応できるかの心理社会側面の情報共有のため、多職種による移植前医療チームカンファレンスを行い、十分な医療支援体制を整えていく。

3) 移植後の長期的な看護支援

　移植後は長期に持続する免疫不全低下で発症する感染症、前処置や急性 GVHD による症状、慢性 GVHD の出現、治療後に関連した二次性不妊、骨粗鬆症、白内障、内分泌障害あるいは性機能障害など多くの問題が生じる。そのため、生活上の苦痛や不安などへの継続的な看護支援や社会支援が必要となる。

4) 今後の移植看護の展望

　移植医療は日進月歩で高度化・専門化し、新たな課題が現れる。常に看護の妥当性を考えながら、最新の移植治療の知識を得て、対応していく必要がある。そして、患者・家族・医療スタッフ・ドナーがそれぞれの価値観を共有し、強力な医療チームを形成しながら対応していくことが大切である。特に、長期的合併症への備えと適切な対処法をともに考え、患者・家族がよりよい生活を送ることができるように支援していく必要がある。

実力養成問題

1　ウイルスが原因で発症するのはどれか。　　　　　　　　　　　　（第 100 回国家試験）

1.　多発性骨髄腫
2.　鉄欠乏性貧血
3.　再生不良性貧血
4.　成人 T 細胞白血病

解説　多発性骨髄腫は加齢や放射線被曝などがリスク因子としてあがるが、原因は不明である。鉄欠乏性貧血は消化管出血や鉄分の摂取不足が原因である。再生不良性貧血は特定疾患に指定されており、原因不明である。成人 T 細胞白血病は HTLV-1 の感染により起こる。　　　　　　　　　　　　解答　4

2　次の文を読み問題に答えよ。　　　　　　　　　　　　　　　　　（第 99 回国家試験）

　36 歳の男性。妻と 2 歳の娘との 3 人暮らし。急性骨髄性白血病の診断で、中心静脈カテーテルが挿入され、寛解導入療法が開始された。妻は入院時に「娘が自分のそばを離れたがらず、夫の付き添いができない」と話した。

問題1　化学療法開始後 10 日。白血球 500/μL、血小板 30,000/μL。悪心が続き食事摂取がほとんどできず、高カロリー輸液が開始された。妻は「病気に負けてしまう」と涙ぐみ、患者は「妻は子どものことで大変なので、私は早く退院できるようにしないと」と食事摂取に意欲を示している。この時期の食事の選択で適切なのはどれか。

1.　妻、子どもと一緒に病院のレストランでの食事
2.　栄養補助飲料を凍らせたシャーベット
3.　冷やしたイチゴ
4.　経管栄養

問題2　3 歳年上の兄とヒト白血球抗原〈HLA〉が適合したため、血縁者間骨髄移植が検討された。ドナーとなる兄への説明で適切なのはどれか。
1. 兄が免疫抑制薬を内服する。
2. 全身麻酔下で骨髄液を採取する。
3. 骨髄液採取部位は翌日までドレーンを挿入する。
4. 兄の退院の目安は患者に生着が確認される頃である。

問題3　移植後 60 日。患者は軽度の移植片対宿主病〈GVHD〉のため退院の見通しがたたずにいる。看護師が外出を促すと妻に付き添われて外出するが、すぐに病室に戻ってきてしまうことを繰り返している。ドナーの兄が面会に来て患者を励ますが、布団をかぶって顔をあわせずにいる。意思の疎通に問題はない。この患者の状態で最も考えられるのはどれか。
1. 被害妄想　　　　2. 情動失禁　　　　3. 拘禁症状　　　　4. 兄への申し訳なさ

問題1 解説　白血球数が低下し易感染な状態であるため、外食や未加熱の果物は控えるのが望ましい。患者に通過障害はなく、栄養は高カロリー輸液で補っているため、経管栄養の必要はない。シャーベットなどの冷たい食べ物はのど越しがよいため悪心時も摂取しやすく、栄養補助飲料は効率的に栄養補給することができる。　　　　　　　　　　　　　　　　　　　　　　　　　　　　　　　　　解答 2
問題2 解説　免疫抑制剤は患者の移植片対宿主病を予防するために使用するものでドナーには必要ない。骨髄液採取は手術室で全身麻酔を用いて行われ、骨髄液採取部位から注射器で吸引するためドレーン挿入はない。ドナーの入院期間は、骨髄液採取後 3 日程度である。　　　　　　　　　　　　　　　解答 2
問題3 解説　被害妄想とは、他者から危害を加えられていると思い込む妄想である。情動失禁とは、わずかな刺激で喜怒哀楽の感情が表れることである。拘禁症状とは継続的な拘束によって起こる精神障害である。移植後はドナーにも心身の負担をかけることから、患者はドナーに対する申し訳なさを抱きやすい。　　　　　　　　　　　　　　　　　　　　　　　　　　　　　　　　　　　　　　解答 4

MEMO

12 脳腫瘍

12.1 病態

　脳腫瘍とは「脳の腫瘍」ではなく、頭蓋内にできた腫瘍という広い意味に用いられている。その発生母地は、神経細胞や神経膠細胞などからの脳実質、硬膜などの髄膜の他、血管、脳下垂体、先天性遺残組織、頭蓋骨などである。原発性に発生する原発性脳腫瘍と、他の部位の悪性腫瘍が転移する転移性脳腫瘍などがある。全脳腫瘍のうち、原発性80％前後、転移性が20％前後である。原発性脳腫瘍の頻度をまとめると（表5.38）、神経膠腫、髄膜腫、下垂体腺腫の上位三者で70％以上を占めている。なお、近年は髄膜腫が増加傾向にあり、この10年間に限ると、髄膜腫（約33％）＞神経膠腫（約23％）という関係になる。CTスキャンやMRIの普及によって、無症候性髄膜腫が多く発見されるようになったためと考えられている。

表5.38　全年齢でみた脳腫瘍の頻度

神経膠腫	約28%
髄膜腫	約27%
下垂体腺腫	約17%
神経鞘腫	約11%
頭蓋咽頭腫	約 3%
胚細胞腫瘍	約 2%
血管芽腫	約 2%

出典）小林士郎・小田行一郎 監修
「STEP 外科① 外科総論・脳神経外科
第2版」p.194 海馬書房 2009年

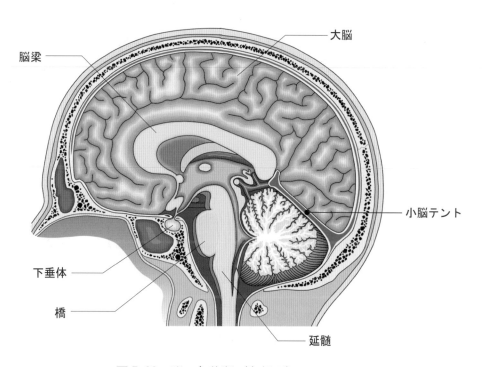

図5.28　脳の矢状断（左側面）

(1) 検査

　脳腫瘍を診断するうえで行われる主な検査は、CT、MRI、脳血管造影検査である。これらの検査で、腫瘍の存在や広がり、悪性度、血管走行を推測することが可能である。また、ヨード造影剤を使用して血管を立体的に撮像する方法を、3D-CT 血管撮影（3D-CTA）という。頭蓋底部の脳腫瘍の精査を行う場合などに有用である。静脈相を撮像した場合は CT 静脈造影といい、病変部位と静脈位置関係の把握などができる。すべて画像検査のため、患者への侵襲は少ないが脳血管造影剤検査による脳梗塞や造影剤アレルギーなどには注意が必要である。

(2) 診断

　脳腫瘍には、他のがんのように TNM 分類やステージ分類はない。腫瘍組織から病理学的分類と遺伝子診断に基づいて悪性度（グレード）が診断される。グレードとは、治療しない場合の腫瘍の増殖・進行・予後を予想する目安で、世界保健機構（WHO）が定めた 4 段階（グレード I - IV）の基準で分類される（表 5.39）。

表 5.39　主な腫瘍の種類とグレード

グレード	組織名
I	神経鞘腫、下垂体腺腫、血管芽腫など
II	びまん性星細胞腫、上位腫、中枢性神経細胞腫など
III	退形成性星細胞腫、退形成性上位腫など
IV	膠芽腫、髄芽腫、胚細胞腫瘍、中枢神経系悪性リンパ腫など

出典）国立がん研究センターがん情報サービス.「主な原発性脳腫瘍の種類」

(3) 症状

　脳腫瘍の主な臨床症状は、腫瘍の残存部位による局所症状（内分泌症状を含む）と、局所刺激症状、腫瘍の存在・増大による頭蓋内圧亢進症状の 3 つといえる。

1) 局所症状

　大脳半球の腫瘍では、病巣と反対側の片麻痺や感覚障害・視野障害、失語症などがみられる。下垂体や視床下部の腫瘍では、乳汁漏出症や先端巨大症、クッシング病、尿崩症などの内分泌症状を呈する。小脳の脳腫瘍では、平衡障害やめまい・嘔吐などを呈しやすい。

2) 局所刺激症状

　痙攣発作があり、全体の 20～30 ％に発生する。成人で初めての痙攣発作がみられた場合などは、脳腫瘍を念頭においた検査が必要である。

3) 頭蓋内圧亢進症状

　脳腫瘍が増大するにつれて、また、脳腫瘍周囲に生じた脳浮腫が徐々に増強する

ことで発現する。すなわち、慢性の頭蓋内圧亢進症状で、慢性頭蓋内圧亢進の三徴（頭痛・嘔吐・うっ血乳頭）を呈することが多い。脳室近辺に腫瘍が発生すると、非交通性水頭症を来すことがある。出口を失った髄液が溜まる分だけ脳の容積が増大し、頭蓋内圧亢進症状がさらに出現しやすくなる。

(4) 主な脳腫瘍

1) 神経膠腫

神経膠腫（glioma；グリオーマ）は、脳の支持組織である神経膠細胞（neuroglia；グリア細胞）から発生する腫瘍である。臨床的には悪性腫瘍であり、脳実質内に浸潤性に発育する。脳実質のあらゆる部位に発生し得る。代表的な腫瘍は、星細胞腫（astrocytoma）と膠芽腫（glioblastoma）である。星細胞腫は、頭蓋内の星細胞腫由来の浸潤性腫瘍で、脳腫瘍の26.1％を占める脳実質内腫瘍である。大脳半球に発生しやすく、頭蓋内圧亢進や、てんかんで発症する。膠芽腫は、脳腫瘍のなかで最も悪性で、中年に多く、前頭葉、側頭葉、頭頂葉に好発する。初発症状は頭痛が多く、痙攣、性格変化、片麻痺などが多い。

2) 髄膜腫

髄膜腫（meningioma）は、脳を覆う髄膜から発生する良性腫瘍である。基本的には脳内に浸潤することなく、脳を外側から圧排するようにゆるやかに発育する。髄膜のあるところなら頭蓋内や脊髄内のどこでも発生し得る。全摘出により治癒可能である。50～70歳に好発し、女性に多い。髄膜腫の部位別頻度をまとめると（表5.40）、傍矢状洞部および大脳鎌、円蓋部、蝶形骨縁の上位三者で60％を占める。傍矢状洞部および大脳鎌髄膜腫は、反対側の下肢から上肢や健側や全身に広がるジャクソン痙攣が特徴的である。他方、これらの神経細胞を侵して、反対側の下肢の痙性麻痺を来すこともある。また、かなり大きくなれば、頭蓋内圧亢進症状を呈する。円蓋部髄膜腫は、前頭部に好発する腫瘍である。前頭部に発生した円蓋部髄膜腫は、運動領野を侵して痙攣発作や片麻痺（特に上肢に優位のことが多い）、運動言語中枢を侵して運動失語、前頭葉を侵して精神症状などを呈する。蝶形骨縁髄膜腫は、前頭蓋窩と中頭蓋窩を分ける敷居に発生する腫瘍である。発生部位により出現症状は異なり、外側に発生した髄膜腫は眼球突出を来すことがあり、中央から内側に発生した髄膜腫は、視神経委縮（患側失明）や動眼神経（Ⅲ）、滑車神経（Ⅳ）、三叉神経第1枝（V1）、外転神経（Ⅵ）の麻痺を来すことがある。

表5.40　髄膜腫の部位別頻度

傍矢状洞部・大脳鎌	24%
円蓋部	18%
蝶形骨縁	18%
鞍結節	10%
嗅窩	10%
テント	7%
小脳橋角部	6%

出典）小林士郎・小田行一郎 監修「STEP 外科① 外科総論・脳神経外科 第2版」p.214 海馬書房 2009年

3）下垂体腺腫

　下垂体腺腫（pituitary adenoma）は脳下垂体の前葉にある腺細胞を起源として発生する良性腫瘍である。腫瘍がホルモンを産生するかどうかによって、ホルモンを産生する機能性腺腫（約 60％）と産生しない非機能性腺腫（約 40％）に大別される。機能性腺腫にはプロラクチン（PRL）産生腺腫、成長ホルモン（GH）産生腺腫、副腎皮質刺激ホルモン（ACTH）産生腺腫などがある。好発年齢は 30〜49 歳である。非機能性下垂体腺腫は、腫瘍の mass effect による症状で両耳側性半盲を呈し、下垂体前葉機能低下を示すことが多い。プロラクチン産生腺腫は、女性に多く、下垂体腺腫の約 40％を占める。平均 25 歳で発症し、無月経、乳汁分泌、性欲減退、視力・視野障害が出現する。成長ホルモン産生腺腫は、男性にやや多く、下垂体腺腫の約 20％を占める。骨端線が閉じてから成長ホルモンの過剰分泌による末端肥大症やソマトメジン C の高値を呈する。大腸ポリープや脳動脈瘤の合併が多い（15〜20％）。また、中年後、糖尿病、高血圧の合併が多い（50％以上）。平均寿命が 10 歳以上短い。クッシング病（ACTH 産生腫瘍）は、女性に多く、腺腫の 2〜3％を占める。中心性肥満、満月様顔貌、高血圧、皮膚伸展線条、色素沈着、多毛などを呈する。

　下垂体はホルモン産生器官のため、血行が豊富である。何らかの理由で、下垂体腺腫内の血管が破綻して出血すると（ときに梗塞を起こすと）、腫瘍が急激に大きくなって、突然激しい症状を呈する。これを下垂体卒中という。具体的な症状は、クモ膜下出血に匹敵するような頭痛、悪心・嘔吐、眼球運動障害、両耳側半盲、失明などである。下垂体卒中を放置すれば、下垂体前葉機能の喪失は確実であり、失明の危険性も高いため、緊急手術の適応となる。

4）転移性脳腫瘍

　転移性脳腫瘍（metastatic brain tumor）は全脳腫瘍の約 18％を占め、悪性腫瘍の有病率の上昇とともに、その頻度は増加傾向にある。中枢神経にはリンパ組織がないため、ほとんどすべてが血行性転移である。転移性脳腫瘍の原発巣をみると、第 1 位は肺がんで約 50％を占め、これに乳がんと大腸がんが次いでいる（両者とも約 10％）。転移性脳腫瘍に特有な症状はなく、転移した部位の局所症状を呈する。転移した悪性腫瘍は概して浸潤傾向が強く、腫瘍周囲の浮腫が著明だからである。

(5) 予後

　脳腫瘍の生存率は腫瘍によって異なる。神経膠腫では、グレード I 、 II の星細胞腫の 5 年生存率は 68％であるが、グレード IV の膠芽腫は 2 年生存率が 22％、5 年生存率も 6.9％であり、現在の治療法を駆使しても非常に予後が悪い。一方、髄膜種

ではグレードⅠ、Ⅱは90％以上で、Ⅲは56.8％と比較的予後がよい。下垂体腺腫も5年生存率は90％以上である。

12.2　治療

(1)　手術療法

　多くの場合、腫瘍摘出術が行われる。手術後・治療後のQOLを考慮し、手術による神経症候の悪化を極力避けながら摘出する。どの程度摘出できるか、あるいは摘出すべきかは腫瘍の種類や部位、サイズなどで決められる。病理学的確定診断のための生検を行うに留めることもある。神経膠腫は周囲の正常脳にしみ込むように浸潤性に発育して、腫瘍と正常な脳との境界がはっきりとは見分けられないため、全摘出をすることは難しい。脳の深部では生検しかできない場合もある。一方、摘出率が高いほどよりよい予後が期待できるため、手術の際にはナビゲーションシステムの使用や神経モニタリングなどの方策をとっている。一方で、髄膜種や下垂体腺腫は全摘出が可能である。髄膜種は、腫瘍が静脈洞に侵入したり、太い血管や重要な脳神経を巻き込んでいる場合などでは、亜全摘に引き下がらざるを得ない。亜全摘に留まった場合には、5年以内に30％以上が再発する。しかし、髄膜腫は再発しても良性腫瘍のままであることが多く、再手術が可能であれば、それまでは積極的な治療をせずに経過観察し、再手術が困難であれば、あらかじめ放射線照射をするという方針が一般的である。下垂体腺腫に対しては、原則として経蝶形骨洞到達法で行う。これは上口唇下を切開または直接鼻腔から入り、蝶形骨洞をくり抜いて腫瘍に到達する方法である。なお、腫瘍の伸展方向や大きさによっては、開頭術を選択することもある。また、最近では、細かい神経内視鏡を鼻腔の小さい切開創から挿入して行う神経内視鏡手術を行うことが多く、より低侵襲となっている。経蝶形骨洞到達法は脳実質にタッチしないので、侵襲は少ないといえるが、それでも下垂体には大きなダメージが加わる。したがって、術前・術後には必要十分量の副腎皮質ホルモンを補充しないと、ACTHの欠乏による副腎機能低下症状を惹起するおそれがある。転移性脳腫瘍に対する手術療法は、多発性腫瘍や他臓器への転移が認められる場合は、原則として適応とならない。単発性の転移巣に対して手術を行うか否かは、患者の年齢、全身状態、転移巣の部位、原発巣の状態などによって判断される。転移性脳腫瘍は治癒は望めないため、いたずらに手術を強行して、患者のQOLを損なうことはマイナスである。他方で、運動麻痺などは腫瘍の摘出によって改善することが多く、手術が患者のQOLに貢献することもある。その他、根治的治療ではないが、合併する水頭症に対して脳室－腹腔短絡術（V-Pシャント術）を併用す

る場合がある。

(2) 放射線療法

　腫瘍が悪性である場合などは、手術後に放射線療法や薬物療法を行う。頭蓋底部など脳深部で手術の危険度が高い部位に発生した小さな腫瘍には、定位放射線手術（ガンマナイフなど）などが行われることもある。下垂体腺腫では、全摘出ができなかったとき、原則として、術後に放射線照射を行い、再発を防ぐ効果を上げることができる。ただし、視神経障害や下垂体機能低下症といった副作用が出現することがある。手術適応とならない転移性脳腫瘍は放射線照射やがん薬物療法が行われるが、予後はきわめて不良である。

　近年増加しているガンマナイフとは、ガンマ線を用いて周囲の正常組織を傷つけることなく病巣部を照射する放射線療法である。免疫力の落ちた患者に開頭術をしないで済むだけでなく、多発性の転移巣も適応になるという利点がある。しかも、その成績は手術＋術後の放射線照射に匹敵すると報告されている。ただし、腫瘍の最大径はせいぜい 3 cm 未満に限定され、これ以上大きいと適応にはならない。

(3) 薬物療法

　悪性グリオーマでは放射線療法と薬物療法の併用療法を行う。薬物療法で用いられる薬剤には、テモゾロミド経口薬（テモダール®）とベバシズマブ（アバスチン®）などがある。また、プロラクチン産生腺腫の場合は薬物療法で十分にコントロールできることが多い。薬物療法により、プロラクチン値の正常化と腫瘍の縮小が望め、無月経・乳汁漏出も改善する。一方、胆石をつくりやすいこと、腫瘍の線維化が起こるためその後の手術に不都合になることなどに注意が必要である。

12.3　患者ニーズと看護の実際

(1) 身体的な問題に対する援助

　脳は生命の中枢であり、障害された部位・程度によっては、呼吸障害・意識障害・運動障害・感覚障害・記憶障害・言語障害・嚥下障害・排泄障害・視覚障害など多様な身体機能の障害を残す。しかも、これらの障害は単独で起こることが少なく、複雑に絡み合って出現する。また、中枢の器質的異常を基盤とする場合には、情動障害・性格変化・知能低下の他に、さまざまな精神障害を来すことも少なくない。また、排泄障害に伴う尿路感染症、運動障害・感覚障害、循環障害に伴う筋萎縮・関節拘縮や褥瘡などの二次的障害・合併症も生じやすい。感覚障害（特に視覚、温度覚・痛覚、触覚）や運動障害によって、転倒・転落や熱傷などの事故の危険性も高くなる。これらの障害は、その後の回復・社会復帰に大きなマイナスの影響を及

ぼす。

　脳・神経疾患患者の看護で、まず優先させるべきは、生命の維持と身体の安全に対する援助である。この2点を踏まえたうえで、他の機能の障害に対する援助を行っていく。また、運動・感覚の障害を伴っていることが多く、特にリハビリテーションへの援助は重要である。

1) 生命維持に対する援助

　急性期には、意識・呼吸・循環などの重要な生命機能の障害を示すことが多い。疾患の病態生理や、症状が現れてくる機序を理解し、これらの知識に基づいて、そのときどきの対応を判断し、さらに予測される事態を推測しながら、迅速かつ適切な援助を行う。

2) 安全の確保

　意識障害や見当識障害を伴っている場合など、患者は自分の置かれている状況が把握できないために興奮や不安を示し、ベッドから離れようとすることがある。起こり得る危険性を予測し、十分な観察を行うと同時に、安全を確保することが必要である。機能訓練を開始するようになると転倒・転落の危険性はさらに増すので、環境の整備と事故防止に関する患者教育が必要となる。

3) 二次的障害および合併症の予防

　脳ヘルニアが引き起こされると致死的となることが少なくない。意識の状態やバイタルサインのわずかの変化から、頭蓋内圧亢進などを早期に察知して、脳ヘルニアを起こさないよう的確に対処しなければならない。また、呼吸障害や胸郭の運動障害などによって、肺の運動量の低下、咳嗽（咳）反射の低下、さらには気道への分泌物の貯留などが起こりやすい。その結果、嚥下障害による誤嚥とも相まって、呼吸器合併症（特に誤嚥性肺炎）を起こしやすくなる。誤嚥を防ぐ体位の工夫や体位変換、分泌物の除去・吸引、口腔内の浄化処置などを的確に行って予防していく。その他、意識障害や運動機能の低下があると、膀胱内への排泄物の残留、尿道カテーテルの留置によって、尿路感染症を起こしやすくなる。水分出納の管理、カテーテルおよび身体の清潔管理などを徹底して行う。また廃用症候群に伴って、筋萎縮・関節拘縮や褥瘡も可能性の高い合併症である。急性期のうちから良肢位の保持、体位変換、他動運動などを行って予防していく。

4) 機能障害の改善と機能訓練

　脳・神経疾患の患者には、四肢の運動や感覚をはじめ、言語・嚥下・排泄などのさまざまな機能の障害がみられる。これらの患者に対しては、生命の維持を第一としながらも、身体諸機能の回復に向けて早期から機能改善をはかるよう援助してい

く。またセルフケアの障害を把握し、そのレベルに対応した援助が行われるように配慮する。

(2) 心理・社会的な問題とその援助

　生命に関わる急激な変化をなんとか克服し得た後も、後遺障害として現れる神経機能の脱落は、患者本人にはもちろん、家族の人生をも巻き込んで、重大な心理・社会的な問題をもたらす。

1) 障害の受容に対する援助

　自分に起こっている障害の存在を認識したとき、患者はたいへん大きな衝撃を受ける。さらに、回復を期待しながら、それが実現不可能であったり、闘病に相当の時間を要することが分かったとき、怒りや抑うつなどのさまざまな心理的反応を示す。看護師はまず、そのときの患者の心理状態をありのままに受け止め、尊重・共感・共有・理解をもってのぞむことが必要である。ときに患者は、医師や看護師にいらだちをぶつけることがある。しかし、そのような言動も患者の苦悩の表出であると同時に、障害を受容する過程のひとつであることを理解しておかなければならない。抑うつ反応がみられるときは、むやみに励ましたり、機能訓練を強要したりすることはせず、患者の言動をよく観察し、必要であればそばに付き添い、患者の苦悩を理解するように努める必要がある。病名や予後については、何段階かに分けて医師から説明が行われる。説明の場には付き添い、説明中および説明後の患者の反応をよく観察して、心理状態を把握する。また、説明がどのように理解されたかも確認する。患者が障害を受け入れ、適応していくには、長い時間がかかる。患者は障害にばかり気持ちを奪われて、回復に気づかないことさえある。そのときには、患者に受け入れられ、かつ達成可能な目標を患者と一緒に見付け出し、ともに回復の経過を評価していくことも必要である。

2) 外観の変化に対する援助

　顔面神経麻痺などはリハビリテーションによって回復することもあるが、不随意運動や、姿勢・動作の異常など回復の困難なものが多く、患者は周囲の人々から奇異な目で見られ、精神的に傷つくことがある。また、表情筋の低下によって、無表情だとか、怒っているなどと誤解され、周囲の人々から距離を置かれることもある。このような場合には、周囲の人々が病態を正しく理解し認識するように援助するとともに、患者が誤解や無理解によって傷つけられることがないように配慮することが必要である。

3) 社会資源の活用に対する援助

　患者の社会的・経済的な問題については、看護師だけで解決することは困難であ

る。患者とも家族ともよく話し合うことが重要であるが、さらに医療ソーシャルワーカーや保健師、地域の福祉部門・施設の職員などとも相談して、効果的な社会資源が活用できるように情報を提供することも必要である。また職場への復帰に際しては、患者の現在の作業能力にあわせた仕事内容に変更してもらうように相談をすすめたり、作業療法士と相談して、仕事への復帰を考慮したリハビリテーションの内容を考えていく。

(3) 開頭手術前後の看護

1) 手術前の看護

　脳・神経領域の疾患をもつ患者は意識障害を伴っていることも多く、患者が意思決定できない場合、家族がその役割を担う必要があるため、家族にとって責任や負担が生じやすい。一般的に、「頭を手術する」ということは、大きな恐怖心を伴うことであり、患者や家族は漠然とした不安を抱いている。看護師はそのような患者背景や不安をよく理解し、身体的にも精神的にも良好な状態で手術が受けられるような支援を行う必要がある。

❖ 入院時の症状を把握しておき、常に意識状態の変化、頭痛の有無や増強、麻痺の出現・悪化などの症状観察を行う。

❖ 痙攣を起こす可能性があるため、必要に応じ酸素投与の準備やSpO_2モニターの装着を行いモニタリングする。

❖ 手術前から画像上で脳浮腫を認めている場合は、濃グリセリン・果糖注射液や副腎皮質ステロイドなどの点滴を行うことがあるため、確実に投与できるよう時間や環境の調整を行う。

❖ 排便時の努責は頭蓋内圧亢進を招くため、便秘の場合は緩下剤などを用い排便コントロールを行う。

❖ 臥床時は、ベッドを20〜30度程度挙上し静脈還流を促す。

❖ 水分出納の管理を行い、体液過剰、脱水を避ける。

❖ 部屋の環境に配慮し、静かに落ち着ける環境を整える。

　手術の受け入れの支援や不安の緩和は、術前に看護師が担う重要な役割である。入院前の経過や患者の反応の把握、既往歴聴取の様子、医師からの手術の詳しい説明の際は同席し患者や家族の反応を確認するなど、手術当日まで継続的に支援を行う必要がある。また、手術室看護師による術前訪問、ICU見学やICU看護師によるオリエンテーションなども具体的なイメージづくりに役だつため、患者や家族の希望を聞きながら、手術に関わる医療者の調整を行うことも重要である。

2）手術後の看護

　一般的な全身麻酔後の管理とともに、意識状態の変化、頭蓋内圧亢進症状に特異的な頭痛・吐き気・嘔吐・瞳孔不同などの神経症状を経時的に観察する。開頭手術後、24時間は術後出血、24〜72時間は脳浮腫による頭蓋内圧亢進症状や意識障害、神経脱落症状が出現しやすいため、注意深く観察をする必要がある。また、疾患の部位や術操作により神経脱落症状がやむを得ないこともあり、異常かどうかの判断をするため、看護師は機能局在や手術の内容をよく理解し、専門的なアセスメントを行う必要がある。

（ⅰ）術後出血（後出血）

　術後出血は、術後24時間までに起こりやすく、術操作部位に一致して頭蓋内出血、硬膜外出血、硬膜下出血、皮下出血などが生じる。術後出血が起こると、血腫が脳を圧迫して神経症候の悪化を招く。手術後、麻酔からの覚醒が遅延したり、一旦は順調に覚醒してきていたのに意識状態などが悪化したりするような場合には、術後出血を考える必要がある。循環動態（特に血圧上昇）の変化に伴い出血が助長されることがあるため、術後の血圧管理は重要である。術後出血が起こると、急激な意識レベルの低下や瞳孔不同、対光反射の減弱、痙攣、血圧上昇、呼吸パターンの変化などを経て脳ヘルニアへと至り、生命の危機的状況にもなりかねない。術後出血が明らかになれば、緊急手術が必要となる場合が多い。

（ⅱ）脳浮腫

　術後24〜72時間が脳浮腫のピークである。術直後より静脈還流を助けるため頭部は20〜30度挙上し、頚部を屈曲しない体位が保たれるように援助する。脳浮腫により、頭痛、吐き気、嘔吐、神経脱落症状、痙攣などが出現する可能性があり、状態に応じて、術後より浸透圧利尿剤や副腎皮質ステロイドの投与を行う。

（ⅲ）痙攣

　手術後にみられる痙攣発作は、開頭手術で脳実質に操作が加わった場合に起こる可能性が高い。特に運動野に及ぶ操作の場合は、注意が必要である。開頭術後、痙攣のリスクがある患者には、術直後より抗痙攣薬の予防投与が行われる。頭蓋内圧亢進に伴う全身痙攣や、術操作部位に一致した部分発作などさまざまであり、一旦痙攣が起こると、意識状態回復の遷延や、麻痺などの神経脱落症状が一過性に悪化することがある。痙攣時は、鎮静薬・抗痙攣薬投与や、十分な酸素投与を行い一刻も早く痙攣を止めることが目標となるため、医師と連携し処置にあたる。その際は、呼吸と循環などの観察が重要である。また、発熱が痙攣を誘発させることがある。術後の体力消耗を最小限にする意味でも、発熱のケアも重要である。

（ⅳ）感染

　開頭手術は手術時間が長く、ドレーンを留置する場合も多いので、感染防止対策は重要である。手術後の感染としては髄膜炎や創部感染などが問題となる。予防的に術中と術後 3〜5 日を目安に抗菌薬が投与される。髄膜炎は、高熱、髄膜刺激症状が主症状になり、髄液検査で診断される。創部感染は、創部の発赤、浸出、創部治癒遅延、発熱などが主症状になるため、いずれも術後の熱型や炎症データの把握、創部の観察などを行う。手術後早期に創部が汚染されると、創部の感染の危険が増すので、創部は手術後 24〜48 時間は滅菌ドレッシング材で保護する。創部の清潔を保つため、抜糸・抜鉤までに洗髪が可能な場合は、洗髪介助や患者が安全に行えるように指導を行う。術後硬膜の縫合不全や離開により、皮下貯留や創部からの髄液漏が起こる。髄膜炎のリスクになるため、看護師は創部の状態を経時的に観察する役割を担う。ドレーンの自己抜去は上行性感染の原因になるので、意識障害のある患者の場合は、特に注意が必要である。

3）頭蓋内圧を亢進させる因子の除去

（ⅰ）体位

　頭蓋内の静脈還流を促し脳浮腫を軽減する目的で、上半身を 20〜30 度挙上したセミファウラー位にする。頸部の屈曲も避ける

（ⅱ）排泄

① 排便

　努責は頭蓋内圧を上昇させるため、緩下剤を使用し排便をコントロールする。浣腸は迷走神経を刺激して、頭蓋内圧を亢進するため禁忌である。

② 排尿

　尿閉が続くと、膀胱内圧の上昇によって胸腔内圧が上昇し、静脈血が心臓に戻りにくくなる。それにより、脳に血液が溜まって頭蓋内圧亢進を助長させてしまうため、尿道カテーテルの留置や導尿を実施し、膀胱内圧の上昇を予防する

（ⅲ）呼吸

　低酸素状態になると、血液量が増え頭蓋内圧が亢進する。呼吸状態の観察、酸素投与や排痰処置などの援助を行い、血中の酸素濃度を十分に保つようにする。

（ⅳ）精神的なケア

　患者や家族は、生命の危険がある状態を受け止められず、不安や混乱を抱くことが多い。特に患者はストレスなどが頭蓋内圧上昇につながるので、不安の軽減に努める必要がある。

実力養成問題

1　開頭術を受けた患者の看護で適切なのはどれか。　　　　　　　　　　（第 108 回国家試験）

1.　頭部を水平に保つ。　　　　　　2.　緩下薬は禁忌である。

3.　髄膜炎症状の観察を行う。　　　4.　手術後 1 週間は絶飲食とする。

解説　開頭術後は、脳浮腫の軽減を図るためセミファーラー位が適切である。また、排便時の努責は頭蓋内圧を亢進させるため、緩下剤を用いることは適切である。さらに、回復促進の観点から、意識障害や嚥下障害などがなければ、術後早期に経口摂取を開始する。開頭術は、細菌が入り込むことで髄膜炎が起こる可能性があるため、慎重な観察が必要である。　　　　　　　　　　　　　　　　解答　3

2　下垂体腺腫について正しいのはどれか。　　　　　　　　　　　　　（第 107 回国家試験）

1.　褐色細胞腫が最も多い。　　　　2.　トルコ鞍の狭小化を認める。

3.　典型的な視野障害として同名半盲がある。

4.　代表的な外科治療として経鼻的な経蝶形骨洞法による下垂体切除術がある。

解説　褐色細胞腫は副腎髄質や傍神経節に発生する腫瘍であり、下垂体に発生する腫瘍ではない。下垂体腺腫はトルコ鞍に風船様拡大が認められ、典型的な症状は両耳側半盲、代表的な術式は経蝶形骨洞手術（TSS）である。　　　　　　　　　　　　　　　　　　　　　　　　　　　　　解答　4

3　頭蓋内圧亢進を助長するのはどれか。　　　　　　　　　　　　　　（第 103 回国家試験）

1.　便　秘　　　　　　　　2.　酸素療法

3.　浸透圧利尿薬　　　　　4.　Fowler〈ファウラー〉位

解説　強い努責は腹圧を高め、頭蓋内圧亢進を助長する。低酸素血症は循環血液量を増加させて頭蓋内圧を亢進するため、酸素療法は頭蓋内圧を下げる効果がある。浸透圧利尿薬は循環血液量を下げ、脳血管・組織の水分も下がることで頭蓋内圧は低下する。ファウラー位で頭部を挙上させると、脳内の静脈還流が促進され、頭蓋内圧は低下する。　　　　　　　　　　　　　　　　　　　　　　解答　1

4　転移性脳腫瘍の患者。脳の冠状断面の模式図を示す。意識はあるが、図の矢印の方向に圧がかかり始めている。この時点で最も起こりやすいのはどれか。　　　　　（第 98 回国家試験）

1.　頻　脈　　　　2.　呼吸異常　　　　3.　右片麻痺　　　　4.　血圧下降

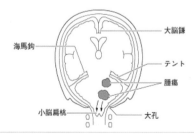

解説　脳腫瘍による頭蓋内圧亢進で生じる主な症状は、徐脈、徐呼吸やチェーン-ストークス呼吸などの異常呼吸、血圧上昇が生じる。図は小脳部の腫瘍であり、この部位の腫瘍によって片麻痺は起こることは少ない。　　　解答　2

5　次の文を読み問いに答えよ。58歳の男性。会社役員。妻と子どもとの3人暮らし。出勤途中の電車内で意識消失し、痙攣発作を起こして搬送された。検査の結果、脳腫瘍の疑いで入院した。

（第97回国家試験）

問題1　入院後、頭痛と嘔吐があり、頭蓋内圧亢進症状が認められた。起こりやすいのはどれか。

1.　徐　脈　　　　　2.　体温低下　　　　　3.　血圧低下　　　　　4.　呼吸数増加

問題2　精査の結果、神経膠腫と診断された。腫瘍摘出術後、放射線療法が開始された。照射部位周辺の発赤がみられ「頭が痛痒い」と訴えている。頭部の皮膚のケアで適切なのはどれか。

1.　冷湿布剤を貼用する。　　　　　2.　ぬるま湯で洗い流す。
3.　アルコール清拭をする。　　　　4.　ガーゼで保護してテープ固定する。

問題3　半年後、残存腫瘍の増大により意識レベルが低下し、うとうとしていることが多くなった。医師から妻に、余命2、3週と説明された。妻は毎日面会に来ている。看護師に「話しかけても答えないし、何もしてあげられないのがつらい」と涙ぐんで話した。看護師の対応で最も適切なのはどれか。

1.　「面会は毎日でなくてもいいですよ」
2.　「そばにいてあげるだけでもいいんですよ」
3.　「お世話はすべて看護師がさせていただきますよ」
4.　「今の状態ではあまり声をかけないほうがいいですね」

問題1　解説　脳腫瘍による頭蓋内圧亢進が生じると、脳血液循環障害や呼吸中枢・視床下部の圧迫により種々の症状を生じる。主な症状は、血圧上昇、徐脈、徐呼吸やチェーン-ストークス呼吸などの異常呼吸、体温上昇である。　　　　　　　　　　　　　　　　　　　　　　　　　　　　　　　　　解答　1
問題2　解説　頭部の痛みや痒みに対して冷罨法を行うことは有効であるが、湿布剤の粘着剤やアルコール、テープによる刺激は症状を悪化させる可能性がある。皮膚の清潔を保つことが重要であり、洗浄には刺激の少ないぬるま湯を用いることが望ましい。　　　　　　　　　　　　　　　　　　　　解答　2
問題3　解説　患者の残された時間が少ないため、そばに寄り添うこと、話しかけること、話を聞くこと、体に触れることで患者は心が落ち着くことを家族に伝え、少しでも一緒の時間をつくることで患者、家族に有意義な時間となるように働きかけることが大事である。　　　　　　　　　　　　　　解答　2

MEMO

引用参考文献

第 1 節

1) 日本頭頸部がん学会編　頭頸部がん取り扱い規約第 6 版補正版　金原出版株式会社　2019
2) 日本頭頸部がん学会編　頭頸部がん診療ガイドライン 2018 年版　金原出版株式会社　2017
3) 田原信、林隆一、秋元哲夫、編集　臨床頭頸部がん学―系統的に頭頸部がんを学ぶために　南江堂 2018
4) 公益社団法人　日本リハビリテーション医学会　がんのリハビリテーション診療ガイドライン改定委員会編集　がんのリハビリテーション診療ガイドライン　第 2 版　金原出版株式会社　2019
5) 国立がん研究センター　がん情報サービス、https://ganjoho.jp/public/index.html、(参照 2020-09-29)
6) 全国がんセンター協議会、http://www.zengankyo.ncc.go.jp/etc/index.html(全がん協生存率調査)、(参照　2020-09-29)

第 2 節
引用文献

1) 厚生労働省ウェブサイト.がん登録 全国がん登録 罹患数・率 報告 平成 28 年報告;2019 年.
2) Sakai K, Inoue M, Mizoue T, et al. Tobacco smoking and lung cancer risk: an evaluation based on a systematic review of epidemiological evidence among the Japanese population. Jpn J Clin Oncol. 2006; 36 (5)： 309-24.
3) The International Agency for Research on Cancer. Tobacco Control: Reversal of risk after quitting smoking IARC Handbook of cancer prevention, Volume 11. World Health Organization. 2007.
4) Schottenfeld D, Fraumeni JF Jr. Cancer Epidemiology and prevention, 3rd Ed. Oxford University Press. 2006; 638-58.
5) 国立がん研究センターウェブサイト.がんの統計' 19 がん診療拠点病院等における 5 年生存率 2009 ～2010 年診断例;2020 年.
6) Ayumi Sugimura, Shoko Ando, Koji Tamakoshi(2017). Palliative care and nursing support for patients experiencing dyspnoea. Int J Palliat Nurs,23(7), 342-351.

参考文献

1) 日本肺がん学会編：臨床・病理肺がん取扱い規約　第 8 版,金原出版株式会社,東京,2017.
2) 日本肺がん学会ウェブサイト：肺がん診療ガイドライン 悪性胸膜中皮腫・胸腺腫瘍含む;2020 年.
3) 国立がん研究センターがん情報サービスウェブサイト.がん登録・統計,2020 年.
4) 川村雅文著：系統看護学講座　専門分野Ⅱ 成人看護学 2 呼吸器,医学書院,東京,2019.
5) 山下達・三浦里織編：がん薬物療法看護ベスト・プラクティス第 3 版,照林社,東京,2020.
6) 奥村栄・榮木実枝編：肺がん患者ケア,学研,東京,2012.
7) 大西和子 他編：がん看護 臨床に活かすがん看護の基礎と実践 第 2 版,ヌーヴェルヒロカワ,東京 2018.

第 3 節
引用文献

1) 医療情報科学研究所編：病気がみえる vol.9 婦人科・乳腺外科、第 4 版、メディックメディア、2018 年、p274,284
2) 四国がんセンター編：乳がんトータルガイド、照林社、2006、p.17
3) 国立がん研究センターがん情報サービス「がん登録・統計」(全国がん登録)、全国がん罹患データ (2016 年～2017 年) より (2020 年 8 月 31 日検索)
https://ganjoho.jp/reg_stat/statistics/dl/index.html

4) 国立がん研究センターがん情報サービス「がん登録・統計」（人口動態統計）、全国がん死亡データより（2020年8月31日検索）https://ganjoho.jp/reg_stat/statistics/dl/index.html

5) 国立がん研究センター がん対策情報センター：がん診療連携拠点病院等院内がん登録生存率集計2010-2011年5年生存率集計報告書（2020年8月31日検索）

https://ganjoho.jp/reg_stat/statistics/brochure/hosp_c_reg_surv.html

6) 日本乳がん学会編：臨床・病理乳がん取扱い規約 第18版、金原出版、2018年、p24-25

7) 日本乳がん学会編：臨床・病理乳がん取扱い規約 第18版、金原出版、2018年、p6

8) 日本乳がん学会編：患者さんのための乳がん診療ガイドライン 2019年版、金原出版、p15、2019年

9) 医療情報科学研究所編：病気がみえる vol.9 婦人科・乳腺外科、第4版、メディックメディア、2018年、p294

10) 増島麻里子編：病棟・外来から始めるリンパ浮腫予防指導、医学書院、2012年、p112～127を参考に作成

第4節
引用参考文献
1) 厚生労働省．がん登録全国がん登録罹患数・率報告平成28年報告．2019.

2) がんの統計編集委員会編．がんの統計'19．公益財団法人がん研究振興財団，東京，p96，2020.

3) 日本食道学会編．臨床・病理食道がん取扱い規 約第11版．金原出版，東京，2015.

4) 季羽倭文子・石垣靖子・渡辺孝子監修．がん看護学ベッドサイドから在宅まで．三輪出版，東京，2004.

5) 平出朝子・野村和弘監修．がん看護実践シリーズ4 食道がん．メヂカルフレンド社，東京，2008.

第5節
引用参考文献
1) Y Nishino, M Inoue, I Tsuji, K Wakai, C Nagata, T Mizoue, K Tanaka, S Tsugane, Research Group for the Development and Evaluation of Cancer Prevention Strategies in Japan: Tobacco smoking and gastric cancer risk: an evaluation based on a systematic review of epidemiologic evidence among the Japanese population. Jpn J Clin Oncol, 36(12), 800-7, 2006.

2) 厚生労働省．がん登録全国がん登録罹患数・率報告平成28年報告．2019.

3) がんの統計編集委員会編．がんの統計'19．公益財団法人がん研究振興財団，東京，p96，2020.

4) 野村和弘・平出朝子監修．がん看護実践シリーズ5 胃がん．メヂカルフレンド社，東京，2007.

5) 季羽倭文子・石垣靖子・渡辺孝子監修．がん看護学ベッドサイドから在宅まで．三輪出版，東京，2004.

6) 日本胃癌学会編．胃癌取扱い規約第15版．金原出版，東京，2017.

7) 日本胃癌学会編．胃癌治療ガイドライン医師用2018年1月改訂．金原出版，東京，2018.

第6節
引用参考文献
1) 厚生労働省．がん登録全国がん登録罹患数・率報告平成28年報告．2019.

2) 浅香正博．消化器病学-基礎と臨床．西村書店，東京，p1075-1081，2013.

3) 大腸癌研究会編．大腸癌取扱い規約第9版，金原出版，東京，p19，2018.

4) 大腸癌研究会編．大腸癌治療ガイドライン医師用2019年版，金原出版，東京，p90，2019.

5) 奥田典代編．ストーマ用語らくわかり事典．メディカ出版，東京，p114・116，2019.

6) 道又元裕監．見てわかる消化器ケア，照林社，東京，2016.

第7節
引用参考文献
1) 厚生労働省．がん登録全国がん登録罹患数・率報告平成28年報告．2019.

2) 日本肝癌研究会編．臨床・病理原発性肝がん取扱い規約第6版，金原出版，東京，p25，2019.

3) がんの統計編集委員会．がんの統計'19．公益財団法人がん研究振興財団，東京，p96．2020.

4）　一般社団法人日本肝臓学会. 肝癌診療ガイドライン 2017 年版補訂版, 金原出版, 東京, 2020.

第 8 節
引用参考文献
1）　厚生労働省. がん登録全国がん登録罹患数・率報告平成 28 年報告. 2019.
2）　日本膵臓学会編. 膵臓癌取扱い規約. 金原出版, 東京, p45, 2016.
3）　日本膵臓学会・膵がん診療ガイドライン委員会編. 科学的根拠に基づく膵がん診療ガイドライン. 金原出版, 東京, p78-79, 2019.
4）　がんの統計編集委員会. がんの統計'19. 公益財団法人がん研究振興財団, 東京, p96, 2020.

第 9 節
引用文献
1）　厚生労働省ウェブサイト　全国がん登録　罹患数・率報告　平成 29 年(2017)
2）　国立がん研究センターウェブサイト　がん情報サービス　がん登録・統計
3）　吉川史隆・平松祐司・大須賀穣編：産婦人科疾患　最新の治療 2019-2021, 南江堂, 東京.
4）　医療情報科学研究所編:病気がみえる vol.9　婦人科・乳腺外科　第 3 版, メディックメディア, 2013, 東京
5）　竹島信弘監修：新こちら「がん研有明相談室」子宮頸がん・子宮体がん・卵巣がん患者さんへのドクターズアドバイス, 新興医学出版社, 2019, 東京.
6）　高橋都(2014):女性がん患者の性機能障害とその援助, がん看護 vol. 19, No. 3, p277-280.
7）　日本婦人科腫瘍学会編集：子宮頸がん治療ガイドライン 2017 年版　金原出版　2017
8）　日本婦人科腫瘍学会編集：子宮体がん治療ガイドライン 2018 年版　金原出版　2018
9）　日本婦人科腫瘍学会編集：卵巣がん治療ガイドライン 2015 年版　金原出版　2015

第 10 節
参考文献
1）　市川智彦. 鈴木啓悦. 小宮顕編集：前立腺癌のすべて　基礎から最新治療まで. 第 4 版, メジカルビュー社, 2019.
2）　Roger S Kirby and Manish I Patel / 勝岡洋治（訳）前立腺癌診療マニュアル, 医学図書出版株式会社, 2016.
3）　小川修. 岡田裕作. 荒井陽一. 寺地敏郎. 松田公志. 筧善行. 羽渕友則編集：ベッドサイド泌尿器科学改定第 4 版. 南江堂. 685-732. 2013.
4）　新前立腺癌学-最新の基礎研究と診断・治療-, 日本臨床社, 2016.
5）　D'Amico AV et al. Biochemical outcome after radical prostatectomy, external beam radiation therapy or interstitial radiation therapy for clinically localized prostate cancer. JAMA 280(11), 969-974, 1998.
6）　日本放射線腫瘍学会監修：やさしくわかる放射線治療学, 学研メディカル秀潤社, 2018.
7）　一般社団法人日本がん看護学会教育・研究活動委員会コアカリキュラムワーキンググループ編：がん看護コアカリキュラム日本版, 医学書院, 2018.
8）　泌尿器 Care & Cure Uro-Lo, 21(1), 2016. メディカ出版.
9）　泌尿器 Care & Cure Uro-Lo, 24(1), 2019. メディカ出版.
10）　土器屋卓志, 斉藤史郎監修：ヨウ素 125 線源の永久挿入による前立腺がん小線源療法を受けられた患者さんへ, 日本メジフィジックス株式会社, 2011

第 11 節
引用参考文献
1）　増田亜希子, 松村讓兒, 鈴木隆浩ら　監修:病気がみえる Vol.5　血液, 第二版, 東京, 2018.
2）　飯野京子, 木崎昌弘, 長岡波子, 森文子：系統看護学講座　専門分野Ⅱ　成人看護学[4]　血液・造血器, 東京, 2018.
3）　季羽倭文子, 石垣靖子, 渡辺孝子　監修:がん看護学　ベッドサイドから在宅ケアまで, 東京, 1998.

4) 通山薫：白血病：診断と治療の進歩　II 診断へのアプローチ　1．FAB 分類と WHO 分類，日本内科学会雑誌　102（7）p1667-75, 2013.

5) 木崎昌弘　編著：メディカルスタッフのための白血病診療ハンドブック，東京，2017.

6) 大西和子, 飯野京子　編集：がん看護学　臨床に活かすがん看護の基礎と実践, P402-14 東京, 2011.

7) 雑誌 がん看護－根拠がわかる　血液がんのケア　18(5), P498-504, 2013

8) 厚生労働省ウェブサイト. がん登録　全国がん登録　罹患数・率　報告　平成 28 年報告：2019 年

9) 日本血液学会　編：造血器腫瘍診療ガイドライン　2018 年版補訂版，東京，2020.

10) 雑誌 がん看護－白血病の診断・治療・看護, 11(3) P386-9, 403-8, 2006.

第 12 節
参考文献
1) 小林士郎・小田行一郎 監修　STEP 外科① 外科総論・脳神経外科（第 2 版）　海馬書房 2009 年

2) 竹村信彦 著者代表　系統看護学講座 専門分野II 成人看護学 7（第 14 版）　医学書院 2018 年

3) 氏家幸子 監修　◆成人看護学◆ 病態生理・疾病論［II］（第 2 版）　廣川書店 2006 年

4) 高倉公朋・斎藤勇・佐藤潔 編　図説脳神経外科 New Approach5 間脳・下垂体[機能・解剖・手術]　メジカルビュー社　1997 年

5) 高倉公朋・斎藤勇・佐藤潔 編　図説脳神経外科 New Approach9 脳腫瘍 メジカルビュー社　1999 年

がん医療政策と
地域在宅医療

第6章

1 がん医療政策のあゆみ

1.1 近代のがん対策

　がんは 1981 年より脳血管疾患を抜き、死因の第 1 位であり、生涯のうちに約 2 人に 1 人が罹患すると推計されている。国は緊急な対策を求められ、1984 年「対がん 10 カ年総合戦略」、1994 年「がん克服新 10 カ年政策」を策定した。結果、がんは遺伝子の異常によって起こる病気であることを明示し、各種がんの早期発見と標準的な治療方法を確立し診断・治療技術の発展に取り組んできた。2004 年「がんの罹患率と死亡率の激減を目指す」とし、がん研究の推進および質の高いがん医療を全国に普及することを目的に、「がん予防の推進」および「がん医療の向上とそれを支える社会環境の整備」を柱とする「第 3 次対がん 10 カ年総合戦略」を推進している（第 4 章 表 4.1 参照）。

　さまざまな取り組みにより一定の成果をあげてきたが、依然がんは生命および健康にとって大きな問題となっており、2006 年「がん対策基本法」が制定され、がんの罹患率と死亡率の激減を目指して、がん対策を総合的かつ計画的に推進した。その基本的な理念は、①がんに関する研究の推進と成果の普及、活用、②がん医療の均てん化の促進、③がん患者の意向を十分尊重したがん医療の提供体制の整備、を掲げ、国、地方公共団体、医療保険者、国民および医師などにそれぞれ責務を規定したものである（図 6.1）。全国どこでも質の高いがん医療を提供できるように、都道府県がん診療連携拠点病院、地域がん診療連携拠点病院が全国二次医療圏に 1 箇所を目安に設置された。これらの医療機関においては、①専門的ながん医療の提供、②がん診療の地域連携協力体制の構築、③がん患者・家族に対する相談支援および情報提供などを行うものである。

　がん対策基本法に基づき、2007 年にがん対策推進協議会での議論を経て、がん対策推進基本計画が策定された。この計画案の策定には、医療従事者だけでなく、がん患者およびその家族または遺族の代表も参加し、国民の視点からの意見も盛り込まれた。がん対策推進基本計画は、「がん患者を含む国民が、がんを知り、がんと向き合い、がんに負けることのない社会」を目指すために、全体目標として「がんによる死亡者数の減少」、「すべてのがん患者およびその家族の苦痛の軽減ならびに療養生活の質の向上」の 2 つがあげられている。さらに、各都道府県では、「がん対策基本計画」をもとに、それぞれの地域の状況を踏まえ「都道府県がん対策推進計画」を策定し、国、地方公共団体、医療保険者、国民および医師が連携し、基本理念の

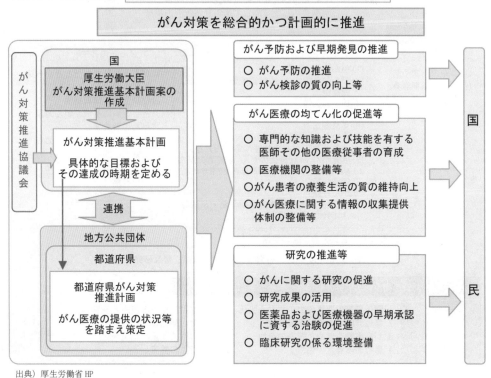

出典）厚生労働省 HP

図 6.1　がん対策基本法

実現を図るものとした。なお、がん対策基本法においては、少なくとも 5 年ごとに必要な見直しをすることとされている。2007 年の「がん対策推進基本計画」5 カ年計画では、がん診療拠点病院の整備、緩和ケア提供体制の強化、地域がん登録の充実が図られた。2012 年には「第 2 次がん対策推進基本計画」5 カ年計画で、小児がん、がん教育およびがん患者の就労を含めた社会的な問題などについても取り組みを行った。

　2017 年には「第 3 次がん対策推進基本計画」6 カ年計画が策定された。① 科学的根拠に基づくがん予防・がん検診の充実、② 患者本位のがん医療の実現、③ 尊厳をもって安心して暮らせる社会の構築を全体目標とし、希少がん、難治性がん、AYA（Adolescent and Young Adult）世代（思春期世代と若年成人世代）のがんへの対策、ゲノム医療などの新たな治療法の推進、就労を含めた社会的な問題への対応、医療・福祉資源の有効活用などが盛り込まれている（図 6.2）。

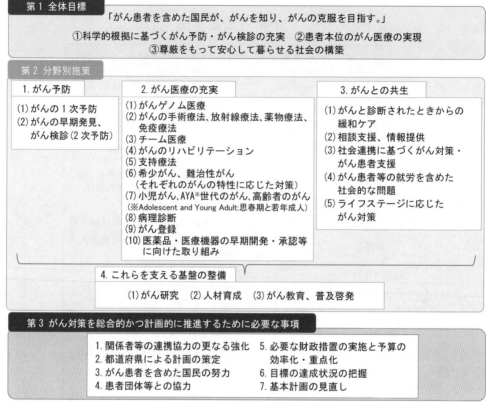

出典）厚生労働省 HP

図 6.2　第 3 期がん対策推進基本計画（平成 30 年 3 月 9 日閣議決定）（概要）

1.2　地域包括ケアシステム

　2025 年には団塊世代が 75 歳を迎え、2030 年には総人口に占める割合が 20％に急増する（図 6.3）。また、家族形態に変化が生じ、単身高齢者世帯は 2010 年で 24.2％であったが、2030 年には 37.3％となる。2060 年、日本の総人口が 9,000 万人を割り込み、高齢化率は 40％近い水準になると推測されている。死亡者数の増加、要介護者の増加により、医療ニーズはさらに増えることが予測される。

　平成 24 年度、内閣府の調査によると、最期を迎えたい場所は 55％が自宅と回答しているが、実際の死亡場所は病院死が 74.6％で、在宅死 12.7％であり、多くが病院で亡くなっているのが現状である（図 6.4）。地域でがん患者を支えていくために、医療の機能に見合った、急性期から回復期、慢性期、終末期まで患者の状態に沿って、より良質な医療サービスが受けられる体制をつくることが求められる。以前の病気が治るまで入院する「病院完結型」から、地域全体で治し支える「地域完結型」へ移行してきている。そのため、受け皿となる地域の病床や在宅医療・介護の充実が必要である。地域の実情に応じて、高齢者が可能な限り住み慣れた地域でその能

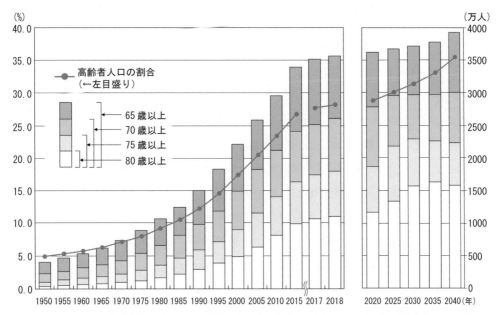

資料：1950～2015 年は「国勢調査」、2017 年および 2018 年は「人口推計」、2020 年以降は「日本の将来推計人口（平成 29 年推計）」出生（中位）死亡（中位）推計（国立社会保障・人口問題研究所）から作成
注 1）2017 年および 2018 年は 9 月 15 日現在、その他の年は 10 月 1 日現在
　　2）国勢調査による人口および割合は、年齢不詳をあん分した結果
　　3）1979 年までは沖縄県を含まない。

図 6.3　高齢者人口および割合の推移（1950～2040 年）

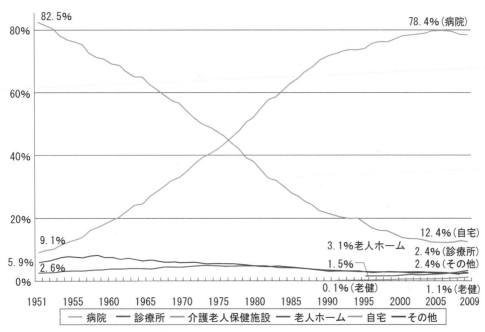

※1994 年までは老人ホームでの死亡は、自宅にふくまれている

出典）厚生労働省「平成 27 年　人口動態調査」

図 6.4　死亡場所の推移（1951～2009 年）

力に応じて自立した日常生活を営むことができるように、医療、介護、介護予防に加え、本人の意向と生活実態にあわせて切れ目なく継続的に生活支援サービス、住まいおよび自立した日常生活の支援が、包括的に確保される体制が地域包括ケアシステムである[1]。

　地域包括ケアシステムは、住まいとなる自宅、またはサービス付き高齢者向け住宅などを中心とし、概ね30分以内に必要なサービスが提供される日常生活圏域（具体的には中学校区）単位として想定されている。住まいは、高齢者のプライバシーと尊厳が十分に守られた住環境が必要である。本人の希望と経済力にかなった住まい方が確保されていることが地域包括ケアの前提である。病気になったら、病院で治療を受け、その後は、かかりつけ医、有料診療所、地域の連携病院、歯科医院、薬局で通院あるいは入院の治療を受ける。介護が必要になった場合には、施設・居宅系サービス（介護老人福祉施設、介護老人保健施設など）、在宅ケアサービス（訪問介護、訪問看護、通所介護など）を利用し通所、入所サービスを受ける。いつまでも元気に暮らすために、生活支援・介護予防は地域での老人クラブ、自治会、ボランティアなどで行う。個々人の抱える課題にあわせて「介護・リハビリテーション」「医療・看護」「保健・予防」が専門職によって提供される。以上のことは、地域包括支援センター・ケアマネジャーが状況を把握し、本人と家族の意向に沿ってコーディネイトしていく（図6.5）。

　がん患者の場合、死亡前1カ月で急激に病状が悪化するため、治療中から今後の生活をどのように過ごしたいか、事前に話し合っておく必要がある。在宅での療養を希望した場合には、訪問看護・訪問診療の24時間体制など、患者の状態に応じたきめ細かな環境調整が必要である[2]。

2　在宅療養がん患者と家族に対する支援

2.1　がん患者への退院支援

　退院支援とは、患者とその家族が退院後の生活を変えて療養する選択肢があることを理解し、どこでどのように療養生活を送ればよいかを自分で選ぶことができるよう関わることであり[1]、患者とその家族の意思決定を支援することが重要である。がん患者の80%は急性期病院などで死亡し、在宅での看取りは約13%である。一方、国民の終末期医療に関する複数の調査で、約60%が「できるだけ自宅で長く療養したい」と回答している。看護師は患者とその家族がどこでどのように生活をしていきたいか、コミュニケーションをとり確認し支援していくことが重要である。また、

地域包括ケアシステム

○ 団塊の世代が75歳以上となる2025年を目途に、重度な要介護状態となっても住み慣れた地域で自分らしい暮らしを人生の最後まで続けることができるよう、住まい・医療・介護・予防・生活支援が一体的に提供される地域包括ケアシステムの構築を実現していきます。

○ 今後、認知症高齢者の増加が見込まれることから、認知症高齢者の地域での生活を支えるためにも、地域包括ケアシステムの構築が重要です。

○ 人口が横ばいで75歳以上人口が急増する大都市部、75歳以上人口の増加は緩やかだが人口は減少する町村部等、高齢化の進展状況には大きな地域差が生じています。

　地域包括ケアシステムは、保険者である市町村や都道府県が、地域の自主性や主体性に基づき、地域の特性に応じて作り上げていくことが必要です。

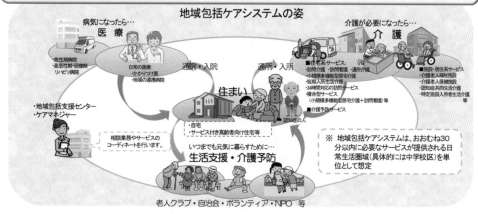

出典）厚生労働省「平成26年3月 地域包括ケア研究会報告書より」

図 6.5　地域包括ケアシステム

退院後もできるだけ入院前の生活を継続できるように、医療の提供方法を検討し、タイムリーに関わる必要があり[1]、退院して終わりではなく、その後も継続して支援していくことが重要である。

　退院支援は退院が決まってから始めるのではなく、入院前、入院中、退院後において継続的に関わって支援する。特に、がん患者は治療期から再発・終末期と何度か入退院を繰り返し、そのときによって症状やADLが変化する。入院前から支援を強化し退院時には地域の関係者との連携を推進し、切れ目のない支援が求められている。『入退院支援加算』については、入院中だけでなく、入退院支援センターなどで入院前から受けているサービスの利用状況、服薬中の薬剤、看護や栄養管理などを確認し、あらかじめ入院中の支援について計画を作成する。また、入退院支援の対象となる患者を入院前に特定できるように、各種スクリーニングを行い事前にオリエンテーションをする。患者は入院生活やどのような治療過程を経るのかイメージし、準備したうえで入院に臨むことができる。そして、病院は患者個別の状況をアセスメントしたうえで患者を受け入れることができるため、円滑な入院医療の提供につなげることを可能にする。

　入院後は入退院スクリーニングを基に、3日以内に退院支援困難な要因を抽出し

退院支援の必要性を判断する。また、病棟の看護師および専任の退院支援職員、退院調整部門の看護師および社会福祉士が共同してカンファレンスを実施し、退院支援計画書を作成する。このように、退院が決まってからではなく入院前から退院に向けて調整することで、早期からの退院支援に結び付けることができる。入院中は、患者と家族の意向を確認し、院内の退院に向けた調整を行う。患者・家族が退院時にどのような状態をイメージしているのか、確認することが重要である。がん患者の場合、終末期であると ADL が急激に低下する可能性が高い。今後に起こり得る症状や ADL の低下など、適宜、病状を説明しながら、場合によってはどこで看取りを希望するのか確認しながら、療養の場を調整していく必要がある。

　患者と家族が在宅やその他の施設での療養を決定した場合には、退院前カンファレンスを開催することがある。退院前カンファレンスには本人・家族も参加をするが、患者の病状が末期の場合、今後の病状進行や看取りに関する情報を共有する際は、時間をおいて家族のみの参加で行う。退院前カンファレンスは、入院中の患者が退院後に安心して療養生活を送ることができるよう、関係機関間の連携を推進することが目的であり、現在の病状や今後の病態から予測に関する課題を解決していくために行う。退院に向けて、患者と家族へどのような指導を行い、どこまでできているのかを明確にし、地域へ情報を提供していく。退院までに起こった変化（点滴の追加、薬剤の変更）が、在宅などでも可能であるか地域と連絡を取り調整していくことが求められる。退院後も、外来受診している場合、退院後の状況を確認し調整する必要がある（図 6.6）。

　また、『退院後訪問指導料』は、退院後に患家などを訪問し、患者やその家族に対し在宅療養の指導を行った場合や、訪問看護ステーションの看護師と同行し、指導を行った場合に算定ができる。退院後も継続して患者が望む場所での療養を支援していく。

3 在宅療養がん患者と家族を支える医療システム

3.1 介護保険と要介護認定

　在宅療養では、食事・排泄・移動・入浴などの日常生活を維持するための介護に加え、内服の管理や介助、必要時には酸素の吸引、点滴の管理など家族が担うことになる。しかし、核家族化や高齢化による「老老介護」も多くなり、介護による疲弊が生じやすいため、介護が過重な負担にならないように、社会資源を活用し介護者の生活の質を維持・向上するための支援が必要である。

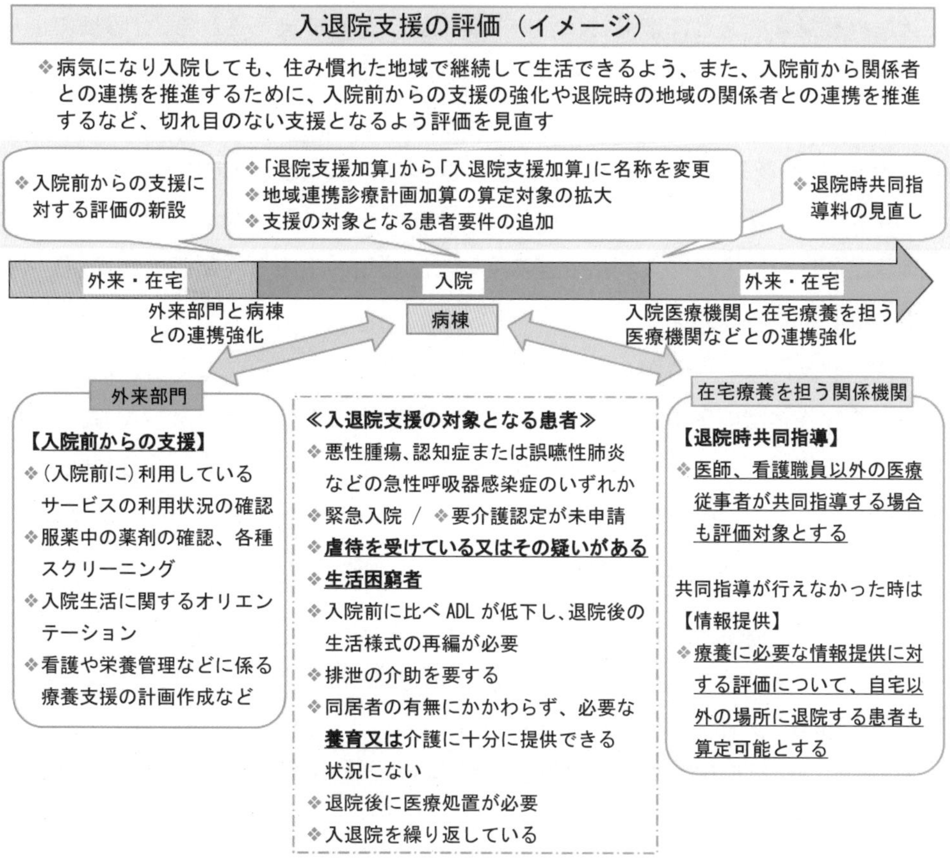

入退院支援の評価（イメージ）

❖病気になり入院しても、住み慣れた地域で継続して生活できるよう、また、入院前から関係者との連携を推進するために、入院前からの支援の強化や退院時の地域の関係者との連携を推進するなど、切れ目のない支援となるよう評価を見直す

❖入院前からの支援に対する評価の新設

❖「退院支援加算」から「入退院支援加算」に名称を変更
❖地域連携診療計画加算の算定対象の拡大
❖支援の対象となる患者要件の追加

❖退院時共同指導料の見直し

外来・在宅	入院	外来・在宅

外来部門と病棟との連携強化　　　　病棟　　　　入院医療機関と在宅療養を担う医療機関などとの連携強化

外来部門

【入院前からの支援】
❖（入院前に）利用しているサービスの利用状況の確認
❖服薬中の薬剤の確認、各種スクリーニング
❖入院生活に関するオリエンテーション
❖看護や栄養管理などに係る療養支援の計画作成など

≪入退院支援の対象となる患者≫

❖悪性腫瘍、認知症または誤嚥性肺炎などの急性呼吸器感染症のいずれか
❖緊急入院 ／ 要介護認定が未申請
❖**虐待を受けている又はその疑いがある**
❖**生活困窮者**
❖入院前に比べ ADL が低下し、退院後の生活様式の再編が必要
❖排泄の介助を要する
❖同居者の有無にかかわらず、必要な**養育又は**介護に十分に提供できる状況にない
❖退院後に医療処置が必要
❖入退院を繰り返している

在宅療養を担う関係機関

【退院時共同指導】
❖医師、看護職員以外の医療従事者が共同指導する場合も評価対象とする

共同指導が行えなかった時は
【情報提供】
❖療養に必要な情報提供に対する評価について、自宅以外の場所に退院する患者も算定可能とする

出典）厚生労働省「平成 30 年度診療報酬改訂の概要」

図 6.6　入退院支援の評価

　介護保険制度は、病気や加齢に伴う体力の低下により、常に介護を必要とする状態（要介護状態）になった場合や、家事や身支度などの日常生活に支援が必要であり介護予防サービスが効果的と考えられる状態（要支援状態）になった場合に、介護サービスを受けることができる制度であり、2000 年に施行され 3 年ごとに改正がされている。

　介護保険は 40 歳から被保健者となり、保険料を負担する。介護保険サービスを利用できる人は、①介護や支援が必要になった 65 歳以上、②16 種類の特定疾病の診断がついており介護が必要となった 40 歳〜64 歳である。特定疾病にはがん末期が含まれている。介護や支援が必要と認定された人は、サービスにかかる費用の 1 割から 3 割を自己負担することで、介護保険のサービスを利用することができる。

　介護保険を利用するためには要介護認定の申請が必要である。本人または家族が、居住区の市町村の窓口や地域包括支援センターなどで申請手続きを行う。介護認定は、認定調査員が自宅などを訪問し生活状況や身体状況を聞き取った調査内容と、

主治医の意見書をもとに市町村において審査会によって決定される。介護度により、「介護給付」と「予防給付」に分かれ、「非該当」であっても、今後、要介護・要支援になる恐れがあると判断されれば地域支援事業が受けられる。要介護は1〜5であり、寝たきりや認知症で介護サービスが必要と判断された場合である。要支援は1〜2であり、要介護状態となるおそれがあり、日常生活に支援が必要な場合であり、介護認定の区分によって、利用できるサービス費用の上限（支給限度基準額）や利用できるサービスが異なる。

　通常、介護保険の申請から介護認定まで1カ月程度かかる。しかし、がん末期の場合、要介護認定の申請を受けた後、認定結果が出る前の段階であっても、暫定ケアプランを作成して介護サービスの提供を開始することができる。介護保険で利用できるサービスは、居宅サービス、通所（日帰り）・短期滞在系サービス、施設サービス、福祉用具貸与などのサービスがある。

表6.1　介護保険で利用できるサービス；自宅で利用する訪問系サービス

サービス	内　容	職　種
居宅介護支援	要介護者のケアプランの作成	ケアマネジャー
訪問介護（ホームヘルプサービス）	訪問介護員が自宅を訪問し、身体介護や生活援助、通院等の乗車・乗降介助など日常生活のサポート	ホームヘルパー 介護福祉士
訪問入浴介護	専門のスタッフが専門の浴槽を持参し、自宅での入浴をサポートする	看護師 介護福祉士
訪問看護	看護師が自宅を訪問し、病気や障害に応じた看護の提供	看護師
訪問リハビリテーション	リハビリテーションの専門職が自宅を訪問し、生活にあわせたリハビリテーションの実施	理学/作業療法士 言語聴覚士
定期巡回・随時対応型訪問介護看護	日中・夜間を通じて訪問介護と訪問看護が一体的にまたは密接に連携しながら、定期巡回と随時対応を行う	看護師 介護福祉士
居宅療養管理指導	通院が困難な療養者への、療養上の管理や指導、助言	医師、歯科医師 薬剤師、歯科衛生士、管理栄養士

表6.2　生活環境を整えるためのサービス

サービス	内　容
福祉用具貸与	介護用ベッドや車いすなどの日常生活、介護に役立つ福祉用具のレンタル
福祉用具販売	ポータブルトイレや入浴いすなど、日常生活や介護に役立つ福祉用具の販売
住宅改修	手すりや段差解消など自宅の改修を行う

表6.3　自宅からの通いや泊まりで利用するサービス

サービス	内　容	職　種
通所介護 （デイサービス）	デイサービスセンターや介護老人福祉施設などで食事、入浴などの日常生活上の世話や生活機能訓練の実施	看護師 理学/作業療法士 介護福祉士など
療養通所介護	通所介護のうち、がん末期や難病などの要介護者を対象に日常生活上の支援や生活機能訓練などの実施 当該事業所を利用し、重症心身障害児者の通所サービス	看護師 介護福祉士
通所リハビリテーション （デイケア）	介護老人保健施設や診療所などで、日常生活上の世話や自立を助けるために理学療法、作業療法その他必要なリハビリテーションを提供	看護師 理学/作業療法士 介護福祉士など
認知症対応型通所介護	認知症の方に対するデイサービス（日帰りサービス）	看護師 介護福祉士
短期入所生活介護 （ショートステイ）	老人短期入所施設、介護老人福祉施設（特別介護老人ホーム）などに短期間入所し、日常生活上の世話や機能訓練などを実施	看護師 理学療法士 介護福祉士
短期入所療養介護 （ショートステイ）	老人短期入所施設、介護医療院などに短期間入所し、医学的管理のもとで日常生活上の世話や機能訓練などを実施	看護師 理学/作業療法士 介護福祉士など
小規模多機能型居宅介護	通いを中心として、訪問や宿泊を組み合わせたサービス	介護福祉士
看護小規模多機能型居宅介護	訪問看護と小規模多機能型居宅介護を複合したサービス	看護師 介護福祉士

3.2 訪問看護

　在宅では病院などの施設とは異なり、自分の住みなれた家で自分のペースで生活でき、家族と過ごす時間も多く、病院で看取りをした家族と比べて、在宅で看取りをした家族の満足度は高い。がん患者が最期まで自宅で過ごすためには、訪問診療、訪問看護を利用することで、患者・家族が望む在宅療養の大きな助けとなるように患者の症状緩和や不安の軽減につなげることが重要である。

　訪問看護師は、健康状態の観察、病状悪化の防止・回復、療養生活の相談とアドバイス、リハビリテーション、点滴・注射などの医療処置、痛みの軽減や服薬管理、緊急時の対応を行い、主治医・ケアマネジャー・薬剤師・歯科医師と連携する。

　訪問看護を行っている施設は、訪問看護ステーション単独の施設をはじめ、病院やクリニック（診療所）に付設されている施設がある。訪問看護ステーションは、訪問看護を行う看護師や保健師、助産師、理学療法士などが所属している事業所であり、看護職が管理者となっている。訪問看護ステーションに所属している職員は、訪問看護師ステーションを起点として、利用者の自宅・施設に訪問し、症状観察、医療的ケアなどの訪問看護を行うことができ、最近では理学療法士の訪問リハビリテーションも多く提供されている。訪問看護ステーションの利用の年齢制限はなく、

乳幼児〜高齢者まで幅広い年齢層の利用が可能である。訪問看護ステーションは、2020年一般社団法人全国訪問看護事業協会の調査では全国に11,931件あり、在宅ケアのニーズの高まりにより増加傾向にあるが、一方、病院での訪問看護の提供は減少傾向にある。

　訪問看護は、医療保険または介護保険で利用でき、主治医、地域のかかりつけ医が作成した訪問看護指示書によって訪問看護の導入となる。介護保険の対象とならない40歳未満の人、また40歳以上で要支援・要介護でない人でも医療保険により訪問看護利用が可能である。医療保険では、原則週3回であるが、末期の悪性腫瘍の場合、回数制限はない。また、特別訪問看護指示書があれば14日間を限度として訪問できる。介護保険では、ケアプランによって1回の訪問時間が異なる。訪問看護サービスを利用する際は、利用者の年齢や条件により自己負担の少ない保険を選択し、継続して訪問看護を利用することができる（図6.7）。

　訪問看護では、限られた時間で最大限のケアを提供することが求められる。非がん患者と比較して、がん患者の場合は訪問看護の利用期間が短期間であり、死亡前2週間の期間では訪問回数も多くなる。少しでも安心して、自宅で過ごすためには、24時間体制加算（医療保険）、緊急時訪問看護加算（介護保険）を利用することで、急な疼痛の出現などの場合、訪問看護を受けることができる。在宅療養を開始時に

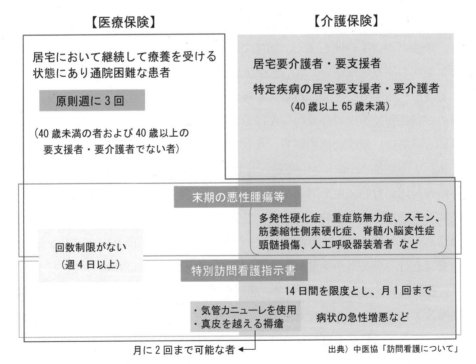

図6.7　医療保険・介護保険の訪問看護の対象者のイメージ

24時間対応体制加算を申請していない訪問看護ステーションを利用していた場合でも、病状が進行し24時間の対応が必要となった場合、24時間対応体制加算を申請している訪問看護ステーションをあわせて2カ所の訪問看護ステーションの利用が可能である。在宅で療養を行うためには、患者の状況にあわせて地域のサービスを利用することで可能となる。多職種や他の事業所と連携・調整を図りケアを提供することが重要である。

3.3 在宅での医療処置

　がん患者の場合、死亡前1カ月より疼痛や倦怠感などのさまざまな症状がみられ、ADLの低下により移動・排泄・入浴・食事などが自力では困難になるため、在宅で過ごすには症状緩和やADLにあわせた環境の調整が必要となる。在宅では医療従事者が常駐していないため、家族に症状出現時の対応について説明し指導する必要がある。疼痛に関しては、薬剤の使用について、いつどのように使用するのか、使用後どのように緩和するのか、緩和しないときの対応について、患者・家族が困らないように具体的に説明しておくことが重要である。介護者は医療従事者ではないため、酸素投与、点滴管理、内服をはじめとした管理など、簡便に実施可能なように調整する。ここでは、がん患者が在宅でよく使用する、在宅酸素療法、尿管留置カテーテル、皮下埋め込み型中心静脈（CV）ポートの管理について取り上げる。

(1) 在宅酸素療法

　在宅酸素療法（Home Oxygen Therapy：HOT）は、酸素吸入を継続的に行う治療である。肺がん患者や肺転移のため、体内への酸素供給不足により、呼吸困難感を生じる場合に使用する。酸素濃縮機（**写真6.1**）は電源を必要とし、停電時に使用できるように緊急バックアップボンベを準備しておく。また、空気の取り込み口フィルターの清掃や手入れが必要である。酸素濃縮器によっては、酸素に加湿が必要であるため、蒸留水を用意する。水道水でなく、蒸留水を使用するように患者と家族に説明・指導しておく。また病状や日々の療養を考慮したうえで、特に酸素吸入を必要とする場所に、直火から2メートル以上離して設置する。濃縮酸素は火気厳禁であり、在宅酸素療法実施のためには禁煙が必要である。喫煙により酸素へ引火したことによる死亡事例もあり、患者だけでなく家族へも十分に説明しておく。外出時など、酸素供給機

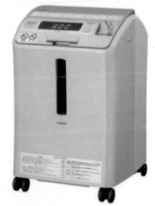

出典）帝人ファーマ(株) HP
写真6.1 濃厚酸素器

に接続したチューブでは酸素が届かない場所では、携帯用酸素ボンベ（**写真6.2**）を使用する。 生活上の注意点を守りながら、趣味などの活動に参加できるように支援していく。旅行先に酸素濃縮器の設置が可能な場合もあり、患者と家族の希望にあわせて計画的にすすめていく。航空機を利用する場合は、事前に航空会社に医師の診断書を提出することで、携帯用の酸素ボンベを持ち込んで搭乗することがで

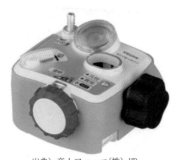

出典）帝人ファーマ㈱HP

写真6.2　携帯用酸素ボンベ

きる。または、航空会社が用意した酸素ボンベを使用する場合もある。

(2) 尿管留置カテーテル

　尿管留置カテーテルは、外尿道口から膀胱内にカテーテルを挿入し、持続的に排尿を促す排泄方法である。患者・家族には尿量、尿性、流出状態、カテーテル周囲からの尿漏れの有無、カテーテルの屈曲やねじれ、圧迫の有無、膀胱刺激症状の有無、蓄尿バックの位置などの観察を行うように説明して指導する。カテーテルの固定はADLを考慮し、スキントラブルや尿道損傷の防止のため、カテーテルの突っ張りがないような場所に固定する。蓄尿バックは、尿の逆流を防ぐため、膀胱より低い場所で直接床に着かないように設置する。また、バックが一杯になるまで放置せず、適宜、尿は廃棄する。入浴はカテーテルと蓄尿バックを接続したままで入浴できることを説明する。感染リスクが高くなるので、できるだけカテーテルとランニングチューブの接続を外さないようにし、やむを得ず接続を外した場合は、カテーテルとランニングチューブの接続部を消毒してから再接続することを説明する。

(3) 皮下埋め込み型中心静脈（CV）ポート

　がん患者の場合、消化管閉塞で栄養・水分補給のため中心静脈栄養を行う場合、皮下埋め込み型中心静脈（CV）ポート（**図6.8**）を用いることが多い。皮下埋め込み型ポートは、ポートとカテーテルがすべて皮下（前胸部など）に埋め込んである静脈アクセスである。ポートは本体とセプタム（針穿刺部）から構成されていて、セプタム下部のタンク部分を通して接続されたカテーテルに薬液が流れる。ポート

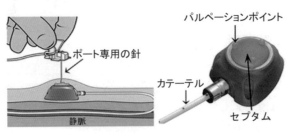

図6.8　CVポート

とカテーテルがすべて皮下に埋め込まれているため、抜針することで入浴も可能である。看護師は患者・家族にCVポートの準備、穿刺、滴下、抜針の手順をセルフケアできるように指導を行う。患者・家族にとっては、穿刺は不安や緊張を伴うことがあることを認識し、理解を確認しながら指導する。また、トラブルなどの緊急時の対応についても、内容ごとに連絡先や相談先を具体的に分かりやすく説明する。廃棄方法は、針のような先端が尖っているものは、カテーテルから切り、蓋つきの缶や瓶などの容器に入れ医療機関へ医療廃棄物として廃棄する。その他は市町村の取り扱いに沿って廃棄する。患者・家族の状況によって、入眠中に点滴を実施したり、または日中に点滴を実施し、抜針をして入眠したりする場合など、生活リズムにあわせて注入時間を検討する必要がある。

3.4 在宅における家族へのケア

　在宅においては、主介護者である家族へのケアが必要である。日に日に病状が進行し、死に向かっている患者を傍で介護する家族の精神的ケアや、介護による疲労が蓄積しないような調整が必要である。ときには、介護者が休息をとれるように、レスパイトケアも調整する必要がある。レスパイト（respite）とは、小休止や延期などを意味する用語で、大変な介護などを一時中断しリフレッシュして、また、継続できるようにするためのものである。患者だけでなく家族の健康状態、精神状態など患者のケアを通して把握していく必要がある。また、家族は患者に聞かれたくない思いも抱えている可能性があるため、別の部屋で家族だけに話を聞くこともときには重要である。

　がんは出血、呼吸不全、消化管出血、心不全、脳血管障害などの急変により死亡する場合がある[3]。急変により介護者が救急車をよび搬送された場合、患者が意図しない救命処置が行わる場合がある。そのため、患者・家族が望む最期が迎えられるように、急変時に病院に移送するのか、自宅で看取りをするのかを事前に確認しておき、起きた場合の緊急連絡先などを表記しておくことも必要である。看護師は、患者・家族の看取りの経験や死にゆく過程に対するイメージを確認し、今後、患者に起こり得る徴候や症状、日常生活の変化について患者・家族の状況に配慮しながら伝えていく。また、1人の介護者だけに決定を委ねるのでなく、他の介護者とも話し合い決定できるように介入していくことも必要である。一度、在宅での看取りを希望しても、状態の変化により、決心が揺らぐことがある。看護師は患者と家族の状況を把握し、気持ちに寄り添いながら、患者と家族が望む最期の場を実現できるように支援していくことが重要である。

実力養成問題

1　50歳の女性。末期がんで疼痛管理のため入院しているが在宅療養を希望している。看護師の家族への退院指導で適切なのはどれか。　　　　　　　　　　　　　　　（第97回国家試験）

1.　ホスピス病棟を紹介する。　　　　　　2.　家族が疼痛管理するよう説明する。

3.　訪問看護のサービス内容を説明する。　4.　介護保険は利用できないことを説明する。

解説　在宅療養を希望しているので、ホスピス病棟を紹介するのは適切ではない。在宅療養での疼痛管理は、訪問診療をする医師や訪問看護師が担う。訪問看護サービスの内容を伝えることで在宅療養をイメージしてもらい、スムーズな在宅への移行を支援する必要がある。介護保険の第2号被保険者であり、末期の悪性腫瘍であるため、介護保険を利用できる。　　　　　　　　　　　　　　　　　解答　3

2　次の文を読み問題に答えよ。　　　　　　　　　　　　　　　　　　　　　（第100回国家試験）

　Aさん（78歳、男性）は、76歳の妻と娘の3人で暮らしている。Aさんは、大腸がんと診断され、手術を受けてストーマを造設した。その後、再発し、治療を行ったが効果がなく、在宅で緩和ケアを行うことになった。Aさんは腹部のがん性疼痛を訴え、オキシコドン塩酸塩徐放錠を1日2回内服している。Aさんは食べたいときに食べたいものを少量ずつ食べているが、摂取量が減少してきている。妻は腰痛があり、娘は日中、仕事に出ている。

問題1　Aさんは退院後、訪問看護を利用することになった。病棟看護師による家族への退院指導の内容で最も適切なのはどれか。

1.　食事摂取量を継続的に観察する。　　　2.　ストーマを造ったので便秘の心配はない。

3.　ストーマ用品は、訪問看護ステーションから買う。

4.　痛みが増強したときは、次回の外来受診時に伝える。

問題2　退院後、Aさんは痛みが強くなってきた。外来でオキシコドン塩酸塩徐放錠が増量されていた。その後、全身状態が悪化し傾眠傾向がみられるようになった。そのため、確実に疼痛がコントロールできるよう、フェンタニル貼付剤に切り替えることになった。AさんのADLは低下しており、介護している妻は腰痛の増強を訴え始めている。訪問看護師による家族への指導で適切なのはどれか。

1.　フェンタニル貼付剤は痛みのある部位に貼る。

2.　フェンタニル貼付剤は痛みが出始めたら交換する。

3.　残ったオキシコドン塩酸塩徐放錠は医療機関に返却する。

4.　妻の腰痛の緩和のためにフェンタニル貼付剤を使用してもよい

問題3　Aさんの傾眠傾向が強まり、時々無呼吸がみられるようになった。食事や水分の摂取量は少ないが、疼痛を訴えることはない。妻は「できればこのまま自宅でみていきたい」と話している。自宅で看取るための体制として必要なのはどれか。

1.　見舞い客の制限　　　2.　訪問診療の導入　　　3.　娘の介護休暇の取得

4.　高カロリー輸液の開始　　5.　家族による24時間の観察

問題1 解説　在宅療養では家での食事が唯一の栄養源であり、適切な食事摂取量が得られているか継続的に観察するよう指導することは適切である。ストーマ造設により便秘がなくなるわけではなく、病状進行により便秘や食欲減退も起こるので注意するよう伝えるべきであり、2は適切ではない。ストーマ用品はそれを扱う業者から購入するので、3は適切ではない。痛みが増強した場合は我慢せず医療者に伝えるよう指導すべきで、4は適切ではない。

解答　1

問題2 解説　フェンタニル貼付剤は痛経皮的に吸収されて全身に作用するため、胸部や腹部など分かりやすくはがれにくい場所がよく、1は適切ではない。フェンタニル貼付剤は定期的に交換して有効な血中濃度を保つようにすべきであり、2は適切ではない。麻薬および向精神薬取締法により、麻薬であるオキシコドン塩酸塩が残った場合は医療機関に返却するよう規定されているため、3は適切である。麻薬および向精神薬取締法により、麻薬であるフェンタニル貼付剤を処方された者以外が使用することは禁止されているので、4は適切ではない。

解答　3

問題3 解説　家族だけで過ごしたい要望がなければ、見舞い客を制限する必要はない。自宅での看取りのために、24時間体制で対応できる訪問診療は必要である。娘の介護休暇が取得できれば、よりAさんとの時間をもつことができるが、看取りに必要なこととはいえない。看取りの時期での輸液はAさんの負担になり、必要なことではない。家族による24時間の観察は負担が大きく、必要な体制とはいえない。

解答　2

3　63歳の女性。末期の悪性腫瘍で在宅療養となった。公的保険で受けられるサービスで正しいのはどれか。　　　　　　　　　　　　　　　　　　　　　　　　　　（第99回国家試験）

1. 訪問看護は医療保険の対象となる。　　　2. 訪問看護の回数は週3回に限られる。
3. 訪問看護の回数は1日1回に限られる。　　4. 介護保険によるサービスは受けられない。

解説　末期がんは医療保険の対象となる。医療保険の訪問看護の回数は原則週3回であるが、末期がん、厚生労働大臣が定める疾患の場合は、回数の制限はない。医療保険の訪問看護は1日1回、1回の訪問につき30〜90分を標準とし、120分を超えないとなっているが、緊急時訪問看護加算も可能で複数回の訪問も可能である。介護保険のサービスを受けられるのは65歳以上であるが、40歳以上65歳未満の場合、介護保険法で定める特定疾病に該当する場合はサービスを受けられる。末期がんは特定疾病のひとつであり、サービスを受けることができる。

解答　1

4　終末期のがん患者の在宅ケアで正しいのはどれか。2つ選べ。　　　（第101回国家試験）

1. 家族の悲嘆のケアも含まれる。　　　　2. 訪問看護は介護保険の適用である。
3. 夜間・休日を含めた連絡体制を整える。　4. ADLが自立している患者は対象とならない。
5. 主治医は在宅療養支援診療所の医師に限られる。

解説　家族の悲嘆のケアは、在宅ケアとして必要な支援である。末期がんは厚生労働大臣が定める疾患に含まれるため、介護保険の対象であっても医療保険が優先される。終末期の患者であるため、急変や支援が必要なときに備えて、24時間対応できる連絡体制を整える必要がある。末期がん患者として訪問看護の対象となるため、ADLの自立の有無に関係なく在宅ケアを受けられる。主治医は在宅療養支援診療所の医師に限定されない。

解答　1、3

5　次の文を読み問題に答えよ。　　　　　　　　　　　　　　　　　　　　（第105回国家試験）

　Aさん（50歳、女性）は、子宮頸がんの終末期で入院し緩和ケア治療を行っている。倦怠感は強いが食事は摂れている。麻薬を使用し疼痛のコントロールはできており、ふらつきはあるがトイレ歩行はできる。医師からは余命2カ月と告知されており、退院して自宅で最期を迎えたいと希望している。主な介護者となる夫は58歳で、5年前の脳梗塞の後遺症で不全麻痺がある。経済的には安定している。子どももいない。

問題1　病棟看護師はAさんと夫とを交えてカンファレンスを行った。夫は「妻は体力がとても落ちて、見ているのがつらいです。病気が進行すると動けなくなると聞きました。私は介護に自信がありません」と不安を訴えた。Aさんと夫への今後の不安に対する対応として最も適切なのはどれか。

　1．生活保護の手続きをするよう促す。　　　　2．要介護認定の申請手続きをするよう促す。

　3．家事をしてくれる人を雇用するよう促す。　4．訪問リハビリテーションの利用を勧める。

問題2　看護師が退院に向けて最も連携すべき職種はどれか。

　1．理学療法士　　　2．管理栄養士　　　3．介護支援専門員　　　4．保健所の保健師

問題3　退院後1カ月。訪問看護ステーションの看護師が訪問した際、夫から「妻は痛みで苦しんでいる様子はない。トイレと食事以外は眠っていることが多く、このまま死んでしまうのでしょうか。家で看取ることができるか不安です」と相談を受けた。夫への支援で最も適切なのはどれか。

　1．夫に頑張るよう励ます。　　　　　　　　2．病院に入院するよう提案する。

　3．麻薬の量を増やすことを提案する。　　　4．Aさんが希望する看取りの場について再度話し合う。

問題1 解説　経済的に安定しているので生活保護は必要ない。介護に自信がないと話しているので介護サービスの情報提供が必要であり、介護サービスを利用するには要介護認定を受ける必要があり、申請手続きを促すことは適切である。経済的に安定しているが、家事のための人の雇用は金銭的負担になる可能性があり、家事よりも介護の手助けが必要な状況である。トイレ歩行ができるADLを維持することは大切だが、余命2カ月であり、病状進行によるADL低下はリハビリテーションによる改善では困難であるため適切とはいえない。　　　　　　　　　　　　　　　　　　　　　　　　　　　解答 2

問題2 解説　現在のAさんの病状から考えるとリハビリテーションの必要性は低い。倦怠感は強いが食事は摂れているため、栄養改善の検討の必要性は低い。Aさんの病状と夫の身体状況から、退院後の適切な介護サービスを検討する必要性は高く、ケアプラン作成のために介護支援専門員と連携すべきである。保健所保健師より介護サービスの利用を検討しているため市町村保健師と連携するとよいが、現時点では、介護支援専門員が最も連携すべき職種である。　　　　　　　　　　　　　　　　　解答 3

問題3 解説　夫は不安のなかで頑張っている状況であり、頑張れと励ますことは適切ではない。Aさんは自宅で最期を迎えたいと希望しているため、不安に思うことについて検討することなく入院を提案することは適切ではない。Aさんは痛みで苦しんでいる様子ではなく、麻薬を増量する必要はない。夫が不安に思っていることを話してもらい、その思いに共感しながら、再度看取りの場について検討することが適切である。　　　　　　　　　　　　　　　　　　　　　　　　　　　　　　　　　解答 4

6 次の文を読み問題に答えよ。 （第 99 回国家試験）

78 歳の女性。82 歳の夫との 2 人暮らし。5 年前に乳がんと診断され、乳房の切除術を受けた。最近、肺とリンパ節への転移が認められたため、外来で化学療法が始まった。要介護 2 で、室内は手すりで歩行が可能であるが、通院などの外出時は疲れやすいため車椅子を使用している。夫の ADL は自立しており、通院の介助をしている。

問題1 訪問看護を開始したところ「化学療法の後は気持ちが悪く、胸が痛くなる」と訴えた。主治医からは症状を軽減するための薬剤が処方されている。症状への対応で正しいのはどれか。2つ選べ。

1. 症状の内容や程度を聞き取り主治医に報告する。
2. 在宅では症状管理が困難であるため入院を勧める。
3. マッサージや音楽療法などの補助療法は行わない。
4. 治療している段階なので麻薬性鎮痛薬は使用しない。
5. 主治医との連携のもとに看護師が処方された薬剤を調整する。

問題2 3 カ月後、肝臓への転移が認められた。体力が低下したため化学療法は中止となり、訪問診療が開始となった。食事とトイレ以外は臥床しがちになったが、介護用ベッドの利用は「病院のようで嫌だ」と拒否している。食事摂取量が減り、血液検査で総蛋白 6.0 g/dL、アルブミン 3.0 g/dL であった。訪問看護師が訪問すると布団で尿失禁していた。適切なのはどれか。

1. 日中の坐位時間を増やすよう勧める。　　2. 介護用ベッドを導入するよう勧める。
3. 食べたいものを食べるように勧める。　　4. トイレには行かずおむつに排尿するよう勧める。

問題3 2 週後、仙骨部に 2×3 cm の水疱が認められた。日中、傾眠傾向となったが声かけには覚醒し、介助で起き上がることはできる。会話は明瞭で苦痛症状はない。食事摂取量は少なく、血液検査で総蛋白 5.0 g/dL、アルブミン 2.7 g/dL となった。褥瘡への対応で適切なのはどれか。2つ選べ。

1. 睡眠中は 2 時間ごとに体位変換するよう夫に依頼する。
2. 経口栄養剤の処方について主治医と調整する。　　3. 体圧分散マットに交換することを提案する。
4. 訪問介護を導入し、褥瘡処置を依頼する。　　5. 直ちに膀胱留置カテーテルを留置する。

問題1 解説　症状は化学療法の副作用と思われ、症状軽減の薬剤が効いていない可能性もあり、症状や程度を聞き取り主治医に報告する必要がある。入院が必要な症状とはいえず、症状緩和の薬剤について主治医に相談することで在宅療養は継続できると思われ、正しいとはいえない。気分転換や症状軽減になるような補助療法は、本人が望むのであれば行う。終末期だけでなく治療の段階でも痛みの程度に応じて麻薬性鎮痛薬の使用を検討する必要がある。訪問看護時に聴取した本人の状況を主治医に報告し、連携しながら処方された薬剤を調整することは必要である。　　　　　　　　　　　　解答 1、5

問題2 解説　坐位時間を増やすことは体力低下から困難と思われ、適切とはいえない。本人が介護用ベッドの利用を拒否しているので、適切とはいえない。総蛋白・アルブミンの基準値を下回り栄養状態が不良なため、食べたいと思えるものを食べるように勧めることは適切である。トイレ時の歩行について本人が困難と訴えていないのに、それを止めておむつに排尿させることは適切ではない。　　　解答 3

問題3 解説　体位変換は必要だが、82 歳の高齢な夫に依頼するのは負担が大きく、適切とはいえない。栄養状態が悪化し食事からの栄養摂取が困難な状況にあり、褥瘡悪化の要因にもなるため、経口栄養剤を主治医に相談することは適切である。介護用ベッドを利用していないことから家の布団を利用していると

思われ、体圧分散マットに交換することは仙骨部への負担軽減となり、適切である。傾眠傾向ではあるが、声かけで覚醒して起き上がることもできるため、膀胱留置カテーテル留置の必要があるとはいえない。解答　2、3

引用参考文献

第 1 節
1)　厚生労働省ホームページ
　　HTTP://www.mhlw.go.jp/stf/seisakunitsuite/bunya/hukushi_kaigo/kaigo_koureisha/chiiki-houkatsu/
2)　安藤詳子：日本の現状, そして, 地域緩和ケアの創生へ. 看護 69 (8) 118-123. 2017

第 2 節
1)　宇都宮宏子編：病棟から始める退院支援・退院調整の実践事例 p5. 日本看護協会出版会. 2009.
2)　恒藤暁；最新緩和医療学 p 20. 最新医学社. 1999.

第 3 節
3)　恒藤暁；最新緩和医療学. p 22-24. 最新医学社 1999.

終末期がん患者の
家族に対する支援

第7章

1 死別という喪失に対する悲嘆

1.1 悲嘆作業（grief work）

　悲嘆（grief）は、愛する大切な人と死別した後に起こる一連の心理・社会・身体的な正常な反応であり、通常、時間の経過とともに自然に癒えていくものである。季羽[1]は、わが国においてホスピスケアを最初に論じた人物の一人であり、Stedeford（1984）を引用して、悲嘆プロセスについて分かりやすく説明している（図7.1）。「悲嘆プロセスにおいて、行わなければならない作業があります。この図に示しているのは、別々だった人が結婚して一緒に生活し、やがて死別によりそのうちの一人が後に残された状態を表しています。二人の人は、別々の存在でしたが、結婚する決心をしました。二人（左端の二つの円）はそれぞれ個別の存在で、お互いに相手と自分は違う面をもっていたのですが、一緒に生活することを学ぶためには、時間がかかります。この図の三つ目の円には、二人の人がまだ十分にぴったりうまくいっていない状態が表されています。四つ目の円は、長年のうちに二人はぴったりうまくいくようになり、ひとつの存在になった様子を示しています。ところが、そのうちの一人が死亡しました。このような状態が生じたとき、残された人は、自分は、半分の自分しかいないという感じをもちます。そのような感じが、右から二つ目の端がギザギザになっている半円形の図に表わされています。しかし、やがて正常な悲嘆プロセスをたどるなかで、自分自身をひとつの円として表せるような状態になっていきます。」そして、死別し残された家族の心理社会的反応・身体的反応として、悲嘆の自然な現れについて表7.1のように説明している。

表7.1　死別し残された家族の心理社会的・身体的反応　悲嘆の自然な現れ

❖泣く：もし親しい誰かが死亡したら私達がしたいという衝動にかられることは、声をあげて泣くこと。

❖探索：そこに亡くなった人がもういないと分かっていても、その人を捜したいという気持ちになる。
　　　　亡くなった人を思い出させることのできる人を捜し喪失を埋めようとする。
　　　　思い出させてくれた人によって、改めて悲嘆を感じ、今度はその人を避けようとする。

❖怒り：腹立たしい感情「どうして私を残していってしまったのだろう」が起こる。

❖罪責感：「生きていたとき、どうしてもっと優しくしてあげられなかったのか」と悔やむ。

❖思い焦がれる：亡くなった人を思い焦がれる。

❖死別した人の存在を感じる：亡くなった人の声や足音を聞いたり、人混みの中に見る。

❖死別した人の態度や癖を真似る：無意識のうちに真似ている。

❖身体的反応：食欲不振、下痢、抑うつ、便秘、亡くなった人と同じ病気になったかもしれないと思う。

❖不安：今までの生活リズムが壊れてしまい、いらいらしたり、惨めな気持ちになる。

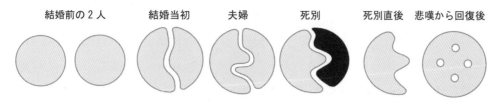

結婚前の2人　結婚当初　夫婦　死別　死別直後　悲嘆から回復後

出典）季羽倭文子監修「ホスピスケアのデザイン」p.169　三輪書店　1988

図7.1　悲嘆作業

1.2 ボウルビィの位相理論

　ボウルビィ[2]は、悲嘆のプロセスについて4つの位相を提示している。「1.衝撃と無感覚・麻痺の位相」は、患者の死に衝撃を受け、悲しみが深すぎて無感覚で心が麻痺したような状態である。「2.思慕と抗議の位相」は、故人に対する思慕の情が深く故人の声や姿を感じて故人に関わるものを探索し、また"どうして私をおいて逝ってしまったの"と怒りの感情が起こる。「3.混乱の位相」は、故人はもはや戻らないことを理解するが、日常生活への関心が薄れ将来が見えないなかで抑うつの状態になる。「4.回復の位相」は、身体的感覚が戻り社会にも目を向けるようになって、新たな計画への意欲がわき生活が再構成される。

　愛着理論を発表したボウルビィは、母親の喪失に起因する幼児の反応と死別した成人の反応との間に著しい類似性を指摘し、悲嘆反応の中核は愛着対象を喪失した分離不安によるものとした。フロイトは喪失したものを手放し、離脱することを推奨した（1917）が、それとは反対に、ボウルビィは愛着対象の死を受け入れ、故人との何らかの象徴的愛着を維持しながら、失われた関係を新しい現実のなかに統合して安全感と幸福を取り戻し、環境に適応していくことの必要性を提唱した。

1.3 シュトルーベの二重過程モデル（Dual Process Model）

　シュトルーベ[3]は、死別の衝撃と喪失に対処する「喪失志向のコーピング」と、生活の変化に対処し新しい生き方に向き合う「回復志向のコーピング」の二つの過程を行き来し、揺らぎながら（oscillation）適応していくという二重過程モデル（dual process model）を提唱している。亡くした大切な人を思い焦がれ涙を流す一方で、故人が担っていた家庭における役割などを代わって行うようになり、新たな生活を築いていくということを繰り返し、やがて、喪失の感覚は薄れ、愛する人のいない世界に順応していくと説明している。

1.4 複雑性悲嘆 (complicated grief)

　悲嘆 (grief) は、通常、時間の経過とともに自然に癒えていくものであるが、悲嘆反応が長期化する場合がある。近年、複雑性悲嘆 (complicated grief) や遷延性悲嘆症 (prolonged grief disorder) について研究が進んでいる。2010 年から「遺族によるホスピス・緩和ケアの質の評価に関する研究」が報告され、2018 年に実施した調査結果は第 4 版 J-HOPE4[4]にまとめられ 2020 年に発表されている。そのなかで、抑うつとされた遺族は 14％、複雑性悲嘆を有する遺族は 10％であると、升川ら[5]により報告されている。また、宮地[6]は、がん患者の主な介護者の介護中の離職者が 11.9％、死亡（心血管・脳血管疾患・精神疾患・がんなど）の発生頻度を 4％と報告している。患者を主に介護する家族に深刻な状況がみられる場合は、精神科医や臨床心理士などの専門家に依頼する必要がある。そして、そのような状況になることを防ぐためにも“死別と喪失”に向けた準備に関する支援について、具体的に援助策を講ずることは重要と思われる。

2 がん患者の家族に対する“死別と喪失”に向けた準備に関する支援

　がん患者の家族は、最初に患者ががんを告知されたときから自分にとって大切な人の生命の見通しについて心配するようになり、その後の闘病過程とともに一喜一憂しながら時を重ねていく。生まれて死んでいくという人の運命については、誰もが認識していることであるが、自分自身という一人称、そして、大切なあなたという二人称において現実になると、我が人生にとっての一大事である。がん患者の家族は、大切な人を失うかもしれないという喪失感に襲われながら自分がその事実に対処していかなければならないと感じている。がん患者の家族は、患者の余命を告知され、死別のときを覚悟しつつ喪失の悲嘆を予期しながら、葬儀や相続、家族の将来を考えなければならない。終末期がん患者が入院している病棟の看護師、または、患者宅でケアしている訪問看護師は、その家族の状況や気持ちを配慮して声をかけ、“死別と喪失”に向けた準備のために、支援を求める家族の心に手をあてることができる。筆者らは看護師や医療ソーシャルワーカーを対象に調査（2020）し、その結果分析から以下の 8 項目を導いた（図 7.2）。

2.1 患者の予後を理解するための支援

　自分にとって大切な人の生命の行方を心配する家族に対して、予後告知が家族に理解されるように行われることは大切である。看護師は、医師による予後告知の面

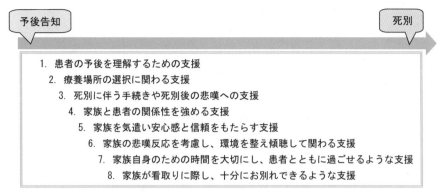

図 7.2　がん患者の家族に対する "死別と喪失" に向けた準備に関する支援

接場面に、できるだけ同席することが求められる。静かなプライバシーを守れる環境を整え、落ち着いて聞き質問もできるような雰囲気をつくる。家族は、できるだけ複数名が参加できるように日時を設定し、家族同士が支え合えるようにすることが望ましい。そして、積極的治療の終了や患者の予後についての家族の理解を確認し、不足があれば補い、必要に応じて医師からの説明の機会を再び設定する。家族が見通しを立てられるように、家族が耐え得る範囲内の情報を徐々に提供する。また、子どもが成人以前の年齢の場合、患者の予後を子どもにどのように伝えるか、家族の意向を聞き相談に応じる。家族の状況に応じて柔軟に対応するために、医師との連携が必須となる。

2.2 療養場所の選択に関わる支援

　看護師は、療養場所について、現時点または病状が悪化したときなど、病院または自宅か、病院なら一般病棟か緩和ケア病棟かなど今の療養場所を変更したい希望について患者と家族の気持ちを確認し相談に応じる。緩和ケア病棟や在宅療養などの療養先に関する情報、また、訪問看護や訪問介護などの在宅支援サービスに関する情報を提供する。退院支援部門と連携し、その地域にあった具体的な情報を用意できることが望ましい。

　前述した研究報告 J-HOPE4[2] のなかで、笹原[7]はホスピス・緩和ケア病棟で死亡したがん患者の遺族に対する調査報告より、ホスピス・緩和ケア病棟への紹介時期が「遅すぎた」という評価（2018）は、遺族・患者ともに4割以下で、過去2回（2003、2007）の調査と比較して減少していたと報告している。実際には、希望した療養場所への移動が叶わなかった患者も多く、今後、より早期にスムーズな療養場所の調整が図られることが求められる。

2.3 死別に伴う手続きや死別後の悲嘆への支援

　家族によっては、頼れる身内が少なかったり気軽に相談できる近親者がなく、死別までの実務的準備（金銭面、介護休暇/休職、葬儀など）のために大きな負担を感じていたり、残される家族のこと、財産管理など死別後の心配ごとを抱えていることもある。看護師は状況を確認し、例えば、相談支援センターの医療ソーシャルワーカーを紹介するなど、相談に応じる。また、死別後の強い悲嘆反応が予測される場合、遺族会など、死別後のケアの場があることを伝える。

　前述した研究報告 J-HOPE4[2] のなかで、清水[8] は、「終末期に緩和ケアを受けたがん患者の遺族において、約 35 ％が死別に伴い単独世帯となり、約 30 ％において社会的に孤立するリスクが高いことが明らかになった」「医療者と死別後の日常生活について相談できた遺族は約 20 ％であり、・・・中略・・・医療者が死別後の経済面や日常生活について必要時に利用可能な相談窓口やサービスなどを紹介してくれたと回答した遺族は約 12 ％と少なかった・・・」と報告している。患者の家族は、医療者に相談することについて躊躇したり遠慮したりすることが多く、医療者側から声をかけると、がん患者の家族にとって大切な一助になると思われる。

2.4 家族と患者の関係性を強める支援

　患者と家族が自分たちの人生で大切にしてきたものを振り返るきっかけをつくる。家族内のそれまでの関係性、家族が培ってきた家族の歴史があることを理解して、無理強いすることなく尊重して関わることが大切である。患者が残された時間をどのように過ごしたいか、家族と話し合える場を設定する。例えば、外出や外泊などの機会を話し合いの場として計画する。患者と家族に共通の趣味や家族（配偶者・子ども・孫など）についての話をするように雰囲気をつくる。家族内での役割分担について話し合ったり、相談に応じる。

　原[9] はエンリッチメント（enrichment）について、「患者と家族にとって価値や象徴的な意味付けをもった出来事（enriching event）を日常的に繰り返すことにより、相互の関係性を強めたり、双方が自尊心を獲得・維持するといった重要な成果をもたらされるプロセスである」と述べ、看護師によるアプローチを提唱している。患者の日常生活を援助するなかで家族も含めエンリッチメントイベントを話題にあげて、計画から実行へと周囲の協力も得ながら実現していこうとするものである。

2.5 家族を気遣い安心感と信頼をもたらす支援

　入院中の患者の場合、家族のいない間の患者の様子を家族に伝え、患者と家族の

関係性を支える。また、家族が安心するように患者に行うケアを家族に見せながら、家族からの信頼を得るようにする。家族の都合を配慮したうえで、家族と一緒に患者のケアをする。家族が諸事情により十分な時間が取れずケアへの参加がわずかであっても、家族の努力に対して労いの言葉や肯定的な言葉をかける。医療者に対する「第一に患者のケアをしっかりしてほしい」という家族のニーズや、患者の病状変化や安楽についての関心事に誠意をもって応えることが大切である。

2.6 家族の悲嘆反応を考慮し、環境を整え傾聴して関わる支援

終末期患者の家族が患者の死の前に経験する悲嘆はこれまで予期悲嘆とよばれ、最初に理論化したLindemann[10]は「死別という不可逆的で最終的な別れの前に、潜在的な死への悲嘆反応が現れること」と説明している。新藤ら[11]は、緩和ケア病棟の看護師を対象にした調査結果から、がん患者の家族の予期悲嘆に対する看護支援について5因子を抽出しており、本節の2.4から2.8はこれらの因子に基づいている。また、井口[12]は、終末期患者の家族について、今、実在している眼前の患者を近い将来に失うという心理的な喪失を体験していると捉え、ポーリン・ボス[13]を引用し、「喪失を予期する場合、我々は愛する家族に固執するとともに彼らを遠ざけるのである。我々は、彼らが去ることに抵抗すると同時に、さよならを告げ、終わりにすることを望むのである」と、矛盾した両義的な心理があること、支援者はそれを理解して関わる必要があると述べている。

家族の悲嘆反応を考慮し、以下のように関わることが求められる。家族の罪責感、愛憎の感情が生じるのは正常な現象であること、家族が表出した怒りや敵対心は悲嘆の表れであることを考慮して関わる。家族が泣いたり、気が動転することは、当然の反応であることを家族に伝える。家族には自分の気持ちをうまく表現できない、したくないという時期や事情があることを認め、状況を考慮し見守りながら対応する。

2.7 家族自身のための時間を大切にし、患者とともに過ごせるような支援

家族は患者の容態を気遣いながら患者のことに一生懸命になり、自分の日常を置き去りにしていることがある。また、家族員の日常の生活、就業や就学など普段通りの生活が維持できるように必死に調整に努めている。看護師は、家族自身の生活パターンの変化や体調を確認し、家族が自分のための時間を確保できるように配慮する。また、家族が適切な休息をとるようにし、臨終の時期までに消耗しすぎないように注意する。

　そのためには、例えば介護休業制度などを適切に活用することが必要になる。前述した研究報告 J-HOPE4[2)]のなかで、関根[14)]は、「がん終末期患者の主介護者が仕事に従事している場合に、1 カ月以上の休暇を取得した人の割合は約 2 割に留まり、介護休業および介護休暇制度の利用が普及に程遠い現状が示された。介護目的の休暇をとる場合の阻害因子として、「"同僚に迷惑をかける"、"収入が減る"、"介護期間の見通しがたたない"の 3 因子が同定された。」と報告している。阻害因子を解消し介護休業、介護休暇制度の普及と利用促進が今後の課題である。

2.8 家族が看取りに際し十分にお別れできるような支援

　終末のときが近づくと、例えば、それまでトイレで排泄していたことができなくなるなど ADL に変化が起こってくる。家族に対し、そのような患者の身体的変化を伝え、家族の心の準備を支え、実際の葬送の準備にもつなげる。臨終に際して、家族が十分に患者とのお別れができるような看取りの環境を整え、家族がパニック状態に陥った場合は落ち着けるように声をかけ対処する。そして、家族が遺体と一緒に過ごせる時間をつくり、気持ちを表出できるように配慮する。

　家族にとって、大切な人との最期になる臨終場面において、どのようにお別れができたかは、その後を生きる家族にもたらす意味は大きい。家族の反応を見ながら、最期まで聴覚は残ることを伝え、患者の傍らにて耳元で謝意を伝えるなど、家族の望む形を察しながら優しく包むように支える[15)]。

3 死別の悲しみから生きる力へ

　門林[16)]は、がん患者の家族が闘病記を綴ることにより、感情を表出し喪失感を癒して、自己を再生するグリーフワークを紡いでいる様相（図 7.3）について、がん闘病記の研究から明らかにしている。また、A. フランク[17)]の「回復：病を一過性のものとみなすことで死の問題を遠ざけてしまおうとするもの」「混沌：深みを流れる病の暗流と巻き起こされる困難に吸い込まれるもの」「探求：苦しみに真っ向から立ち向かおうとするもの」の 3 つの病の語りに、「衝撃：突然、どうしても超えられないような壁にぶちあたり、心に大きな打撃を受けるというもの」「達観：自らの現状を見据え、死を覚悟、超越したときに生まれるもの」を加え、日本におけるがん闘病記を対象にして 5 つの語りに類型化している。そこでは、「回復」に「安堵：治癒した際に語られること」を加えた（表 7.2）。さらに、門林[16)]は闘病記の内容について、以下のように報告している。告知の一般化やがんの日常化に伴って、死を遠ざ

けるような「回復」の語りは減少傾向にあり、自らの状況を冷静に捉えたうえで、死をも常に視界に入れて自己をみつめる「探求」の語りや、終末期にあっても死を覚悟したうえで生きる「達観」の語りが増えていることが明らかになった。その背景には、がんという病気が特別なものではなくなったこと、がんという病気に対する人々の理解が進んだことがあげられる。そのような前向き思考の闘病記だからこそ、他者の共感をよび、他者に生きる力を与えるようなものになっている。フランクが示唆したように、病む人は受動的ではなく、能動的に他者をも援助するものになっている。そこに闘病記の現代社会における大きな意義があるといえる。

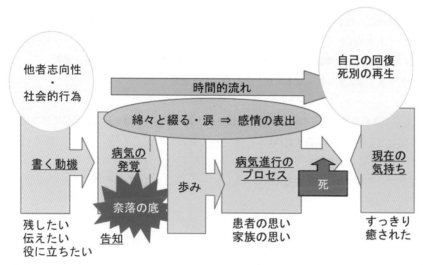

出典）J．ボウルビィ「母子関係の理論−Ⅲ．対象喪失」黒田実朗ほか(訳) p.183, 図13　岩崎学術出版　1981

図7.3　遺族によって書かれる闘病記のパターン

表7.2　5つの語りと「死」との関係

	死との距離感	死の捉え方	語りの発生時期
回　復	遠ざけたい	ネガティブ	告知前
安　堵	遠ざかる		治癒
衝　撃	意識し、ショック	ネガティブ	告知・再発転移・器官切除
混　沌	死が現実味をおびる	ネガティブ	再発転移・治療の限界・生きる意味を見失ったとき
探　求	常に視界内	ネガティブ⇔ポジティブ	初期治療後・再発・転移後の寛解時・終末期
達　観	受容・覚悟（隣接）	ポジティブ	長期にわたる闘病終末期

出典）J．ボウルビィ「母子関係の理論−Ⅲ．対象喪失」黒田実朗ほか(訳) p.117, 表4　岩崎学術出版　1981

実力養成問題

1　終末期がん患者のケアについて正しいのはどれか。2つ選べ。　　　　（第 113 回国家試験）

1. 家族に対するケアも行う。
2. 死について考えるのを避けさせる。
3. 自然治癒の可能性や新薬発見などへの希望を改めさせる。
4. 患者の担っていた社会的役割に配慮したケア計画を立てる。
5. 家族との面会よりも医療スタッフによるケアを優先させる。

解説　家族は第二の患者ともいわれ、家族に対しても配慮しケアする。また、患者の心境に配慮しながら死についても考えていく。自然治癒の可能性や新薬発見などへの希望について、改めさせる必要はない。患者の担っていた社会的役割については配慮して個別性を重視したケア計画を考える。状況に応じて、医療スタッフによるケアよりも家族との面会などを優先する。　　　　　　　　　　　　　　　　**解答　1、4**

2　終末期の患者の妻は患者の死期が近いことを受け入れがたい状態である。妻の気持ちを受容する看護師の言動として最も適切なのはどれか。　　　　（第 104 回国家試験）

1.　「今がつらいときですね」　　　　　　2.　「死を受け入れるしかないと思いますよ」

3.　「最期にしてあげたいことを考えましょう」　　4.　「亡くなった後の準備をすぐに始めましょう」

解説　死期が近いことを受け入れがたい妻に対する 1 の声かけは、感情を受け止めているので適切である。　2 のように、患者の死を無理やり受け入れるように促すのは適切ではない。　3 は、患者が亡くなるのを前提に提案しているので適切ではない。　4 は、患者の死期を受け入れがたい妻に、亡くなった後のことを考えるよう提案するのは適切ではない。　　　　　　　　　　　　　　　　　　**解答　1**

3　がん診療連携拠点病院に設置されている「がん相談支援センター」の業務はどれか。

（第 108 回国家試験）

1.　就労の斡旋　　2.　がん検診の実施　　3.　がんについての情報提供　　4.　セカンドオピニオン外来の開設

解説　がん相談支援センターが担う業務について、3 の「がんについての情報提供」が正しく、がんの病態や標準的治療法など、がんの治療に関する一般的な情報の提供やがん患者の療養生活に関する相談を行う。就労については情報の提供や相談に対応し、斡旋は行っていない。がん検診に関するものは、がんの予防やがん検診などに関する一般的な情報の提供であり、がん検診は実施しない。セカンドオピニオンについては、セカンドオピニオンの提示が可能な医師や医療機関を紹介するが、セカンドオピニオン外来は開設しない。がん診療連携拠点病院内で相談支援を担う部門が相談支援センターであり、病院固有の名称との併記を認めたうえで、必ずがん相談支援センターと表記することが規定されている。

解答　3

引用参考文献

1) 季羽倭文子監修：ホスピスケアのデザイン. 三輪書店. 1988.

2) Ｊ．ボウルビィ. 母子関係の理論-Ⅲ. 対象喪失. 黒田実朗ほか(訳). 岩崎学術出版，1981:p91-111

3) Stroebe MS. Schut H. The dual process model of coping with bereavement: rationale and description. Death Stud 1999. 23(3)197-224.

4) 「遺族によるホスピス・緩和ケアの質の評価に関する研究」運営委員会編：遺族によるホスピス・緩和ケアの質の評価に関する研究4 J-HOPE4. 青海社. 2020. 3.

5) 前掲書2)pp. 27-31. 升川研人：遺族の抑うつ・複雑性悲嘆.

6) 前掲書2)pp. 43-49. 宮地由佳：がん患者の介護者の介護中の離職および死亡.

7) 前掲書2)pp. 62-65. 笹原朋代：遺族からみた「緩和ケア病棟に初めて紹介された時期」と緩和ケアチームの活動に関する評価のためのフォローアップ調査-2003年, 2007年の結果との比較-

8) 前掲書2)pp. 191-203. 清水陽一：死別後に経験する遺族の社会的苦痛(二次的喪失に伴う苦痛)とソーシャルキャピタルとの関連

9) 原万里子：家族にエンリッチメントをもたらす支援. pp149-158. 鈴木志津枝他編：緩和・ターミナルケア看護論第2版. ヌーヴェルヒロカワ. 2011.

10) Lindemann., E: Symptomatology and management of acute grief. Am J Psychiatry 1944: 101: 141-148.

11) 新藤さえ. 杉村鮎美. 光行多佳子. 杉田豊子. 安藤詳子：がん患者の家族の予期悲嘆に対する緩和ケア病棟における看護支援の構造. 死の臨床. 41(1)152-160

12) 井口真紀子：死の準備期にあって-ピリチュアルケアの視点から-. pp97-101. 矢野和美. 森田達也編：緩和ケアにおける家族ケア-ベストプラクティス. 緩和ケア 2020. 6 増刊号. 青海社

13) ポーリン・ボス, 南山浩二訳：「さよなら」のない別れ　別れのない「さよなら」-あいまいな喪失-学文社. 2005.

14) 前掲書2)pp. 184-190. 関根龍一：終末期がん患者を介護する家族による介護目的の休暇の利用状況とその利用を阻害する因子(バリア)に関する調査

15) 小林光恵：死亡後の処置、整容～お別れ支度のお手伝い～, pp79-96. 宮下光令ほか；看取りのケア. 南江堂. 2018.

16) 門林道子：生きる力の源に-がん闘病記の社会学. 青海社. 2011

17) Frank. W. A. 1995. The Wounded Story Teller, Body, Illness, and Ethics, The University of Chicago, 2002, 鈴木智之訳『傷ついた物語の語り手—身体・病・倫理』ゆみる出版

索　引

看護学専門分野教科書シリーズ
成人がん看護学

2022 年 6 月 11 日　初版第 1 刷発行

編著者　安　藤　詳　子

発行者　柴　山　斐呂子

発行所　理工図書株式会社

〒102-0082　東京都千代田区一番町 27-2
電話 03（3230）0221（代表）
ＦＡＸ 03（3262）8247
振替口座　00180-3-36087 番
http://www.rikohtosho.co.jp